# 膏方宝典

开好膏方 用好膏方

开膏方，熬膏方，
吃膏方，
膏方知识大全

【第2版】

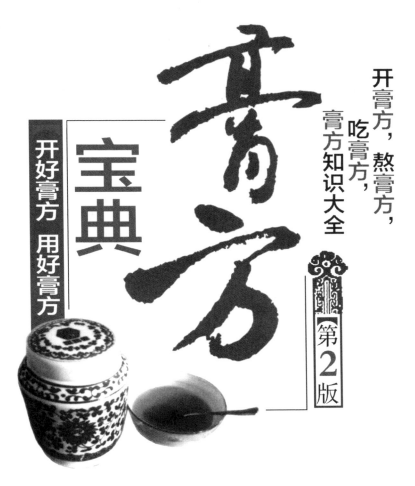

主　编　施仁潮　李明焱

编　委　施仁潮　李明焱

郑化先　李　光

王　瑛　施　文

人民卫生出版社

图书在版编目（CIP）数据

膏方宝典：开好膏方、用好膏方/施仁潮,李明焱主编.—2
版.—北京：人民卫生出版社,2015
ISBN 978-7-117-21335-6

Ⅰ.①膏…　Ⅱ.①施…②李…　Ⅲ.①膏剂-方书-中国
Ⅳ.①R289.6

中国版本图书馆 CIP 数据核字（2015）第 217122 号

| | | |
|---|---|---|
| 人卫智网　www.ipmph.com | 医学教育、学术、考试、健康，购书智慧智能综合服务平台 | |
| 人卫官网　www.pmph.com | 人卫官方资讯发布平台 | |

**膏方宝典**
——开好膏方　用好膏方
第 2 版

主　　编：施仁潮　李明焱
出版发行：人民卫生出版社（中继线 010-59780011）
地　　址：北京市朝阳区潘家园南里 19 号
邮　　编：100021
E - mail：pmph@pmph.com
购书热线：010-59787592　010-59787584　010-65264830
印　　刷：北京盛通印刷股份有限公司
经　　销：新华书店
开　　本：710×1000　1/16　　印张：18
字　　数：276 千字
版　　次：2007 年 12 月第 1 版　　2015 年 10 月第 2 版
　　　　　2023 年 11 月第 2 版第 9 次印刷（总第 12 次印刷）
标准书号：ISBN 978-7-117-21335-6
定　　价：28.00 元
打击盗版举报电话：010-59787491　E-mail：WQ@pmph.com
质量问题联系电话：010-59787234　E-mail：zhiliang@pmph.com

# 内容提要

　　开膏方有诀窍，熬膏方有方法，吃膏方有讲究。本书围绕膏方，讲述开膏方、熬制膏方、服用膏方等相关知识。

　　开膏方时，补益药、果品及胶类药的选用；熬膏的具体方法步骤；膏方的服法、用量和贮藏；琼玉膏、集灵膏、龟鹿二仙膏等9个传世膏方的主治病证、药物组成、熬膏做法和服用方法，等等，书中均做了详细解说，资料十分完整。同时介绍数十位名医应对亚健康、安养心神、提高性功能、美容保健，以及调治内儿妇科疾病、骨关节疾病、肿瘤等的经验膏方160个，为广大读者提供了大量的膏方相关信息。一册在手，精深的膏方一看便懂，变得易于学习和使用。

　　本书适宜于基层医药工作者开展膏方服务，同时能为广大群众提供膏方养生保健、祛病康复服务。

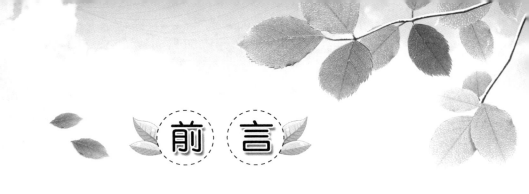

# 前　言

现今，人们崇尚进补，会想到选用膏方。虽然膏方由来已久，但由于组方复杂、熬制繁难，过去多在宫廷及少数富庶地区的富裕家庭使用，普通人知之并不多。时至今日，社会的发展，经济条件的改善，中医专家的个体化处方，成熟的熬膏技术，使得膏方进入家庭，为广大群众养生健身、防病治病服务。找医生开膏方，已经成为热门之举。

膏方实际上是中医用来祛病保健的一种剂型。膏方的拟制，必须经过繁复而细致的辨证论治，既涉及虚实补泻、胖瘦老少、补益攻泻、胶类药选用，还要兼顾到黏稠度、口感，以及贮存、服用等问题，需要有经验医生的指导。

我们早在 2007 年即编写了《膏方宝典》一书，对膏方的相关事宜做了简要介绍。该书出版后受到广大读者的欢迎，先后印刷 3 次，为基层中医药工作者开好膏方，为广大群众了解膏方，提供了有益的帮助。

转眼间，八年时间过去了。这些年来，膏方有了广泛的应用和快速的发展，人们对膏方的认识不断加深，膏方适用病种也不断拓展。为了适应形势的需要，我们结合近年对膏方的应用经验，对原书做了修订与充实，从开膏方、熬膏方、服用膏方的实际需要着眼，介绍开好膏方的诀窍，熬膏的要点，膏方的服用与贮藏。在推介琼玉膏、龟鹿二仙膏、爕理十全膏等经典膏方的同时，立足于膏方的保健与祛病应用，涉及40多种常见病，容纳数十位名医近200个膏方案例，让精深的膏方变得易看、易懂、易于学习和使用，为广大读者提供翔实的膏方信息。希望通过我们的努力，让大众了解膏方知识，让膏方为大众养生保健、疾病康复服务。

在本书编写过程中，参考了许多医家医书的资料，马光怀、沈双成等帮助搜集资料，做了很多工作，在此一并表示感谢！

施仁潮

2015 年 9 月

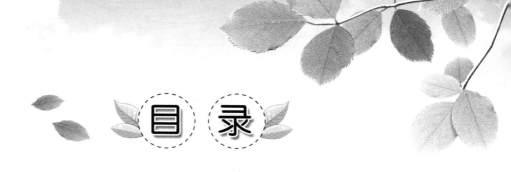

# 目 录

## 一、认识膏方

## 二、开好膏方

## 三、熬好膏方

## 四、吃好膏方

## 五、用好名贵药材

## 六、传世膏方

## 十一、美容保健

## 十二、调治妇儿疾病

## 十三、调治内科疾病

## 十四、 调治风湿及骨关节疾病

## 十五、 调治肿瘤

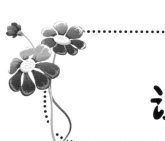

# 认识膏方

　　膏方是中医的一种制剂，由中医师根据服用者的不同体质、不同病证特点处方用药，药师规范熬制，供祛病或保健服用。

　　开膏方时，中医师会依据中医理论，通过望、闻、问、切等手段收集相关信息，辨证分析，然后结合体质、地理、时令特点，确定主方，随症加减，选用胶类药，以及糖、酒等辅料，开出个体化的对证处方。或祛病健身，或调养补益，以适应服用者的需要。

　　规范熬制，即由中药师按方配药，经过浸泡、煎煮、浓缩、烊胶等步骤，精心加工成膏。或为片状，或为厚薄适宜的膏制，香气诱人。

　　膏方往往由医院、医馆熬制，作为消费者，你只要让医生把脉处方，安心地回家，几天后就会收到合意的膏方。一料膏方一般可供一两个月服用，或直接嚼食，或开水冲化服用，对于经常外出者来说，颇便携带。

　　膏方方便服用，名中医潘澄濂评价说，用一般煎剂，长期给药，患者甚感不便，且每日给药一剂，所需药量较多，浪费时间及能源。改用膏滋剂，每一个疗程节约药物二分之一，又不受每日煎药之累，服用便利，而且大大提高了疗效。

　　在中医典籍中，《黄帝内经》、《伤寒杂病论》即有膏方范例，唐代孙思邈《备急千金要方》记载的膏方已经与现代基本一致，南宋《洪氏集验方》琼玉膏成为一首传世良方。到了明清，膏方多采用"某某膏"的方式命名，其熬制多采用煎煮浓缩药液，加蜂蜜等收膏。慈禧、光绪的调养补益膏方，反映了清宫中的膏方使用盛况。近年来，随着大众对养生保健的重视，膏方成为人们调治慢性病、调理亚健康的首选。

# 1. 冬令进补

随着膏方的祛病保健作用被证实，膏方成了人们生活中的热门话题。近年来，每当秋末冬初，人们就会争相吃膏方，医院、医馆往往应接不暇。于是，膏方节应运而生。其他节日大多有固定的时间，惟独膏方节，往往选在秋末冬初的任意一天，进行膏方知识科普，举办大型义诊等，推动大众膏方知识的普及。

许多人服用膏方，着眼点在于冬令进补。民间流传有"今冬进补，明年打虎""三九补一冬，来年无病痛"的说法。

人们生活在大自然中，与自然息息相关。天地自然，春温、夏热、秋凉、冬寒，四时更迭，万物春生、夏长、秋收、冬藏。冬季气候寒冷，人体精气内藏，适时进补，更能吸收营养精华，以应对天气的寒冷，并有助于增强体质，满足来年生发的需要。

冬季气温过低，机体为了保持一定的热量，需要摄入比其他季节更多的营养物质，以产生更多的能量，适应机体的需要。冬季人们的食欲旺盛，进食量较多，而且能较好地吸收，这也是人们选择在冬季进补的原因。

冬令进补在时间上，主要指立冬后至立春前这段时间，进补的方法主要有两种，一是食补，二是药补。药补，传统的有丸、散、膏、丹，现代又有口服液、胶囊等。在这些剂型中，膏方是近年最受欢迎的中医制剂。

名中医杨继荪曾说，冬令滋补，膏方调摄作为一种养生手段，非一定有病者才选用。中医有"治未病"的观点，当识阴阳偏颇，进行调整，使阴平阳秘，精神乃治。冬季进补，来春精力更充沛，利于身体强健，使工作干劲倍增。

## 2. 四季调养

由于人们看中医后取回的多是汤药，很少有膏剂，只有冬令时节想到进补，才会要求医生开补膏；通常医院药店代客熬膏，宣传的也是进补，于是，说起膏方，人们多半认为是补膏。

其实，膏仅是一种载体，其中用药需根据服用者个人的情况、疾病的性质，以及四时气候等各方面的因素进行组方。欲进补的，采用个体化膏方进补，或补阳，或补气，或补阴，或补血，还有气血双补、阴阳兼顾的；祛病的，对证开膏方，针对寒邪、热邪、痰湿、瘀血之病邪属性，治法上有温散、清热、祛湿化痰、活血祛瘀之侧重，或祛痰湿，或疏气阻，或行血瘀，或消食滞，能应对治疗各种病症所需。

《黄帝内经·素问》讲述中医治病的真谛："谨察阴阳所在而调之，以平为期……疏其血气，令其调达，而致和平。"可以说，膏方完全能实践中医治病的真谛，调和全身阴阳气血，即如名医秦伯未所说："膏方非单纯补剂，乃包含救偏却病之义。"一句话，膏方不仅仅是进补，四季调养都可用膏方。

一年四季，寒热温凉各不同。膏方用药，除了考虑个人体质、症状特点、居处环境外，还需要考虑四时天气变化对人体的影响。

李时珍说，《经》云"必先岁气，毋伐天和"，又曰"升降浮沉则顺之，寒热温凉则逆之"，故春月宜加辛温之药，薄荷、荆芥之类，以顺春升之气；夏月宜加辛热之药，香薷、生姜之类，以顺夏浮之气；长夏宜加甘苦辛温之药，人参、白术、苍术、黄柏之类，以顺化成之气；秋月宜加酸温之药，芍药、乌梅之类，以顺秋降之气；冬月宜加苦寒之药，黄芩、知母之类，以顺冬沉之气，所谓顺时气而养天和也。

医家的训诫正是中医师在膏方处方时需要严格遵守的。否则，迷信补药，一味图补，想用膏方达到祛病保健的目的是难以实现的。

## 3. 适用对象

☆ **冬令进补**

冬令进补有多种方法，近年来膏方广被推崇。国医大师颜德馨说：膏方组方使用合理，应在来春感觉神清气爽，满面春风，不感冒，胃口好，睡眠佳，确实能体现中医防治之道及养生之术。

☆ **亚健康调理**

亚健康，指存在于健康和患病之间的一种状态——第三状态，有食欲缺乏、疲乏、反应迟钝、头痛、易怒、心绪不宁等自觉不适，但仍可从事正常的工作和学习，一般检查难以发现器质性的病变。选用膏方进行调理，确有不错效果。

☆ **虚损调补**

脑力、体力劳动强度大的年轻人，长年劳作、压力大的中老年人，往往脏腑功能受损，气血亏虚，精血不足，适宜于用膏方进行调补。名医秦伯未评价膏方时曾说："膏方者，盖煎熬药汁成脂液，而所以营养五脏六腑之枯燥虚弱者也，故俗称膏滋药"，即是强调膏方的补益脏腑功能。

☆ **各种疾病调治**

叶熙春重视膏方在疾病调治中的作用，他说，临床应用膏方，非单纯于补益，对虚实夹杂，病后失调，或痼疾顽症，如劳损、痰饮、咯血、胃脘痛、遗精、滑精、痿证、痹证、关格、疮毒，以及月经不调、不孕症、产后病、崩漏、带下等，均能恰当地于滋补之中寓以驱邪调理，而获良效。

☆ **病后康复期的调养**

大病重病后，手术后，放化疗后，以及产后体虚，都可用相应药物熬成膏进行调养。

☆ **特殊保健需要**

小儿发育长高，智力提高；中青年增强体质，旺盛精力；老年人抗衰老，延缓益寿；女子美容健身，男子提高性功能，等等，膏方都是可供选择的调养手段。

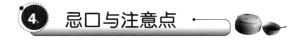

## 4. 忌口与注意点

### ☆ 体质病症状况

根据原有体质状况、疾病防治需要注意的，如阴虚体质及阴虚病证，忌食辛热食物，如狗肉、牛肉、姜、蒜、葱等；内热重的，辛辣食物如姜、葱、蒜及羊肉、狗肉一类性热助火的，不宜食用；阳虚体质及阳虚病证，忌食寒性食物，如蟹、柿子、黄瓜等，避免过用厚味腻滞之品；湿重病证，当慎食海鲜、油腻、甜食之类食物；肠胃虚寒的，生冷油腻当有所顾忌；痛风患者，需忌高嘌呤食物，如啤酒、海鲜、动物内脏、豆类及豆制品等。

### ☆ 影响膏方吸收的因素

可能对膏方吸收造成影响的因素，要特别注意。如用开水冲化时，要用热开水，特别是从冰箱中取出的膏，需要热水烊化，使化开的膏温热可口，胃才适应；如烊化后不热，可放微波炉中加热后服用；烊膏的水不要过多，吃膏后不要马上大量喝水，避免冲淡胃液，影响吸收。

### ☆ 要注意的问题

服用膏方还要注意以下几点：

外感急性疾病时不宜服用。如在服膏期间，出现发热、咽痛、咳嗽等感冒或急性咽炎症状，暂停服用。

慢性病患者在急性发作阶段慎服膏方。如慢性肝病患者在服膏过程中，肝病急性发作，这时应先行对症治疗，待病情稳定后，再从小剂量开始服用。

月经期的女性能否服用膏方要区别对待。有些膏方是针对血虚经量少的，即便经期，无须停服；如膏方针对子宫肌瘤用了活血中药的，经期以暂停服用为好；一般调理膏方，视其对月经的影响而定，如服膏后出现经量明显增多，经事缠绵不绝，则应暂停服用。

妇女妊娠期，考虑到早孕反应、难以估计某些药物对胎儿的影响，以及随着胎儿的长大，每个月都有变化的应对要求，不主张服用膏方。如认证准确，确需较长时间调治的，可以半个月的量为一料，短时间服用。

服用膏方期间，要注意饮食得当，避免暴饮暴食，慎服补品，避免加重脾胃负担，损伤运化功能。

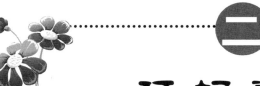

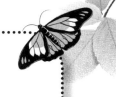

# 二 开好膏方

　　一个好的膏方，需要有中医理论指导，符合辨证论治要求，补益药、胶类药、调味药的选用合理，等等。有关规定，只有副主任中医师以上职称者才有资格开膏方，实际上强调的是既有理论基础，又有临床诊治经验。

　　中医讲究辨证论治，就进补而言，有虚才用补，要做到虚什么补什么。就补而言，具体用药还要落实到不同脏腑，分辨肺脾心肝肾不同的虚，对证选药。

　　不仅仅补虚，往往还有祛实的需要。体胖之人多阳虚，并多痰湿，既宜温阳，又当祛痰湿；形瘦之人多阴虚、血亏津少，往往内生郁热，而见烦躁易怒、口干咽痛等，在滋养的同时，还要注意清虚火。

　　膏方中往往用到胶类药，其中阿胶、黄明胶补血，鹿角胶、海龙膏温阳，龟甲胶养阴，鳖甲胶消癥，根据不同的需要来选用。还有加糖加酒等问题。

　　虚者补之，实者泻之；量体裁衣，胖瘦老少各不同……所有这些，都需要在中医理论指导下辨证论治，这正是需要找有经验的医师开膏方的原因所在。

## 1. 对证用补药

### ☆ 气虚用补气

　　精神疲乏，说话有气无力，稍动就感气急，食欲缺乏，进食后腹胀，大便不成形，容易出汗，稍受凉即感冒的，用人参、党参、黄芪等。

## ☆ 血虚用补血

面色萎黄或淡白无华，唇色淡白，指甲不红润，常感头晕眼花，心中悸动，失眠多梦，手脚发麻的，用熟地、当归、制首乌等。

## ☆ 阳虚用补阳

疲乏无力，身寒怕冷，精神委靡，蜷卧嗜睡，面色淡白，口淡多口水，小便清长或余沥不尽，夜尿频繁，大便溏稀的，用鹿茸、冬虫夏草、淫羊藿等。

## ☆ 阴虚用养阴

形体消瘦，口干咽燥，低热，心烦难以入睡，睡中汗出，性情焦躁，容易发火，大便干结的，用铁皮石斛、麦冬、西洋参等。

## ❷ 注意脾胃运化

膏方需要因人而异，而注意脾胃的运化是每一个膏方都应该重视的。

膏方的组成，有方简药少的，也有多种治法同用、多方组合的。用药少则一味、两味，药少力专；多则可达 30 余味中药，大队药物联合作战，兼顾各个方面，适合比较复杂情况下的调理补养。又由于一料膏方的服用周期是一个月乃至更长时间，所以要特别注意脾胃消化及吸收功能的发挥。

重视脾胃，在开膏方处方时要注意以下几点：

## ☆ 用好健脾益胃药

最主要的做法，是采用健脾益胃的中药，如炒党参、炒白术、炒山药、炒陈皮、红枣等。

## ☆ 注意用药灵动

配用具有灵动性的中药，如砂仁、豆蔻、木香、厚朴花等。

## ☆ 配用助消化药

配用助消化的中药，如炒谷芽、炒麦芽、炒山楂、鸡内金、炒神曲等。有些膏方特别是补益膏方，在服用中如遇伤食腹胀、腹痛、泄泻，应暂停服用，先用消滞和中之法调整。

☆ **用好开路方**

在服用膏方之前，往往有先服用开路方的做法，其中一个涵义是祛除阻滞中焦的湿浊，用药有姜半夏、陈皮、茯苓、豆蔻等，使湿祛脾胃运化功能强健。四时调补，夏天消耗大，胃纳差，用藿香、荷叶、薄荷、佩兰、扁豆等清暑祛湿；长夏湿盛，苔厚浊，进食无味，大便溏泄，用苍术、厚朴、茯苓、薏苡仁等祛湿化浊，都有祛湿开胃的作用，是健脾胃的有效做法。

☆ **重视清补**

夏秋季节人们推崇"清补"，事实上也有重视脾胃运化功能的考虑。炎夏暑热，消耗气阴，同时削弱了脾胃功能，这时用补膏，不用阿胶、鹿角胶、龟甲胶等胶类药，代以新鲜铁皮石斛等性平和、或性偏凉的药物，用蜂蜜来收膏。这样做，使补而不至于滋腻，让胃肠能够接受，发挥调补的作用。

## 3. 用好果品类

膏方在辨证用药基础上，会选用一些果品，如核桃肉、莲子、龙眼肉、枸杞子、红枣、黑枣、白果等。这一类果品事实上是药食两用之品，在医生的处方中是药，居家便是美食佳果。膏方中用了这些果品类，既满足了祛病保健的需要，又会使得制成的膏方有很好的口感。

☆ **红枣**

味甘，性温，补中益气，养血安神。多用于脾虚食少，神疲乏力，大便溏薄，妇人脏躁。现代常用来治疗贫血、肝炎、高血压、失眠、肺虚久咳、过敏性紫癜、血小板减少等。

☆ **莲子**

味甘、涩，性平，补脾止泻，益肾固精，养心安神。主要用于脾虚久泻久痢，肾虚遗精、滑泄，小便不禁，妇女崩漏带下，心神不宁，惊悸不眠。

叶熙春重视果品类的应用，认为红枣甘温，补脾胃，润心肺，和百药；莲子甘平，补心脾肾而涩精固肠，二味合用，功在温补脾胃而又兼及五脏，在膏方中每每采用。只是平素胃气失和、脘胀便干者，减量使用，少数痰热较盛者不用。

☆ **黑枣**

即南枣，为浙江传统特产，主产于义乌。枣肉肥厚，乌黑发亮，花纹细密，大小匀称，清乾隆时曾列为贡品，《中国名产》第一集有"江南枣中佳品，是浙江义乌南枣"的记载，又称京果。

☆ **核桃肉**

味甘，性温，补肾固精，温肺止咳，润肠通便。适用病症：肺肾虚喘咳、肾虚阳痿遗精、腰痛脚软、耳鸣、尿频、肠燥便秘、带下、石淋。研究发现，核桃肉有增加血清白蛋白的作用；所含的锌、镁等元素具有调节体内新陈代谢，延缓机体衰老过程等作用；所含维生素 A、维生素 C、维生素 E 有抗氧化作用；有平喘、镇咳作用；可减少胆固醇在肠道的吸收，促进胆固醇在肝内降解，并随胆汁排出体外；有助于治疗尿路结石。

☆ **龙眼肉**

味甘，性温，补心脾，益气血，健脾胃，养肌肉。主要用于思虑伤脾，头昏，失眠，心悸怔忡，虚羸，病后或产后体虚，以及脾虚所致之下血、失血症。

☆ **白果**

味甘，性平，敛肺气，定喘嗽，止带浊，缩小便，消毒杀虫。主要用于哮喘、咳痰、梦遗、白带、白浊、慢性腹泻、小便频数等。

# 4. 选对胶类药

膏方的特点是根据服用者的体质不同及病情需要组方，胶类药的选用也是如此。胶类药有阿胶、鹿角胶、龟甲胶、鳖甲胶等不同，要根据不同的需要来选用。

鹿角胶与鹿茸比较，两者均有益阳补肾、强精活血的作用，但鹿角胶力稍缓，鹿茸的温补作用要强得多。鹿角胶与阿胶相比，前者温阳补肾，更适合男子；后者滋补阴血，妇女使用的较多。

鳖甲胶与龟甲胶都能养阴，且能清虚热，适合易上火者采用，这是阿胶和鹿角胶所不具备的。鳖甲胶还有通血脉的作用，破瘀散结有专功，肝硬化、癌症患者最为对症；龟甲胶强健筋骨，骨质疏松者首先考虑选用。

膏方中常用的胶类药还有黄明胶和海龙胶。

黄明胶具滋阴润燥、养血止血之功，还有消肿之效，主治虚劳肺痿，便秘，咳嗽咯血，吐血衄血，崩漏，下痢便血，跌仆损伤，痈肿，烫伤等。

海龙胶功能温肾壮阳，填精髓，壮腰膝，活血止痛，主要用于肾阳不足所致的男子阳痿早泄、遗精，女子宫冷不孕，腰酸足软，精神委靡，面色无华等。

叶熙春经验，胶类药一般选用两种，少数患者应用一种或三种，胶类的总量为150～165克，体虚无实邪兼夹者增至250～300克。阿胶几乎每人必用，用量以90克为多，营血内虚者加至180克，肝肾阴虚者110克上下，兼有胃病而中脘痞胀者减至60克，个别痰多黏稠者则不用，改为其他胶类。心脾两虚，气血不足者加霞天胶；阴虚者加龟甲胶；阳虚者加鹿角胶，阴阳两虚者两者俱加入；日晡潮热者加鳖甲胶。

杨继荪治疗湿热痢，日久脾气虚弱，久痢正气脱，津液亏，予益气健脾敛涩，与清化行瘀解毒并施，以黄明胶合阿胶同用。

用什么胶是医生的事，但对于服用者来说，了解这些知识，可增加对膏方的认知，提高服用的信心。

## ⑤ 加糖与加酒

膏方也有不用胶类药，而用蜂蜜的。当年慈禧服用的明目延龄膏用的就是蜂蜜，膏方需要矫正药味，同时考虑到药效的发挥，蜂蜜、糖、酒是常用之品。

## ☆ 糖

常用甜味剂有冰糖、饴糖、红糖、白糖、蜂蜜等，可改善膏方的口感，还有一定的补益缓中作用，也有助于膏方的固定成形。一般每料膏方用量为 250～500 克。

冰糖性偏凉，养阴清火、凉血止血膏方中用之，能增强药效；温阳补虚膏方中用之，能制其燥，防燥烈上火。

饴糖温胃，脾胃虚寒证多用之。红糖行瘀，产后有瘀血者可采用。蜂蜜兼有润燥通便的作用，大便秘结的膏方中最宜采用。

糖尿病患者可用一些低热量的甜味剂代替，常用的有元贞糖、木糖醇、阿斯巴甜等。作为糖类替代品的甜味剂在制膏时可直接加入，无需预加工。

## ☆ 酒

一般用黄酒。可加可不加，主要从药性上考虑，多用于需要活血、温经的膏方中。另一考虑是消除胶类药的异味。酒宜用上好的绍酒，义乌市丹溪酒业有限公司研制的丹溪牌红曲酒，用上好红曲酿造，有酒的温通，更有红曲的化腐，高脂血症、肥胖症、黄褐斑，以及抗衰老的膏方中，宜于采用。

基于温通、消除荤腥味考虑，一般不特别注明，都会在熬膏时加用少量黄酒。膏方中如不需要放酒，或者规定用量，都应在处方中写清楚。

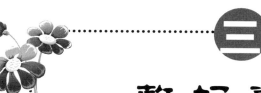
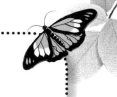

# 三

# 熬好膏方

　　膏方的熬制，由于有先煎后下的要求，有煎煮、浓缩、收膏等复杂程序，一般都选择由医院或医馆代熬膏。

　　一个好的膏方，嗅之无焦味、无异味，而有淡淡的药香、胶香或酒香，没有糖的结晶析出。罐装的膏方，膏体外观细腻，黑润而有光泽，膏质稠厚适中，呈半固体状。

## 1. 场地设备

　　场地要考虑到浸泡、浸煮、浓缩、收膏等要求。家庭熬制需要宽敞洁净；医院、医馆熬制由于量大、规模化生产，有着规范的要求，需要做好准备工作。

　　要有煎药熬膏室和成品膏存放的凉膏室。周围空气质量良好，水源水质无污染，要有防虫措施。设备需要有煎煮用具，温控设备，照明设施。

　　煎煮用具除使用煎药机外，常压（直火）煎制膏方的锅具，首选不锈钢制品，其次用传统的铜锅，严禁使用铝制、铁制锅具和其他易碎制品。

　　药液存放用具，首选不锈钢桶，其次选用无毒的塑料桶，如聚乙烯、聚丙烯桶，均须带盖；严禁使用聚氯乙烯桶（即日常所见带各种颜色的塑料制品）。但无论是何种无毒塑料桶，药液都不能久贮，特别是温度高的煎液，最好不要用塑料桶存放。

　　煎制浓缩采用常压直火加热，可用液化气、天然气、煤气或电热。

　　准备一套或数套筛具，选用不同目数的不锈钢筛具。药液粗滤根据药液稠度和过滤的难易，可选用 24 ~40 目的不锈钢筛；合并两次或三次药液，沉淀后再选用 80 ~100 目的不锈钢筛过滤。

40 ~60 目的浮沫捞兜数只，最好是不锈钢材质的（40 ~60 目的不锈钢筛亦可），也可用竹子或木质柄制成纱布捞兜，用于捞去浓缩过程中产生的浮沫。

搅拌片数片，木质或竹制均可，亦可使用不锈钢制品，在药物煎煮过程中搅拌用，搅拌有利于药材中有效成分的溶出。

温控设备应安装空调机、除湿机，以便控制室内温湿度，一般凉膏室温度应控制在 20℃以下，相对湿度控制在 55％ ~75％。

照明设施除照明灯具外，需安装紫外灯，用作紫外线消毒。

## ② 加水浸泡

膏方中中药饮片占了很大比例，做好中药煎煮工作十分重要。而加水量、浸泡时间、煎煮次数、煎煮时间，都影响到中药有效成分的溶出，需要认真对待。

按照处方及煎煮熬制的要求，将饮片、细料和其他辅料等分类准备好，将中药饮片倒入专用浸药容器（桶、锅）中，加水浸泡；如果是煎药机煎煮，先将药物用布袋装好后放入。考虑到水的渗透，药材吸水会膨胀，所以装药的袋要选大一点的，袋口扎得松一些。

加水量视药材质地，用 8 ~10 倍的量。草质的药材吸水量大，需要加水至 10 倍以上。

浸泡时间不得少于 4 小时，如室温在 10℃以下，延长浸泡时间至 8 小时，甚至可以长至 12 小时，使水能充分渗入到药材内部，这对提高有效成分的溶出会有帮助。茯苓、浙贝母、山药、灵芝，以及木质类的茎、根等药材，不充分浸泡，其溶出度会很低，完全达不到想象中的要求。

## ③ 煎煮取汁

充分浸泡后，接着是煎煮。用不锈钢锅或铜锅煎煮，先用武火煮沸，后改为文火，最好是维持在微沸状态。微沸状态下，温度大约在99℃，可以减少中药中对热不稳定成分的损失，也可减少水的蒸发，使药材在相对较多的溶媒中保持内外较大的浓度差，提高置换溶出的效果。同时，在煎煮过程中要不时搅拌，使药材受热均匀而溶出均衡。

一般煎煮2次，煎煮时间自沸腾后开始计算，头汁不少于1.5小时，机煎加压煎煮不少于1小时，倒出或放出头汁药液后，煎渣加水再煎取二汁。二汁加水为药材的6倍量，使用火候同头汁，煎煮时间不少于1小时，加压机煎不少于0.5小时，取汁浓缩。

## 4. 浓缩收膏

煎取头汁、二汁药液后，进行粗滤，视药液过滤的难易度选择24～40目不锈钢筛滤过，合并于同一容器中，静置沉淀，静置时间不少于4小时，然后弃去沉淀，取清液进行浓缩。

与此同时，对贵重或特殊药材进行处理。

对于量较大或有效成分需煎煮后才能溶出的药材，如灵芝、枫斗等，用小锅单独煎煮。煎煮时间根据药物特性确定，枫斗需要久煎，因为其中的有效成分石斛内脂只有久煎才能溶出，可在另煎4小时以上后，将药液连同药渣与大料药再煎煮一遍。

量较小或有效成分遇热易破坏的药材，如野山参、别直参、西洋参、川贝、紫河车、三七、西红花、蛤蚧、冬虫夏草等，打成细粉过80～100目筛，于收膏时调入。

核桃肉去衣炒香研碎，黑芝麻淘洗去泥屑，沥干，炒至水分蒸发尽，香气大出，待冷研碎，可入煎，也可在收膏时拌入。胶类中药应先敲碎，加入适量黄酒，浸泡一夜至软化。糖加水溶化，过滤去渣；蜂蜜炼过用。

浓缩时，把过滤药液放药锅中，加入经特殊处理的细料，一起加热至沸腾，改用文火，加入胶类药、酒、糖及蜂蜜等，不断搅拌，至药汁"挂旗"或"滴水成珠"时，加入细粉，充分搅匀后，熄火起锅。

挂旗和滴水成珠是判断可否收膏的传统标准，药液浓缩到一定程度，用搅拌片捞起，前者指膏液流下时呈旗面样，后者指膏液下滴时成珠状。

浓缩收膏时，锅内药液不能太满，如药液量多，可分次加入，以防溢锅。火候上，先用旺火煮沸，然后降低火候，保持煎液沸腾状态，并不时搅拌，防止底部结块、焦化。同时要不断用网捞去或撇去浮沫。

为保证质量，浓缩后应做不溶物检查。方法：取滋膏约5克，加热水200毫升，搅拌使其溶化，放置3分钟后观察，不得有焦屑（块）、药渣等异物。

注意：滋膏应在未加入药材细粉前进行不溶物检查，符合规定后再加入药材细粉。加入细料粉末后，不再检查不溶物。

## 5 凉膏及储藏

熬好的膏滋，乘热快速倒入事先经清洗并消毒过的专用成品容器中，可根据容器进行分装，然后将分装好的成品膏置净化凉膏区中凉放，待完全冷却至室温后，再行封盖，送冷藏区备取。

储藏是保证膏方质量的重要环节，如收藏不妥，极易变霉变质，造成损失。

凉膏间的货架等应保持清洁卫生，凉膏间的室内温度应控制在20℃以下，相对湿度保持55%～75%。同时，应不少于每日2次、每次30分钟的紫外线消毒。膏方一料通常可服用4～8周，家中应放置在阴凉干燥处或冷藏处，避免阳光照射，可置冰箱中冷藏。

因膏方中糖分的含量较高，且其中还可能含有动物蛋白类，温度高容易变质发霉。防霉变方法：每隔3周，连同陶瓷、搪瓷不锈钢容器隔水蒸烊；如贮于塑料保鲜盒的，将膏取出，置适宜容器中隔水蒸烊。蒸烊后，应启盖待完全冷却后再将盖子盖好，防止冷凝水滴落在膏面上产生霉点。

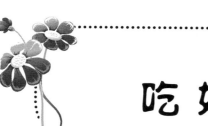

# 四

# 吃好膏方

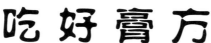

## 1. 服用剂量

膏方有浓缩液状罐装的，一般每次服用 1 汤匙，约 10 ~20 克。个体化处方一般可按医嘱服用，可根据医生当时考虑的总量，是 30 天、45 天，还是 60 天，按比例取膏。如果是 45 天的量，将膏分装成三罐，每罐 15 天，能较准确地取用。

有些根据要求做成小包装的，有一天一包的，也有一天两包的，根据医嘱服用即可。另有切成薄片的，应计算好服用量，分次取用。

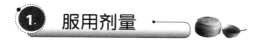

## 2. 服用方法

冲服：取一汤匙膏置于杯（碗）中，冲入开水，调匀溶解后服用。少数有特殊需要者，也可按医嘱用温热的黄酒冲服。

调服：用适当的汤药或适量黄酒等，隔水炖热，用来调膏，搅拌均匀后服下。

含服：将膏滋含在口中慢慢溶化后，咽下膏汁。

## 3. 服用时间

补益膏可在餐前服用，于早晚餐前分两次服用。如服用过程中出现胃肠不适，可改在餐后服用。

调治类膏，特别是类风湿关节炎、强直性脊柱炎、骨折、腰腿痛等病证的调治，往往会用到药性较猛的中药，应选择餐后服用，可于早晚餐后半小时内服用。

对于治疗失眠、盗汗的膏方，宜在睡前半小时一次服用。

有部分人，晚上喝水稍多即夜尿频频，可将原本晚餐后、睡前吃的，提前到晚餐前或午后服用。

# 4. 吃膏十问

一料膏方，一两个月服用，其间难免会碰到种种问题，这里介绍最常见的问题对策。

## ☆ 一问：胃口不好怎么办

膏方要发挥祛病健身的作用，完全依靠胃肠的消化吸收功能。凡影响胃肠消化吸收的，都要注意。特别要避免油腻、生冷、不易消化类食物对胃肠的损伤。

当胃口不好，进食乏味时，应减少服用量，或减少服用次数，待恢复正常后增加到常量服用。另一方法，暂停服用，查找胃口不好的原因，避免一次进食过多，不吃不易消化食物，不吃冷饮冷食。

## ☆ 二问：腹胀怎么办

当出现腹胀时，应减少膏方的服用量。可用陈皮3克，炒谷芽30克，炒麦芽30克，加水煮沸10分钟，取所煎的药汁来冲膏服用。也可改服1~2周理气和胃消导药后再恢复服用，从小剂量开始，逐步加量。

## ☆ 三问：腹泻怎么办

停服膏方，寻找原因，泻止后继续服用。冷藏在冰箱中的膏取出后，不用开水冲，直接取食，胃肠不好者会出现腹痛腹泻，此时要改正膏方的服用方法。冷藏的膏往往开水冲后也不太热，可在服用时，将膏方放碗中，加生姜三薄片，冲入开水，放微波炉用中火加热2分钟后服用。

☆ **四问：便秘怎么办**

膏方冲服时，加蜂蜜1匙，也可多加些开水，搅和后服用。如考虑是因吃膏方上火引起的便秘，可适当减少膏方的剂量。另有一法，可取新鲜铁皮石斛、梨榨汁，倒入膏中，把膏隔水蒸一次，搅和，继续服用。

增加饮食中的膳食纤维，多喝水，多吃水果蔬菜。配合按摩腹部以促进肠蠕动，有助排便。

☆ **五问：呕恶怎么办**

可在食后一小时服用膏方，不要在饱餐后服用；膏方加水量要适中，搅和后，趁热喝下。可将膏放碗中，加生姜片，冲入开水，再放微波炉加热后服用。

☆ **六问：上火怎么办**

服用膏方后，如出现牙龈肿痛、口苦、流鼻血、烦热不适、大便秘结等上火症状，应暂停服用。要检查是否吃了易上火的食物，如羊肉、狗肉、辣椒、大蒜及烟酒，短时间内应避免食用。

可在每次服用时，在膏中加点蜂蜜，有润肠通便的作用。也可在膏中加新鲜铁皮石斛汁、梨汁，隔水蒸化搅和后从小剂量开始服用。

☆ **七问：皮肤瘙痒怎么办**

暂停服用膏方，查找原因。如对膏方中某中药过敏，可以停服几天，待瘙痒消除后，再从小剂量开始服用。如非服用膏方引起的瘙痒，请看皮肤科医生，服用相应药物，待瘙痒消除后继续服用。

☆ **八问：膏方长白花了怎么办**

贮藏不当，膏方会出现点点白花，这是受潮霉变所致。可把有白花的部分挖去，将剩下的膏倒入锅中，边煮边不住用手搅动，重新熬透，并把瓷瓶洗净烘干后盛贮，凉后存放，继续服用。

避免长白花的方法：每次取膏时，用干燥洁净的勺子；每隔一个月，将膏连同盛器放锅中，隔水炖至完全烊化取出，放凉后存贮。

☆ **九问：一家人可否同吃一个膏方**

中医用药讲究对证，市售的现成膏方，多按证型而研制，如铁皮枫斗浸膏擅长清补，阴虚的人群均可服用，龟鹿二仙胶功能益精，精亏的才最对证。

医生为你定制的膏方，是综合考虑脏腑功能、阴阳虚实后的定制，更具个体化优势，只适合你一个人，并不适宜一家人，不能让家人同时服用。

### ☆ 十问：能否再吃其他补品

开膏方时，医生已经根据服用者的具体情况，做了综合考虑，或祛病，或补虚，或攻补兼施，所以不需要再吃其他补品。如要另行进补，请询问开膏方的医生，或持膏方的处方去医院咨询。

一般说来，祛病调治的膏方，当时情况下可能并不需要特殊的进补，吃其他补品有可能误补益疾；如膏方是补益的，已经用了相应补益药，不用再吃其他补品，再吃就有可能补不对症，或补而太过，反成伤害。

# 用好名贵药材

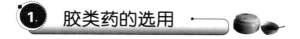

## 1. 胶类药的选用

### ☆ 补血首选阿胶

阿胶性平，味甘，功能补血止血，滋阴润肺。主治血虚证，虚劳咯血、吐血、尿血、便血、血痢，妊娠下血、崩漏，阴虚心烦失眠，肺虚燥咳，虚风内动之痉厥抽搐。现代药理实验证实，阿胶具有提高红细胞数和血红蛋白，促进造血功能的作用。失血性贫血的家兔实验发现，用了阿胶后，由于失血引起下降了的血红蛋白、红细胞数和白细胞数明显升高，血液中血小板的含量也得到提高。

阿胶是由驴皮熬制而成，对人体皮肤亲近，能发挥营养作用。阿胶可作为人体必需氨基酸和微量元素的重要补充来源，起到滋润皮肤、延缓皮肤衰老的作用。服用阿胶，会使脸色红润，肌肤细嫩、有光泽。阿胶中钙的含量较高，而其所含有的另一重要物质——甘氨酸，能帮助钙质转运，增强钙的吸取和在体内潴留的能力，故此阿胶有助于体内钙质的补充。阿胶还有增强体质、增强机体免疫功能的作用，并能改善睡眠，健脑益智，延缓衰老，调经保胎，有助于防治包括癌症在内的多种疾病。

### ☆ 温阳益精鹿角胶

鹿角胶为鹿科鹿属动物梅花鹿或马鹿的角煎熬而成的胶块。鹿角熬胶后，专于滋补。鹿角胶性温，味甘、咸，功能补肾，益精，补血。主治肾气不足，虚劳羸瘦，腰痛，男子阳痿、滑精，妇女子宫虚冷、崩漏、带下。《神农本草经》将鹿角胶列为上品药，强调它的"主伤中劳绝，腰痛羸瘦，补中益气，妇人血闭无子，止痛安胎"功能。由于有神奇的补益功效，古时称其为"鹿角仙胶"。

倪朱谟《本草汇言》对鹿角胶的温补功能有充分肯定：鹿角胶，壮元阳，补血气，生精髓，暖筋骨之药也。前古主伤中劳绝，腰痛羸瘦，补血气精髓筋骨肠胃。虚者补之，损者培之，绝者续之，怯者强之，寒者暖之，此系血属之精，较草木无情，更增一筹之力矣。现代药理研究发现，鹿角胶含有胶质、磷酸钙、碳酸钙、氮化物等。

### ☆ 滋阴健骨龟甲胶

龟甲胶为乌龟腹甲经煎熬、浓缩制成的固体胶，呈深褐色，质硬而脆，断面光亮，对光照视透明。它性偏平和，味甘而咸，有滋阴潜阳、益肾健骨的作用，并兼补血止血。常用于肾阴不足引起的骨蒸潮热、盗汗遗精，以及小儿囟门不合、筋骨不健、腿脚痿弱等。有些妇科崩漏下血等疾病，亦常用龟甲胶来滋阴止血。

龟甲胶的主要成分有蛋白质，其干品中含有18种氨基酸，并含有18种无机元素，碳酸钙占44.28%~55.85%，其次含量较高的是磷和镁，此外还含有动物胶、角蛋白、脂肪、骨胶原等。药理作用：能有效降低亢进的甲状腺功能；能增强机体的体液和细胞免疫功能；能改善动物阴虚证病理机能状态，使之恢复正常；能促使肾上腺皮质生长，改善其功能，对动物子宫有明显的兴奋作用；还有延缓衰老、解热、补血、镇静、抗凝血、增加冠脉流量、提升白细胞数等作用。

### ☆ 养阴化瘀鳖甲胶

鳖甲胶为鳖甲经煎熬、浓缩制成的固体胶，呈棕褐色，具凹纹，半透明，质坚脆，断面不平坦，具光泽。性偏平和，味咸，有补肾滋阴、破瘀散结的作用，滋养中兼能祛瘀，除用于肾阴不足，潮热盗汗、手足心热外，还用于肝脾大、肝硬化、闭经等。

### ☆ 养阴补血黄明胶

要养阴补血，又嫌价贵的，就选黄明胶。黄明胶是用黄牛皮加工而成的，曾一度被当作阿胶使用；后来按原料有了细分，牛皮制的叫黄明胶，驴皮制的叫阿胶。《名医别录》"生东平郡，煮牛皮作之，出东阿"，讲述的是当时的阿胶，从今日看来，此话也可以理解为黄明胶是东阿的道地药材。

黄明胶的主要作用是，滋阴润燥，养血止血，主治虚劳肺痿，便秘，咳嗽咯血，吐血衄血，崩漏，下痢便血，跌仆损伤，痈肿，烫伤等。黄明胶与阿胶、龟甲胶比较，三者都有养阴、养血的作用，但黄明胶较之阿胶更长于养阴，较之龟甲胶更长于养血。《本草汇言》还曾强调，黄明胶"性平补，宜于虚热者也。如散痈肿，调脓止痛，护膜生肌，则黄明胶又胜于阿胶一筹也"。

### ☆ 温阳补虚海龙胶

海龙胶的主要成分是海龙。海龙是一种濒危动物，具有多种药用价值，明代《本草纲目拾遗》有载录："尾盘旋车圈状，形扁如马，其性温，味甘，暖水藏，壮阳道，消瘕块。"现代研究发现，海龙具有性激素样作用，能抗衰老，抗疲劳，增强免疫力。海龙胶以海龙为主，加用了黄明胶、肉苁蓉、枸杞子、肉桂、黄芪等，多种补益中药相互作用，功能温肾壮阳，填精髓，壮腰膝，适宜于阳虚精亏，腰膝酸软，精神委靡，面色无华者调养补益，对于男子阳痿、早泄、遗精，女子宫冷不孕更有调治效果。

膏方处方时，可按各种胶的功效特点，针对不同体质、病证选用，可单选一味，或多胶合用。在膏方制作时，应将胶类药用黄酒浸泡软化，隔水炖烊兑入。

## 2. 大补元气用人参

人参是五加科植物人参的根，秋季采挖，连须根挖出，除净泥土，晒干用。

人参性平，味甘、微苦，功能大补元气，补益五脏，安神益智。人体脏腑功能活动衰退时，会出现精神疲乏、气短懒于说话、稍活动即气急、容易出汗、身寒怕冷、倦卧嗜睡、食欲缺乏、进食后腹胀、小便清长、大便稀溏等；人体阴血亏虚，营养物质不足，不能濡养脏腑经脉时，会出现形体消瘦、面色萎黄或苍白、唇色淡白、头晕眼花、心中悸动、手脚发麻、心烦睡眠差、睡中汗出、大便干结等，均属于"虚"，膏方中可配用人参来补虚。

现代研究发现，人参含有三萜苷类成分，并含有氨基酸、糖分、脂肪酸、甾醇、维生素类、挥发油、黄酮类物质。它有良好的抗疲劳、抗衰老、抗肿瘤、抗有害刺激、增强机体免疫力、调节神经系统功能、调节胃肠功能、调节物质代谢、促进生长发育、增强性功能、护肝、强心及兴奋造血系统功能等作用，凡与上述相关的病症均可配合服用，可收显著的祛病健身效用。

☆ **生长环境不同分类**

根据生长环境的不同，人参有野山参、移山参和园参的区别。

野山参：为山野林海中自然生长的人参，生长过程未经任何人工管理，纯属天然而成，又叫山参、真人参。野山参加工而成的商品参有生晒参、白糖参和掐皮参等。

移山参：即山参经过移植者，又叫山参扒货。移山参加工而成的商品参有生晒参、白糖参和掐皮参等。

园参：是人工种植生长而成的人参。常用国产商品园参有红参、边条参、糖参、白人参、生晒参、白干参、掐皮参、大力参等。

☆ **生熟功能各不同**

人参的生熟功能有区别，在实际临床应用中，需要根据是否经过加工，是生晒参还是熟制的红参而选用。

生晒参：甘而能清，养阴而清虚火，阴虚有火，及吐衄失血后宜于清养，或大汗失精阴液耗损，虚火偏旺，较为适宜。凡体质或病证属阴血亏虚者，可以选用。

红参：性偏温热，甘而兼温，气味浓厚，具有温养生发之性，适宜于脾胃虚寒、真阳衰弱及中气不振、阴寒用事诸证，凡体质或病证属阳气偏虚者，可以选用。

西洋参：因出产于美国、加拿大等西方国家而得名，目前在我国已有广泛栽培，且质量亦较优。其性凉，滋补力弱，偏长于生津、清火。医家说它性凉而补，凡欲用人参而不受人参之温补者，皆可以此代之。

人参用于膏方，可加水煎煮取汁，在收膏前倒入；也可研成细粉，在收膏时搅入。人参配合其他药物使用时，先将人参加工成粉末，过筛后备用，待将其他药物煎汁浓缩后，再加炼蜜，搅入人参粉末收膏，应边倒入人参粉边用筷子搅动，至充分搅和，住火待冷却后装瓶贮藏。

### ☆ 党参与太子参

参类药另有党参和太子参，在膏方中也多使用。

党参：为桔梗科植物党参的根，性平，味甘，功能补中，益气，生津。主治脾胃虚弱，气血两亏，体倦无力，食少，口渴，久泻，脱肛。党参的作用与人参相近，且健脾助运不温燥，益胃养阴不滋湿，养血而不滋腻，可以用来替代人参。将麸皮置于加热之锅中，至锅上起烟时，加入党参片拌炒至深黄色，取出筛去麸皮，放凉后用，为炒党参，药性和润，健脾力佳。在膏方中，党参可用作主药，用量 150 ~250 克。

太子参：为石竹科植物孩儿参的干燥块根，性平，味甘、微苦，功能益气健脾，生津润肺，主治脾虚体倦，食欲缺乏，病后虚弱，气阴不足，自汗口渴，肺燥干咳。由于性平和，补益力较弱，一般邪未去尽而见气虚不足，津少口渴；或痰热郁肺，咳嗽痰多，日久不愈而见气阴不足，口干乏力；或病后虚热，津伤口干；或小儿脾虚便溏，饮食减少，均宜采用。膏方用量 150 ~250 克。

## 3. 服食养生用黄精

### ☆ 补益肺脾肾

黄精，为百合科植物黄精、多花黄精和滇黄精的根茎。在古代养生家眼中，黄精是延年益寿的药物，有"久服成仙"之说，所以有"仙人余粮"别名。

《神仙芝草经》这样记述："黄精宽中益气，使五脏调良，肌肉充盛，骨髓坚强，其力增倍，多年不老，颜色鲜明，发白更黑，齿落更生。"

《中国药典》记载，黄精性甘、平，归脾、肺、肾经，具有补气养阴、健脾、润肺、益肾作用，可用于脾胃气虚，体倦乏力，胃阴不足，口干食少，肺虚燥咳，劳嗽咯血，精血不足，腰膝酸软，须发早白，内热消渴。

### ☆ 抑菌与改善代谢功能

黄精的根茎含黏液质、淀粉及糖分。囊丝黄精的根茎含吖丁啶羧酸、天门冬氨酸、高丝氨酸、二氨基丁酸、毛地黄糖甙以及多种蒽醌类化合物。

它对多种致病菌有明显的抑制作用，还能抑制脂质过氧化，增强机体免疫功能，改善心血管系统、呼吸系统、消化系统功能，以及降血糖的作用。

它能提高机体免疫功能，口服黄精可拮抗环磷酰胺引起的白细胞下降，同时使中性粒细胞吞噬作用增强，溶血空斑计数升高。

它含有的多糖对正常人外周血淋巴细胞有中度激发作用，对免疫功能低下患者的淋巴细胞有高度激发作用。

它具有抗衰老的作用，其抗衰老作用可能与促进机体蛋白质合成、促进能量生成、减少细胞废物的含量、对抗自由基伤害等方面有关。

它可扩张冠状动脉，增加冠状动脉血流量，可防止动脉粥样硬化并有抗心肌缺血作用。黄精能改善微循环作用，其水煎液有对抗肾上腺素造成的微循环障碍后再给中药，均能显著缩短恢复正常血流的时间。黄精有增加心率和降压作用。

它能改善代谢功能，黄精有降血糖的作用，其降糖是通过抑制肝糖原酶解而发挥作用的。黄精水或乙醇提取液能显著降低血甘油三酯和总胆固醇，对高密度脂蛋白胆固醇无明显影响。黄精对防止动脉粥样硬化及肝脏脂肪浸润有一定作用。

此外，黄精尚有抗脂肪肝及缓解胃肠痉挛的作用。

### ☆ 黄精膏与延年益寿膏

黄精的口感较好，微甜，膏方临床中黄精用得比较多，如果需要补肺、滋肾、健脾的，膏方中就可以用黄精，或以之为主药。

《千金方》黄精膏，用制黄精、干姜、肉桂，加足量水，用小火煎至黄精熟烂，弃干姜、桂心，用净器收贮。每日2次，一次1匙，于空腹时用开水冲服。医家孙思邈强调本膏方的养颜抗衰老作用，说它脱旧皮，颜色变少，花容有异，鬓发更改，延年不老。

《饮膳正要》延年益寿膏，以黄精膏、地黄膏、牛骨髓、天门冬膏为原料，用法将各物同放锅中，用小火熬，不住手搅动，熬沸5分钟后取出，凉透后罐装贮藏。每日2次，一次1匙，用温开水调和服下。功能补精髓，壮筋骨，和血气，适宜于治疗精亏血少，筋骨痿软，面色憔悴。

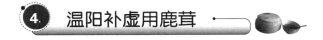

## 4 温阳补虚用鹿茸

### ☆ 温阳良药

鹿茸自古即为强壮良药。提起壮阳，人们多半会想到鹿茸。

鹿茸是鹿科动物梅花鹿和马鹿尚未骨化的幼角，犹如镶嵌在头顶上的两颗明珠，于是，一些医书便将鹿茸称作"斑龙珠"。

雄鹿在每年三四月时要脱落旧角，萌生新角。新角的生长，在五六月时最为旺盛，新生的嫩角外披天鹅绒状的茸皮，在七月下旬前后，乘其角尚嫩的时候采收，即为药材鹿茸。

鹿茸性温，味甘、咸，功能壮肾阳，益精血，强筋骨，调冲任，托疮毒。主治阳痿滑精，宫冷不孕，羸瘦，神疲，畏寒，眩晕，耳鸣耳聋，腰脊冷痛，筋骨痿软，崩漏带下，阴疽不敛。

唐代医家说，鹿茸补男子腰肾虚冷，脚膝无力，夜梦鬼交，精泄自出，妇女崩中漏血，赤白带下，强调了它的补虚壮阳效用。传统补髓膏即由鹿茸、杜仲、补骨脂、芝麻、核桃肉等组成，有助于治疗老年体弱，腰脊酸痛，腿膝冷痛，眩晕神疲，健忘，性功能减退等。

鹿茸的主要化学成分有鹿茸精、硫酸软骨素A、雌酮、骨胶原、蛋白质。鹿茸具有强壮作用，能提高机体的工作能力，改善睡眠和食欲，改善营养不良及蛋白质代谢障碍，对全身虚弱、疲劳倦怠及久病体衰有良好的复壮作用，故被认为是一种能使组织新陈代谢趋于旺盛的良好强壮剂。现代多用于生精补髓，养血益阳，强筋健骨，治虚损病症。

由于鹿茸性温热，会伤耗阴津。如有手心、足心热，心中烦热，又叫"五心烦热"，是体偏阴虚的一种表现，此时鹿茸不宜选用。此外，小便黄赤，咽喉不适，高血压头晕，经常出鼻血，或妇女经行量多，血色鲜红者，也非鹿茸所宜。

鹿茸在膏方中的用法，可先加工成粉末，过筛取粉，在收膏时搅入。也可切成薄片后，用高度白酒浸一月后取酒，兑入膏方中使用。

### ☆ 鹿角、鹿角霜与鹿胎

鹿一身都是宝，除了鹿茸，膏方中常用的还有鹿角、鹿角霜、鹿胎等。

鹿角：鹿茸过时不采，嫩角老化，即成为鹿角。鹿角片性温，味咸，功能温肾阳，强筋骨，行血消肿。主治阳痿遗精，腰脊冷痛，阴疽疮疡，乳痈初起，瘀血肿痛。入膏方需先煎，一料膏用量90~200克。鹿角性温热，阴虚阳亢者忌服。

鹿角霜：鹿角去胶质的角块，即熬制鹿角胶剩下的骨渣。鹿角霜性温，味咸，功能温肾助阳，收敛止血。主治脾肾阳虚，食少吐泻，白带，遗尿尿频，崩漏下血，痈疽痰核。入膏方可先煎，也可与他药共煎，一料膏用量90~200克。鹿角霜性温，阴虚阳亢者忌服。

鹿胎：为鹿科动物梅花鹿或马鹿的胎兽及胎盘。性温，味甘，功用益肾壮阳，补虚生精主治虚损劳瘵，精血不足，妇女虚寒，崩漏带下。《全国中药成药处方集》之鹿胎膏，以鹿胎配合川芎、当归、白芍、熟地等，熬膏服用，治疗男女一切虚劳不足，气血虚弱，营养不足，腰腿疼痛，精神疲倦，经血不调，子宫虚寒，经血参差，腹痛脐冷，白带稠凝，血枯经闭。一料膏用量100~200克。鹿胎性温，痰热盛，胃中有火者忌用。

## 5. 冬虫夏草入膏方

土中的虫草蝙蝠蛾的幼虫冬眠后，虫体受到虫草菌（真菌）的侵袭，而虫草菌吸取了虫体的营养，使其长成整个菌体，其头部长出的菌座形状如草，所以称之为冬虫夏草。"冬季为虫，夏季为草"，冬虫夏草因而得名。

冬虫夏草，又叫虫草。它性温，味甘，功用滋肺补肾，止血化痰。主治痰饮喘嗽，虚喘，痨嗽，咯血，自汗盗汗，阳痿遗精，腰膝酸痛，病后久虚不复。

古代文献中有许多虫草补益的记载：《本草从新》称虫草，能"保肺益肾，止血化痰，已劳嗽"；《重庆堂随笔》说它是虚证、虚痉、虚痛之圣药；《柑园小识》说，用酒浸有益肾之功，能治腰膝间痛楚；与老鸭同煮，适宜老人健身；凡病后调养及虚损不足者，吃鸭一只可抵人参一两。

《文房肆考》载：孔裕堂，桐乡乌镇人，述其弟患怯损，汗大泄，虽盛暑，处密室帐中犹畏风甚，病三年，医药无效，症在不起。他的亲戚知和后，遗以冬虫夏草三斤，遂日和荤蔬作肴炖食，渐至痊愈。

《现代实用中药》介绍，虫草适用于肺结核，老人衰弱之慢性咳嗽气喘、吐血、盗汗、自汗；又用于贫血虚弱、阳痿、遗精、老人畏寒、涕多泪出等。

冬虫夏草含有多种人体所需的营养成分，能增强与调节机体免疫功能，提高免疫活性；改善微循环，抗缺氧，改善冠状动脉循环，纠正心肌缺血，增加心肌的营养血流量，对抗各种心律失常；抗血栓形成，降低血清胆固醇，调节血糖；能明显扩张支气管平滑肌，有祛痰、镇咳、平喘等作用；有抗菌、抗病毒的作用，能抑制结核杆菌；并有较好的雄性激素样作用和镇静催眠、解痉作用，能治疗神经衰弱、阳痿及更年期综合征；有抗肿瘤作用，以抑制肺癌、胃癌为著；可以防止化学疗法、放射疗法所致的白细胞下降，能提高放疗、化疗或手术后肿瘤患者的免疫功能。

虫草在膏方中的应用，可加水煎煮取汁，在收膏时搅入，也可研成粉末，用作粉料收膏用。

## 6 养血益精紫河车

紫河车即胞衣，也叫胎盘。健康产妇的胎盘，经过合理加工，制作入药，即叫紫河车。紫河车味甘、咸，性温，功能温肾补精，益气养血。主治虚劳羸瘦，骨蒸盗汗，咳嗽气喘，食少气短，阳痿遗精，不孕少乳。

《中药大辞典》评价紫河车，能治虚损、羸瘦、劳热骨蒸、咳喘、咯血、盗汗、遗精、阳痿、妇女血气不足、不孕或乳少。《诸证辨疑》说它有安心养血、益气补精的功能，可用于治疗男女一切虚损、劳极、癫痫、失志、恍惚。《朱氏集验医方》介绍，初生胞衣，长流水洗去恶血，待清汁出乃止，以酒煮烂，捣如泥，入白茯神末，和丸梧子大；用米饮汤送服，治疗五劳七伤，吐血虚瘦。

紫河车含有的成分比较复杂，有蛋白质、糖、钙、维生素、免疫因子、雌性激素、类固醇激素、促性腺激素等。有抗感染，增强机体抵抗力，激素样作用，还有影响血液凝结，强心改善血供，增强细胞活力等作用。

紫河车属于温性补益中药，适宜服用对象是虚寒型体质，亚健康状态者，以及各种虚衰病症。

更年期是由成年向老年过渡的阶段，往往表现为精气衰弱，易被邪侵，罹患疾病。这个阶段，最常见的有心悸、失眠、头晕、汗出、潮红、腰背酸痛、性欲减退、精神委靡、骨质疏松等退行性改变，可用紫河车补益精气。

有报道，紫河车1个，去膜洗净，慢火炒焦，研末，每日晚饭后服1.5~3克，治疗乳汁不足。内服紫河车粉，一次0.5~1克，每日3次，给药时间一般从产后第3天开始，共观察57例母乳缺乏症，服用1天后见效者6人，2天见效者24人，3天见效者6人，4天见效者12人，5天见效者3人，6天见效者5人，7天见效者1人。

# 7. 枸杞子补肝肾明眼目

枸杞子是茄科植物宁夏枸杞子的成熟果实。它性平,味甘,功能滋肾,润肺,补肝,明目。主治肝肾阴亏,腰膝酸软,头晕,目眩,目昏多泪,虚劳咳嗽,消渴,遗精。

临床用枸杞子,主要是明目保健、养阴退热、补肾温阳和补益肝肾。膏方用量120~250克。贮藏时,置阴凉干燥处,防闷热,防潮,防蛀。

## ☆ 明目保健

历代本草书记载,枸杞子有"养肝明目"的功能,服食家及民间都推崇用枸杞子来明目。随着保健知识的普及,现今人们欲明目保健,首先想到的会是枸杞子。缪希雍《本草经疏》对枸杞子的"明目"机制做了分析,指出枸杞子为肝肾真阴不足,劳乏内热补益之要药,老人阴虚者十之七八,故服食家为益精明目之上品。宁夏枸杞子鲜果中胡萝卜素的含量为19.61毫克/100克,几乎是所有食品中含量最高者。胡萝卜素在肝酸酶作用下,可转成维生素A,由于胡萝卜素含量高,所以维生素A的活性也很高,枸杞子的明目作用可能与此有关。

## ☆ 养阴退热

养阴退热,有助于防治消渴。枸杞子润而滋补,兼能退虚热,被用作益阴除热的良药。名医张锡纯曾讲述了自身体验:50岁以后,每晚睡觉时,无论冬天夏天在床头均放一壶凉水,每次醒来,感觉心中发热,就饮凉水数口,到了第二天起床,水壶中剩下的就不多了。只有在睡前嚼服枸杞子30克,凉水就可少饮1升,而且早晨起后感觉心中格外镇静,精神格外充足。

医家王好古认为枸杞子是治疗"渴而引饮,肾病消中"的良药。张景岳称赞枸杞子"尤止消渴"。古人说的"消渴"、"肾病消中",相当于西医学的糖尿病。研究发现,枸杞子提取物可使大鼠血糖显著而持久的降低,糖耐量增高。有人将枸杞子蒸熟,按每日2次的剂量嚼服,发现这种用法对轻型糖尿病有疗效。

## ☆ 补肾温阳

谚云"离家千里，莫食枸杞子"，说是的枸杞子有很强的填精益肾作用，能明显地增强性功能。枸杞子补益肝肾精血功用显著，而精为性及生殖的基础，精得补益而强盛，相关的性功能障碍疾病也会得以纠正。《保寿堂方》记载，一老人坚持长年服用枸杞子，寿达百余，不但动作灵活自如，"行走如飞，发白反黑，齿落更生"，连性功能也强健而不衰。

研究发现，服用枸杞子每日 50 克，连续 10 日，可使血浆睾酮含量显著升高。枸杞子提取液直接作用于大鼠垂体，能促进排卵，还可增强性功能，提高生殖功能，对各种男、女性不育证均有良效。有人每日用枸杞子 15 克，于临卧前嚼碎咽下，连服 1 个月为一疗程，观察 42 例男性不育症患者，服药一个疗程，精液常规转为正常者 23 例，两个疗程精液常规转为正常者 1 例，其余 9 例中 6 例无精子者服药无效，3 例疗效不佳。两年后随访，精液转正常的 33 例均已有后代。

## ☆ 滋养肝肾

滋养肝肾对延缓衰老有帮助。枸杞子能补益肝肾精血之不足，是有效的补血药物。王秉衡《重庆堂随笔》说：《圣济总录》以一味枸杞子治短气，余谓其专补心血，非他药所能及也。在古人看来，心主血，血液是在心气的推动下，才得以在血管中流动，所言"心血"，多涵盖了广义上的血。故此处言"补心血"，实即补血之谓。明代医家张景岳将枸杞子列为补血主药。他说，服用枸杞子，"能使气可充，血可补，阳可生，阴可长，风湿可去，有十全之妙用焉"。也就是说枸杞子的滋补肝肾功能，可以调整机体气血阴阳，这是它全部功能的根本所在。现代临床将枸杞子作为各种血液病的治疗药物，贫血、白细胞减少症、粒细胞缺乏症、再生障碍性贫血、特发性血小板减少及白血病等，均用作主药或在复方中配合使用。

## ☆ 类似人参的作用

枸杞子可久服。枸杞子是补肾益精、养肝明目的佳品，有类似人参的"适应原样"作用，是理想的强身延年珍品。人在中年以后，由于精血的亏损，会出现易疲劳、畏寒或燥热、眩晕耳鸣、视力听力下降、性欲减退、夜尿多、尿有余沥、脱发或白发、高血脂、动脉粥样硬化、痴呆、骨质疏松症等，服枸杞子有助于祛病健身，增强体质，延缓衰老。重要的是，它性平和，宜于较长时间服用。

《神农本草经》强调"久服"枸杞子，认为可以达到"坚筋骨、轻身不老"的目的。唐代名医甄权认为，枸杞子"补精气，诸虚不足……令人长寿"。有统计，从汉朝至清朝的代表性医著 32 部，记载有延年益寿作用的处方 384 首，其中补肾类方占 60.7%，发现单味药使用最多的就有枸杞子。

## 8. 石斛、新鲜铁皮与枫斗

### ☆ 石斛

《神农本草经》把石斛列为上品，认为它是滋补佳品，"主伤中，除痹下气，补五脏虚劳羸瘦，强阴，久服厚肠胃"。此后，延绵两千年，古今医家和养生家推崇用石斛来补益养生。相信现今的人们扳手指数补品，石斛会是排在前面的几种补品中的一种。石斛的品种很多，兰科植物铁皮石斛、金钗石斛、美花石斛、束花石斛、马鞭石斛等植物的茎，均被当作石斛使用。其中铁皮石斛颇被认可。

### ☆ 枫斗

为石斛属多种植物的制品。石斛的茎经特殊加工成枫斗后，身价倍增，正宗的枫斗价比黄金。近年来，由于受经济利益的驱使，一些地区出现了掠夺性开采。正由于石斛资源日渐紧缺，从而出现不作药用的石斛属及非石斛属植物也被加工制成商品药材"枫斗"出售。

### ☆ 铁皮石斛

又名铁皮兰，分布于我国安徽、浙江、广西、贵州、云南等地，历来被作为养阴的佳品，特别是清代，由于温病学说的盛起，它被作为治疗外感热病中的重要药物，广泛地应用于各种热病之中。由于石斛养阴功效十分显著，又因人体生理规律"年过四十，阴气自半"，养阴是补虚的重要手段，故此人们视铁皮石斛为珍品，用作补养健身。现代药理研究发现，铁皮石斛含有多种功能成分，特别是含有祛病健身的物质基础——生物活性成分生物碱（石斛碱），有解热止痛作用，可降低心率、血压，减慢呼吸，具有强壮作用。此外，它还含有调节免疫功能作用的多糖物质，且含量丰富。

### ☆ 新鲜铁皮石斛

新鲜铁皮石斛一直以来受到追捧。医生用药讲究地道，要求用真品；人们进补也讲究货真价实。专家开膏方，大众养阴补虚，喜欢选用新鲜铁皮石斛，主要是基于原料的真看得见。新鲜铁皮石斛的黑节和铁锈斑特点明显，无吃假药、上当受骗之虞。同时还有以下几个方面的优势：清热生津功用显著，可很好地改善易上火、口干等症状；滋阴效果好，能针对许多慢性疾病的阴虚现象，起到养阴补虚的作用，对机体的阴阳平衡作用突出；可以厚肠胃，健脾除湿，脾胃运化功能加强，吸收好，可有效提高配方的调治功效；有效成分易充分煎出，其丰富的浆汁也是一味很好的膏方收膏剂。寿仙谷新鲜铁皮石斛在品种选择、克隆组培、仿野生栽培等方面优势明显。在育种栽培新鲜铁皮石斛取得成功后，其产品先后在北京、上海、浙江、江苏等地受到欢迎。

## ⑨ 灵芝、孢子粉与破壁孢子粉

### ☆ 灵芝

在人们眼里，灵芝是"仙草"、"瑞草"。用专家术语表述，灵芝是担子菌纲多孔菌科灵芝属真菌。它性平，味甘，功能补气安神，止咳平喘。主治眩晕不眠，心悸气短，虚劳咳喘。《神农本草经》将灵芝分为紫芝、赤芝、青芝、黄芝、白芝和黑芝6种，称能主耳聋，利关节，保神，益精气，坚筋骨，好颜色。《中华本草》认为灵芝益气血、安心神、健脾胃，主治虚劳，心悸，失眠，头晕，神疲乏力，久咳气喘，冠心病，硅肺，肿瘤。灵芝含有多糖、三萜类、肽类、核苷类、甾醇类、生物碱等多种有效成分，具有镇静安神，提高机体抗病抗癌能力，抑制肿瘤细胞生长和扩散转移，抗放射线与抗化学治疗药物损伤等作用；并能改善血液循环，提高心脑供血、供氧能力和细胞组织生理功能；调节血脂、降血糖、保护肝脏，抗氧化和清除自由基以及抗衰老等。它对神经衰弱、肝炎、高血压、冠心病、糖尿病、慢性支气管炎等有效。灵芝能提高人体的免疫功能，增强抗病能力，有助于强身健体，延年益寿。

☆ **灵芝孢子粉**

灵芝在生长的过程中，当灵芝子实体进入成熟的时候，会释放出咖啡色的粉末。这些如烟似雾的东西，一遇风吹雨打，转瞬便无影无踪。这种灵芝成熟时释放的粉末状物体，就是灵芝孢子粉。在自然界中，野生灵芝生长数量有限而且生长分散，加之风吹雨淋，灵芝自身无法积累孢子，因此收集孢子粉非常困难。古代医学文献中，灵芝入药的记载比比皆是，而孢子粉却鲜有提及。直到20世纪80年代初，灵芝孢子粉的秘密才被人们揭示。近20年来，相关的研究越来越多，灵芝孢子粉的作用被重视，视作"灵芝精华"。

灵芝孢子又叫担孢子，是灵芝的种子，在灵芝的生长成熟期产生释放出来。原木栽培的灵芝孢子粉质量最优，药效最好，但如果子实体不及时采收，将影响其药用质量，在这种情况下，产孢时间仅10~15天，产量只有正常的1/4~1/3，大约1000克成熟灵芝才能够收获1克灵芝孢子粉。如果条件适合，每一个小小的孢子都可以成长为一株灵芝。平时人们肉眼所见的粉状物，是由无数个担孢子堆集起来的，其堆积密度为$0.22 \sim 0.25 g/cm^2$，每一克即含有（$0.97 \sim 1.15$）$\times 10^{10}$个孢子。

☆ **灵芝破壁孢子粉**

即经过破壁处理的灵芝孢子粉。灵芝孢子荟萃了灵芝的精华，它富含蛋白质及多种氨基酸，还含有丰富的多糖、萜类、生物碱、维生素等成分，其有效成分的种类和含量均高于灵芝子实体和菌丝体。灵芝破壁孢子粉的药理作用，比灵芝子实体更强、更全面，在抑制肿瘤、增强免疫力方面远远超过灵芝子实体，是灵芝子实体的75倍。

临床用于治疗慢性肝炎，消除化学药物对肝脏损害，抗衰老，防组织纤维化，治疗糖尿病，防治癌症，改善睡眠，美容养颜。但是，灵芝孢子有一层极难被人体胃酸消化的几丁质构成的外壁，不破壁的孢子粉人体无法消化吸收，只有打开这层外壁，由外壁紧裹的有效成分才能最大限度地被人体吸收利用。

☆ **优劣识别**

中医药讲究药材道地，膏方对灵芝破壁孢子粉要有选择地采用。选择时可从以下几方面对灵芝破壁孢子粉的优劣进行识别。

◎ 赤灵芝最好：《本草纲目》中记载灵芝分为青、赤、黄、白、黑、紫芝6种，中华人民共和国药典2005年版中明确了赤芝、紫芝可以入药。其中赤芝药理研究最为深入，药效最明确，所以临床上多为推崇。

◎ 原木栽培为上：赤灵芝有天然野生、袋料栽培和原木栽培之分。天然野生赤芝数量极少，生长地的不同，生长时间的不同，质量不能确定，又由于长期受风雨洗刷，孢子粉已荡然无存，一般作观赏之用。袋料栽培的以棉籽为栽培基质，在室内培植，多糖、三萜等活性成分较少。原木赤芝以天然原木为基质，采用室外仿野生栽培，有效成分高，质量稳定，孢子粉的药用价值最高。

◎ 有机栽培最安全：灵芝栽培环境不受污染，才能保证灵芝和灵芝破壁孢子粉的质量，因此灵芝的栽培一定要在"有机"的环境中，灵芝和灵芝破壁孢子粉一定要通过"中国有机产品"认证，才能够放心使用。

◎ 孢子粉需精筛：只要是籽类，都会有空籽，普通农产品的筛选方法较简单，只要在水上浮一遍，即可分拣出来，空籽会浮在水面，实籽沉在水底。灵芝破壁孢子粉需要有精密设备，科学筛选。

◎ 孢子粉需低温破壁：灵芝破壁孢子粉个虽小，但有双层坚硬的外壳，未破壁的孢子粉，吸收率仅为两成到三成，同时在破壁过程中灵芝孢子的有效成分容易破坏，要求采用低温的破壁技术进行破壁处理。

◎ 孢子粉浓缩好：浓缩孢子粉能使其精华最大化。

◎ 隔氧包装分装不走油：籽类最容易走油，像瓜子仁、核桃仁等，灵芝破壁孢子粉也一样，需要隔氧包装分装，保证有品质。

寿仙谷灵芝破壁孢子粉精选生长 40 年以上的原木，仿野生有机栽培，不使用任何化肥、农药和添加剂，独有技术分离、筛选，采用德国低温物理技术破壁，有效成分含量高，吸收率高达 99％以上，疗效性能稳定，曾荣获全国科技成果创新奖。

## 10. 何首乌、制首乌与九制首乌

何首乌为蓼科植物何首乌的块根，功能补肝肾，益精血，润肠通便，解毒，截疟。主治血虚头昏目眩，心悸，失眠；肝肾阴虚，腰膝酸软，须发早白，耳鸣，遗精，肠燥便秘，久疟体虚，风疹瘙痒、疮痈、瘰疬、痔疮。

早在唐朝时，何首乌就作为名贵的养生产品用于养血、固精、壮气、驻颜。《本草纲目》更是认为何首乌"功在地黄、天冬诸药之上"，称赞其良好的养生功效。

何首乌有生首乌、制首乌和九制首乌之分，功用各有不同，使用时需要区别对待。膏方一般用九制何首乌，用量：120 ~250 克。大便溏泄及痰湿重者慎用。

### ☆ 生首乌

即挖出来的何首乌晒干后直接入药。生首乌含有大黄酚、大黄素、脂肪油等元素，有促进肠蠕动的作用，主要用于治疗瘰疬疮痈、风疹瘙痒、肠燥便秘、痔疮便血。

### ☆ 制首乌

是何首乌经过煮熟后晒干的首乌制品。制首乌补肝肾作用显著，又有补血作用，可治疗血虚萎黄、头晕目眩、头发早白等。制首乌还能降血脂及胆固醇、增强机体抗氧化能力、减少自由基损害机体的致衰作用、增强免疫力、帮助睡眠、健脑益智。对于长期无法安睡、记忆力下降的人群，有很好的补益效果。

### ☆ 九制首乌

何首乌经过九次反复蒸晒，蒸制时加用黑豆汁与黄酒拌匀。如此炮制，首乌的泻下作用明显减弱，糖含量显著增加，主要功用为补肝肾，乌须发。许多人是冲着乌须发而服用何首乌的，必须用制首乌，最理想的是经过九次蒸晒的九制首乌。发为血之余，许多头发问题都是因为肝肾不足、气血亏虚引起的，而何首乌能治白发，主要原因是它能养血益肝，固精益肾。精血旺盛，脏腑经脉得到补充和滋养，面色才会红润，头发也会乌黑有光泽。所以，治疗血虚头晕、腰膝软弱、筋骨酸痛、肢体麻木、男子遗精的膏方中，会选用制首乌、九制首乌。

何首乌不管是生的还是制过的，少量、短时间服用是没问题的，但长期服用一定要在医生指导下进行。有肾虚脱发的病人，一直吃何首乌这味药，出现了大便溏、拉稀，改用九制首乌，剂量小一点，加上其他药一起配合着吃，腹泻不再出现，头发也渐见生长。

# 六 传世膏方

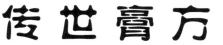

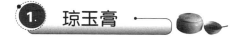

**1. 琼玉膏**

说起琼玉膏，先讲一个有趣的故事。

话说平望镇张瑞五，行医成名，人们有病痛就会找他看病。而吸引张瑞五步入中医这一行的还是补养膏方琼玉膏。

某年某名人父亲去世，大办丧事，张瑞五帮着购置墓穴砖灰，往返于城乡，因劳累得病。张自感病情危重，握手泣别。这使得名人深感不安，特取出专门熬制的琼玉膏送给他，嘱咐按法服用。

三四年后的一天，平望镇一富商请名人诊治，递上一方说是前医治过了，开了药方。名人审视着处方，连说不错不错。追问是哪位高手的方子？富商回答说，是当地名医张瑞五。名人忙问：他还健在啊？在哪里？富商带路，让名人与张瑞五相见。

这时的张瑞五，精神强健，与四年前判若两人。他诉说，当年服用琼玉膏后，吐血止住了，咳嗽也渐停止，身体慢慢好了起来。因为感叹医方的神效，于是涉猎方书，做起了中医。

琼玉膏最早记载于南宋洪遵的《洪氏集验方》，方中用高丽参、生地黄汁、茯苓和蜂蜜，以地黄汁同蜜熬沸，将高丽参、茯苓研成粉末，和入调膏，用温酒或白开水化服。用于养阴润肺，调补脾胃，治疗虚劳干咳，咽燥咯血。

明永乐年间，明成祖朱棣为了长葆青春，降旨太医院拟定服食驻颜专方。琼玉膏进入御医们的法眼，经过集体讨论，以琼玉膏为基础方，加入枸杞子、天冬、麦冬，调制成膏，献给皇帝。永乐皇帝服食后，效果十分显著。于是，赐予"益寿永贞"的美名。

实验研究发现，琼玉膏对衰老动物的整体学习、记忆功能具有良好的调节作用，能提高实验动物下丘脑抗氧化能力，延缓体内过氧化所造成的各种病理性损害，缓解大脑单胺类神经递质的下降，纠正神经递质代谢紊乱造成的损害。证明琼玉膏对小鼠实验性衰老模型神经系统在不同水平、不同环节上具有延缓衰老、改善衰老症状的良好作用。

---

**琼玉膏的配方、熬制与用法。**

**药物组成：**人参 75 克，生地黄 800 克，茯苓 150 克，白蜜 500 克。

**熬膏做法：**人参、茯苓加工成粉末，过筛取粉用；白蜜用小火煮沸，滤去滓用；生地黄水煎取汁，过滤后用。将各物同放锅中，先用武火煮沸，再改用文火，边熬煮边不住手搅动，至膏稠住火，放凉后装瓶。

**服用方法：**每日 1 次，每次 1 匙，于晨起空腹时，用温酒化服。不饮酒者用开水冲化服用。

**功用主治：**滋阴润肺，益气补脾，用于肺阴亏损，虚劳干咳，咽燥咯血，肌肉消瘦，气短乏力。分析方中生地黄滋阴壮水为主药，白蜜养肺润燥为辅助用药，配用人参、茯苓补脾益气，茯苓同时还能化痰。各药相互配合，能起到滋阴润肺、益气补脾的补益作用。

---

## ❷ 集灵膏

集灵膏是中医传统膏方，出自明末骆龙吉的《内经拾遗方论》。王学权在《重庆堂随笔》中，推荐用于滋养补益。他说，人年五十，阴气先衰，老人阴亏者多，集灵膏滋养真阴，柔和筋骨，宜于服用。

清代医家王孟英对集灵膏的应用十分推崇，有多个病例记录。

应氏妇，年逾四旬，难产后左目无光，火升心悸，诸治不效。予集灵膏合甘麦红枣汤，以峻滋肝肾之阴而愈。

许兰屿妻，正月中旬，偶食蒸饼，即觉腹中攻痛而寒热间作，脉弦大微数。营阴素亏，以濡养奇经而愈。两月后其病复作，以集灵膏去牛膝，加淫羊藿、阿胶、当归、黄柏、菟丝子、肉苁蓉、葡萄干，熬膏服之，竟不再发。

舜传舅嫂，因用力拔针而患指痛，内外杂治，渐至痛遍一身，卧榻不起，饮食减少，形体消瘦，脉细而数，口干舌绛，营阴大亏，无以营养筋骨而致，以集灵膏加减而愈。

陈舜廷妻，娩后略有咳嗽，微有寒热，恶露不多，少腹似有聚瘕，时觉窜痛，腰疼不能反侧，齿衄频流，溺少口干，但不喜饮，舌色无液，善怒不眠，四肢牵掣不舒，易于出汗，脉虚弦细弱。素体阴亏，新产出血多，八脉空虚，阳不得潜而浮越于上，见证虽然错杂，治当清息风阳，先以沙参、竹茹、白薇、丹参、丝瓜络、石斛、栀子、小麦、甘草、红枣、藕为方，继以集灵膏加紫石英、牡蛎、龙齿，合甘麦红枣熬膏，服之而康。

---

**集灵膏的配方、熬制与用法。**

**药物组成：**生地860克，熟地860克，西洋参500克，枸杞子500克，麦冬620克，天冬250克，牛膝250克；或加当归180克，茯神180克，黄芪250克，蜂蜜随量。

**熬膏做法：**西洋参取结实壮大者，刮去皮，饭上蒸九次，日中晒九次，牛膝酒蒸。上药（除蜂蜜外）分别加水浸泡后煎煮，滤取煎液，共煎煮3次，合并所有煎液，再以文火煎熬浓缩，至较黏稠时，入蜂蜜，煎熬至滴液成珠，离火冷却，装瓶备用。

**服用方法：**每日2次，每次1~2匙，用沸水或温酒冲服。

---

施仁潮主任中医师治诸暨周先生案：高血压，面多红斑，皮肤瘙痒，唇口红，苔白腻，舌红，脉沉细实，用清利湿热、养阴降火膏方一料，四妙散合知柏地黄丸化裁，火气得消，瘙痒不再。两年后述，多喝酒，多熬夜，易疲劳，肩颈酸，腰背痛，两手麻，口干，大便干涩，性事差，苔薄腻，舌红，脉弦细。治法补肾益精，养阴制火，用集灵膏合五子衍宗丸加减，主要用药：林下参、天冬、麦冬、生地、熟地、炙龟甲、炒黄柏、知母、山药、

菟丝子、枸杞子、桑葚、车前子、楮实子、当归、五味子、山萸肉、炙黄芪、白蒺藜、沙蒺藜、枫斗、野生灵芝、红枣、龟甲胶、鹿角胶。

## 3. 龟鹿二仙膏

打开网页，输入"龟鹿二仙膏"，会看到上千条相关信息。

人们之所以热情关注，一是因为膏方已经深入人心，二是龟鹿二仙膏是补虚疗损的基本膏方，对于许多病症来说普遍适用。

龟鹿二仙膏由鹿角胶、龟甲、枸杞子、人参组成。其方见于《医方考·虚损劳瘵门》。虚损则精气不足，会出现梦泄遗精，形瘦气短，目糊不明，本方最宜服用。其方常被作为治疗各类虚证的基本方，也是养生保健的有效补膏。

《古今名医方论》曾对方中药物的作用做了精妙分析。书中说道，鹿得天地之阳气最全，善通督脉，鹿角熬制为胶，能补肾阳，生精血；龟得天地之阴气最厚，善通任脉，龟甲熬制为胶，能滋阴潜阳，补养阴血。鹿与龟属异类有情之物，与人有同气相求之妙，善补气血。人参大补元气而生津，善于固气；枸杞子益精生血，善于滋阴。四药合用，性味平和，入五脏而以肝、肾为主，又善通任、督，生精、益气、养血，阴阳并补，且补阴而无凝滞之弊，补阳而无燥热之害。

其方功用益气血，补精髓，主要用于肾气虚衰，精血不足所致的眩晕耳鸣，视物昏花，肢体麻木，腰膝酸软，畏寒肢冷，手足麻木，阳痿，遗精，舌淡，苔白或少，脉沉无力等。

---

**龟鹿二仙膏的配方、熬制与用法。**

**药物组成：**枸杞子 94 克，党参 47 克，龟甲、鹿角各 250 克，蔗糖 2200 克。

**熬膏做法：**龟甲加水煎煮 3 次，每次 24 小时，合并煎液，滤过，滤液静置；鹿角切片，加水煎煮 3 次，第 1、第 2 次各 30 小时，第 3 次 20 小时，合并煎液，滤过，滤液静置；党参、枸杞子加水煎煮 3 次，第1、第2次各2小时，第3次1.5小时，合并煎液，滤过，滤液静置。合并上述滤液，浓缩成清汁，取蔗糖煮沸过滤后加入清汁中，用小火浓缩，膏稠后住火，放凉装瓶。

　　**服用方法**：每日3次，每次15~20克，晨起空腹，取膏用温酒化开服下。不饮酒者用开水化服。

## 4. 三才固本膏

　　天冬、地黄、人参，三味中药各取一字，即天、地、人，三药同用就有了"三才"的名字。中医书中有三才汤、三才膏、三才固本膏、三才封髓丹等药方，这些方子深受后人推崇，成为世传名方。

　　天冬补肺生水，地黄补肾养阴，人参补脾益气。天、地、人三才益肺脾肾，补气阴津，性较平和，或三药成方，或配伍他药，均甚相宜。中医膏方，往往针对多方面的调治补益要求，多方同用，天冬、地黄、人参是常用之药，"三才"是常用的基础方。

　　清代冯楚瞻编著的《冯氏锦囊秘录》一书，就用天冬、地黄、人参三药熬膏，取名三才膏，治疗虚劳不足，骨蒸潮热，面色萎黄。

　　吴鞠通《温病条辨》中载有三才汤，用人参、天冬、干地黄水煎服，用于治疗暑温日久，元气阴液两伤，寝卧不安，不思饮食。

　　明代医家罗天益著述的《卫生宝鉴》中，收录有三才封髓丹，由熟地、天冬、党参、黄柏、砂仁、甘草、肉苁蓉等药组成，功能滋肾、健脾、固精，治疗阴虚火旺病证。

　　另一位叫陈文昭的明代医家，在《陈素庵妇科补解》中介绍了三才固本膏，组方是天冬、麦冬、熟地、当归、白术、人参、黄芩和杜仲，熬制时还加用人乳、牛乳、羊乳、蜂蜜等，主治病证是妊娠胎瘦不长。该书卷三载：三才固本膏：天冬6两，麦冬4两，熟地1两，当归8两，白术6两，人参1两，黄芩4两，杜仲4两。上熬取汁，人乳、牛乳、羊乳各1盏，白蜜8两，和匀再熬，滴水成珠为度，白汤送下。主治妊娠胎瘦不长。其方大补气血，以三才之中分主佐，更有深义。用人乳、牛乳、羊乳者，以血补血，同气相求之义也。

---

**三才固本膏的配方、熬制与用法。**

**药物组成：** 天冬 200 克，麦冬 200 克，熟地 250 克，当归 150 克，白术 150 克，人参 30 克，黄芩 120 克，杜仲 150 克，人乳 200 克，牛乳 200 克，羊乳 200 克，蜂蜜 250 克。

**熬膏做法：** 上药（除最后四味外）加水煎取汁，浓缩后，下人乳、牛乳、羊乳及蜂蜜，和匀再熬至滴水成珠为度。

**服用方法：** 每日 2 次，每次取膏 1 匙，用开水调服。

---

施仁潮主任中医师治仙居张女士案：56 岁，2011 年 12 月 21 日就诊。干燥综合征，阴虚症状明显，口干咽燥，目糊，苔光舌红，脉细数，且有阳气不足，手足不温，雷诺现象严重。治法：滋阴润燥，益气温阳。用药：生晒参、天冬、麦冬、生地、熟地、当归、川芎、赤芍、白芍、炙黄芪、枸杞子、山药、大枣、龟甲胶、鹿角胶、冰糖等。2012 年 11 月 12 日，张女士告知，去年服用膏方后，各种症状都有明显好转，希望继续服用膏方。续以补益气阴、养血温阳膏方，"三才"仍是主药。

## 5. 五味子膏

《慈禧光绪医方选议》中，记载了慈禧服用的五味子膏。书中介绍：光绪　年六月初八日，五味子膏。五味子八两。水洗净，浸半日，煮烂，滤去滓，再熬似饴，少加蜂蜜收膏。

对于五味子膏的主治及病证，医方中记录不详。按药理分析，五味子的皮肉味甘、酸，核辛、苦，并有咸味，是辛甘酸苦咸五味皆备的一种中药。这种五味俱全的果实，能对人体五脏的平衡起到协调作用。唐代医家孙思邈曾说，五月常服五味子以补五脏气；六月常服五味子以益肺金之气，在上则滋源，在下则补肾。清官御医曾于某年六月初八日为慈禧太后制作了五味子膏，以供西太后补益安神之用。

其膏功用滋养肺肾，安神益智，主要用于肾虚精亏，心虚气弱，精神不振，脑力减退，心悸不宁，失眠多梦等。

现代研究发现，五味子能改善人的智力活动，提高工作效率，对那些从事需要紧张注意力、精细协调动作、灵活性和耐力的活动工作者，都有调补的作用。所以，五味子膏除了防治失眠，还被用于健脑益智。

---

**五味子膏的配方、熬制与用法。**

**药物组成：** 五味子500克，蜂蜜1000克。

**熬膏做法：** 将五味子洗净，水浸半日，放砂锅中，加水足量，用文火煎煮，连煎3次，每次2小时。然后，取3次药汁混合，文火浓缩，制成清汁。蜂蜜放锅中，加水适量，文火熬熟，过滤后加入五味子清汁中，边熬边搅，待至膏成，放凉后收瓶贮存。

**服用方法：** 用于助睡眠的，每日1次，每次取1匙，于睡前半小时，用开水冲化服用；用于健脑益智的，每日2次，每次取1匙，于食后用开水冲化服用。

---

施仁潮主任中医师常取石菖蒲、远志、枸杞子、新鲜铁皮石斛、核桃肉、灵芝破壁孢子粉、龟甲胶、鹿角胶与五味子膏同用，作为膏方的基础方，用来补益心肾，健脑益智，调治肾虚精亏，心虚气弱，精神不振，脑力减退，心悸不宁，失眠多梦等。血虚的，配合四物汤，并加阿胶；气虚的配用四君子汤，并加黄明胶；肾精不足的，配用左归饮；痰热重的，配用温胆汤。

**6. 燮理十全膏**

那天，许先生找施仁潮主任中医师开膏方，他来自萧山农村，当地有吃大补药的习俗。他问我，有没有十全大补膏，今年改吃膏来补补。

在把脉问诊的过程中，我想到了王学权的燮理十全膏。

王学权为清代著名医家王孟英的曾祖父，著有《重庆堂随笔》。该书对王孟英的影响很大，王氏成为一代名医，与曾祖父这本书不无关系。燮理十全膏就记载在《重庆堂随笔》这本书中。

燮理十全膏的配方、熬制与用法。

**药物组成：** 人参 90 克，炙黄芪 90 克，白术 180 克，熟地 240 克，当归 60 克，白芍 60 克，川芎 60 克，炙甘草 30 克，鹿角胶 120 克，龟板胶 90 克。

**熬膏做法：** 上药除最后两味外煎煮，取汁浓缩，入鹿角胶、龟板胶收膏，盛瓷器内。

**服用方法：** 每服 1 食匙，用开水调服。

其膏方功用在于平补阴阳，调和气血。方中人参可用党参或西洋参替代；或加用陈皮、半夏利枢机。

分析该膏方，人参、茯苓、白术、甘草同用，即四君子汤，为补气代表方，主治气虚劳损。方中茯苓改用黄芪，补气之力尤著，言语音低，呼吸短促微弱，神疲肢倦，懒于行动，自汗，胸闷，脱肛，滑泄不止，易于感冒等，宜于采用。

熟地、当归、川芎、白芍同用，即四物汤，为补血代表方，主治血虚不足。心悸，失眠，头晕，目眩，脱发，面色苍白，爪甲不华，肌肤干燥枯裂，形体消瘦，大便难解，妇女月经量少或经闭等，均是血虚的表现，宜于采用。

八味同用，补气补血兼施，适宜于气血虚损不足病症的调补。除此，燮理十全膏中还配用了鹿角胶和龟甲胶。鹿角胶温阳，龟甲胶益阴，两胶都能益精，同用则能阴阳并补。医家评价说，鹿禀乎刚健之用，动而补阳通督脉，龟禀乎柔顺之体，静以滋阴通任脉。八味合二胶，平补阴阳，调和气血，阴阳两虚者服之，无偏胜无不及。

医家王孟英称此方是培养元气之方，谓其方且简且纯，简则脏腑易承，气血易行，纯则温厚和平，可以补偏救弊，俾自相灌注，循环无端，生生不已，以合其先天所赋流行之道。

考虑到脾胃的运化功能，加用陈皮、半夏以利枢机，能使诸药补益功用得到最大程度的发挥。

## 7. 真菊延龄膏

《卫生编》中载有养生膏方——真菊延龄膏。该膏组方仅杭白菊一味中药，再加上蜂蜜，熬膏服用，主要用于延年益寿，明目保健。

菊花有许多品种，最常见的是白菊花、黄菊花和野菊花。野菊花的主要作用是清热解毒，而白菊花和黄菊花在清热的同时有养阴明目作用，适宜于服食养生，所以叫做真菊。

据传，某年光绪得了红眼病，好医好药都没有治好。安徽知府献上了黄山一带的菊花，让光绪服用，没过多长时间，皇帝的眼疾就好了。据此，黄山的菊花被叫做贡菊。

现代临床常取菊花散风清热、平肝明目、调利血脉的功效，用于治疗风热感冒、头痛眩晕、目赤肿痛、眼目昏花，以及冠心病、高血压、动脉硬化症、高脂血症等老年性疾病，取得显著效果。

施仁潮主任中医师以真菊延龄膏为基础方，加用枸杞子、桑葚、九制首乌、新鲜铁皮石斛等组成明目保健膏方，命名为施氏真菊延龄膏。功用在于养阴益肝，清火明目，健脑益智，用于两眼干涩，视物昏花，头晕耳鸣，神疲乏力，心悸不宁，失眠多梦，记忆力下降等。临床观察，对于眼保健，养心安神，健脑益智，抗衰老延年益寿，都有一定作用。

**真菊延龄膏的配方、熬制与用法。**

**药物组成：** 新鲜铁皮石斛 350 克，杭白菊 250 克，枸杞子 250 克，生地黄 250 克，熟地 250 克，白芍药 250 克，桑葚 250 克，九制首乌 150 克，桑叶 150 克，女贞子 150 克，青葙子 150 克，丹皮 60 克，吴茱萸 60 克，西红花 10 克，龟甲胶 250 克，鹿角胶 250 克，蜂蜜 1000 克。

**熬膏做法：** 新鲜铁皮石斛洗净后，加水榨取汁；胶类药用黄酒浸一日夜，隔水炖烊；蜂蜜加水用小火煮沸后，滤去滓；杭白菊等药放锅中，加水浸半天，连煎 2 次，每次煎 2 小时，合并煎汁，过滤取清汁。将清汁、铁皮石斛榨取汁、胶浆同放锅中，边用小火熬边不住手搅动，至膏黏稠，住火放凉，装瓶即可。

**服用方法：** 每日 2 次，每次 1 匙，于食后用沸水化开服用。

## 8. 铁皮枫斗浸膏

阴分不足内热重，夏季炎热火气旺，秋季干燥多热，都宜于清补。清补用新鲜铁皮石斛、铁皮枫斗浸膏。

阴是脏腑功能活动的物质基础，在人体中对各个脏腑、组织、器官起着滋养、濡润的作用。阴虚是指机体精血等基础物质的亏虚，滋养濡润的作用减弱。阴虚则内热，阴虚有消瘦、烦热的表现，还有口燥、咽干、咽喉疼痛、低热、午后潮热、睡中汗出、性情急躁、容易发脾气、大便干结等。

夏天出汗多，体力消耗大，加之日长夜短、睡眠不足等原因，容易气阴两虚，导致阴虚火旺，脾胃虚损，表现为胃口不佳，神疲乏力，面色暗淡，烦躁不安，大便不通畅等。

入秋后，抗暑消耗的体力须增加营养补充，但时令以"燥"为特点，进补也不宜用温用热用燥，以凉润为宜。新鲜铁皮石斛，以及以之为主要原料的铁皮枫斗浸膏，宜于选用。

铁皮枫斗浸膏的主要原料是新鲜铁皮石斛和灵芝破壁孢子粉。

铁皮石斛补肺、胃、肾阴精，补五脏虚劳羸瘦，强阴益精。寿仙谷铁皮石斛采用的是模拟自然生态环境基地中4年生的新鲜铁皮石斛，质量保证好。灵芝扶正固本，滋补强壮，采用原木有机灵芝破壁孢子粉，其所含多糖、三萜类、胆碱、天然有机锗、酶类等有效成分远高于灵芝子实体，并含有丰富的氨基酸、不饱和脂肪酸、多种维生素和微量元素等，采用德国细胞破壁技术，吸收率高，补益作用能得到最大限度的发挥。

铁皮石斛和有机灵芝破壁孢子粉为高品质的药材，科学合理配方，有了保养健身的效果保证；加上粉碎、打浆、浸出、萃取、分离、精炼等数十道技术工艺浓缩精制，有了高品质的质量保证。正因为此，铁皮枫斗浸膏被业内人士喻为保健上品，受到方回春堂、张同泰、胡庆余堂等百年老字号国药馆的肯定，备受老中医们的推崇，认为"补而不腻，清而不伤胃"，是调养补益的服用良方。

铁皮石斛性偏于凉，灵芝破壁孢子粉性平和，铁皮枫斗浸膏取两者相合，既清又补，补而不腻，清而不伤胃，其功用重在"清补"。适宜服用对象：烟酒过度、劳累过度、夜生活过度、用眼用脑过度、声音嘶哑等，因为劳损，伤及阴精，需要补益，宜于清补者；容量上火，表现为面红头胀、口舌生疮、牙龈肿痛、鼻子出血，还有心烦头胀、面红唇燥、咽喉肿痛、口苦舌燥、口腔溃烂、失眠心悸、躁动不安、烦渴、汗出、大便干结、小便短赤、痤疮痛肿等；妇女月经过多、经期提前、崩漏、白带秽浊恶臭等；病后体虚，有口干咽燥，大便干结，小便短赤，心中烦热，睡眠不实，盗汗出等症状者；中老年人特别是有阴虚倾向，睡眠差，记忆力下降者；歌唱演员、播音员、教师等需要养阴润喉者；经常看电视、用电脑、看书，需要明目保健者；病后体虚，口干、咽燥、大便干结、小便短赤、心中烦热、睡眠不实者；慢性胃炎、肝胆病、糖尿病、心血管病、干燥综合征、肿瘤等患者。

诸暨杨先生，51 岁，患有糖尿病，2014 年 3 月发现肺结核，接受抗结核治疗。抗结核药杀菌也伤人，让杨先生人变瘦，面变黑，饭吃不下。他来到杭州胡庆余堂找施仁潮主任中医师吃中药，当时的情况是：体瘦，神疲，说话无力，走路气短，胃口很差，睡眠差，多梦，盗汗出，大便干结。他说在服西药，人吃不消，就是想进补，要求方便、有效。阴虚需养阴，新鲜铁皮是首选；睡眠差需养心，灵芝破壁孢子粉最有效，且有补五脏虚损的作用，两者同用的成品膏铁皮枫斗灵芝浸膏适宜服用。杨先生严格按要求服用，一连吃了 10 瓶。结果人胖了 6 千克，精神气色都如常人。

## 9. 西红花铁皮枫斗膏

### ☆ 西红花

西红花又叫藏红花、番红花，是一种鸢尾科番红花属的多年生花卉。原生种在西南亚，最早由希腊人人工栽培，明朝时传入中国，《本草纲目》有收录。

它味甘、微辛，性平；归心、肝经；体轻质润，入血行散，具有活血祛瘀、散郁开结、凉血解毒的功效，主治月经不调，痛经，经闭，产后恶露不行，腹中包块疼痛，跌仆损伤，忧郁痞闷，惊悸，温病发斑，麻疹。

《本草品汇精要》介绍西红花功用："主散瘀调血，宽胸膈，开胃进饮食，久服滋下元，悦颜色。"

现代研究发现，西红花有利胆的作用，能降低胆固醇和增加脂肪代谢，可用于脂肪肝的治疗。它通过改善微循环，促进胆汁的分泌和排泄，从而降低异常增高的球蛋白和总胆红素，可用于慢性病毒性肝炎后肝硬化的治疗。它含有的藏红花酸对有毒物质引起的早期急性肝损害有化学预防作用。

它有增强免疫应答的作用，能增强机体耐力，增强淋巴细胞增殖反应，提高机体细胞免疫和体液免疫，具有显著的抗血凝作用。

它有呼吸兴奋作用，在常压缺氧的条件下，可增强细胞内的氧代谢功能，提高心脏的耐缺氧能力，在一定程度上减弱剧烈运动对心肌细胞的损伤，对心脏有一定保护作用。对乙醇诱发的学习和记忆障碍有改善作用。

它可使肾毛细血管保持通畅，增加肾血流量，促进炎症损伤的修复。能使尿蛋白量明显减少，病理组织损害显著减轻，肾小球中免疫复合物溶解和吸收加快。

它对小鼠、豚鼠、兔、犬及猫的子宫有兴奋作用，可引起子宫节律性收缩，提高子宫的紧张性与兴奋性，大剂量时可出现痉挛性收缩，已孕子宫更为敏感。

它具有明显的抑癌抗癌能力。其提取物对小鼠移植性 S180 肉瘤、埃氏腹水癌（EAC）和道氏淋巴瘤腹水型（DLA）均有显著的抑制作用，带瘤小鼠寿命延长率分别为 111.0%，83.5% 和 112.5%。体外试验，提取物对 P3813、S180、EAC、DLA 肿瘤有明显的细胞毒性，其机制是抑制肿瘤细胞 DNA 合成。

现代临床用于补血活血，对月经不调、内分泌失调、肝胆病及肿瘤进行治疗，并用于抗衰老保健，美容养颜。

## ☆ 西红花求真

入药求真，《增订伪药条辨》说："西藏红花，花丝长，色黄兼微红，性潮润，气微香，入口沁人心肺，效力甚强，为红花中极品。"作为名贵药材，西红花的产量很低，约2000多朵花只能产1克西红花，一亩地产量只有1.5~2千克。药源紧缺，价格昂贵，使得一些不法商贩以假乱真，牟取暴利。早在清代，药学家赵学敏即提出试验真假一法："将一朵入滚水内，色如血，又入，色亦然，可冲四次者真。"

有经验，看花柱顶端，呈现锯齿状的是正品，伪品是非常整齐的。下面再介绍几种鉴别真伪的实验方法：

方法一：取样品一小片放在玻璃片上，加稀硫酸1滴，真品四周先出现深蓝色，渐变为紫色，后变棕红色。

方法二：取样品少许，浸入水中，真品水变为金黄色，水面无油状漂浮物，若水呈现红色，且水面有油状漂浮物者为伪品。

方法三：取样品少许，浸入水中，搅动，真品不易碎断，若碎断即为伪品。

方法四：取样品少许，加碘酒一滴，真品不变色，若变蓝色、蓝黑色或紫色，则为伪品。

方法五：取样品少许浸入水中，水被染成金黄色且直线向下扩散，用放大镜观察，真品一端膨大成喇叭状，一侧有裂缝（若顶端边缘有细齿者为上品），否则是伪品。掺伪的品种有西红花的雄蕊，黄花菜染色，玉蜀黍的花柱、柱头，以及红花，莲须等。

## ☆ 西红花铁皮枫斗膏

西红花铁皮枫斗膏针对免疫力低下、亚健康人群的特点，确立扶正祛邪、滋阴活血的调补原则，以西红花为君药，重在养血活血化瘀，行气解郁安神，使瘀血祛，新血生，血气充盈，体魄强健。以铁皮枫斗为臣药，取其益胃生津，滋阴清热，使阴液充盈，肌肤润泽。以益母草、西洋参、茯苓共为佐使，其中益母草行血养血，行血而不伤新血，养血而不滞瘀血；西洋参益气养阴，生津止渴；茯苓健脾养胃，宁心安神。三味共同发挥养血活血、滋阴清热、活血化瘀的作用，使得本品补而不腻，清而不伤胃。诸药配伍，滋养先天之精，滋补阴阳气血，补益脏腑功能，使机体气血充盈，阴阳调和，脏腑功能正常发挥，达到扶正固本、提高机体免疫功能的目的。女性白领工作压力大，缺少活动，病后虚弱，气血不调，年老体衰，免疫力低者尤宜服用。

由于西红花养血活血，铁皮枫斗养阴补虚，能使气血调和，妇女经事调和；脏腑肌肤得以充养，肤色润泽，使得西红花铁皮枫斗膏对于妇女调经，消除肌肤枯黄黯黑，有很好的效果，特别受到女性朋友的欢迎。

# 七

# 应对亚健康

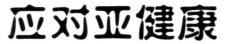

**1. 调理亚健康**

　　许多人有种种不适的表现，但去医院检查未能发现阳性指标，或虽有部分指标改变，但未达到西医疾病的诊断标准，这种状况可用亚健康来概括。

　　亚健康是指人体界于健康与疾病之间的边缘状态，无器质性病变，但有功能性改变。

　　一项探讨亚健康的研究，对上海、无锡、深圳等地 1197 位中年人的健康状况进行调查，结果显示：66％的人有睡眠障碍，62％的人经常腰腿痛，58％的人易疲劳，57％的人记忆力明显减退，48％的人皮肤干燥、面色灰黯、情绪极不稳定。有研究报告，已有 60％的人程度不同地生活在亚健康状态中。卫生部曾对 10 个城市的上班族调查显示，亚健康状态者 48％，尤以经济发达地区为甚，其中北京是 75.30％，上海是 73.49％，广东是 73.41％。

　　引起亚健康的原因，主要来自工作和生活的压力，还有自身原因如酗酒、吸烟、偏食，不吃早餐及生活无规律等不良的生活习惯，以及性格偏激等；也有外界原因，主要是环境污染，如强光、噪声的刺激等。调整情绪，建立良好的生活习惯，做好饮食保健，运动健身，起居调摄，能够较快地恢复健康。

　　中医通过辨证论治方法可取得明显的疗效，在调理亚健康方面，表现出极大的优势。

亚健康属于中医的虚劳、劳损范畴，可从虚劳论治。人的精、气、神、血是生命的物质基础，脏腑功能的正常是维持新陈代谢的保证。膏方通过强健脏腑功能，调补精、气、神、血，有助于体力、脑力恢复，消除亚健康状态。施今墨曾拟订精气脏腑统治简化药方，药用茯神、黄芪、芡实、五味子、党参、黄精、制首乌、枸杞子、玉竹、黑豆、紫河车、葡萄干、白术、丹参、熟地、菟丝子、莲肉、麦冬、山萸肉、炙甘草、山药、柏子仁、龙眼肉、生地、乌梅、桑葚膏。其方药性平和，阴阳调和，五脏兼顾，独重心肾，药食配合，健脾和胃，对于亚健康的调理有指导作用。

从事管理工作的陈先生，48 岁，在单位是领导，在家庭是主心骨，多熬夜，多用脑、用眼，疲乏感明显，动则气急、汗出，睡眠不实，乱梦纷扰，腰背酸痛，颈项不利，两眼干涩，耳中鸣响，喉间有痰，小溲频多，大便不爽，苔腻口苦。先服用 21 剂中药，再吃健脾养心、滋养肝肾膏方，精神体力明显恢复，疲劳感消除。

### 膏方1

党参 90 克，炙黄芪 120 克，炒白术 60 克，炒当归 90 克，
炙附子 120 克，桂枝 45 克，炒白芍 60 克，炮姜 24 克，
甘草 30 克，肉苁蓉 90 克，炒补骨脂 90 克，煨益智仁 90 克，
炒枸杞子 45 克，炒菟丝子 90 克，炒覆盆子 120 克，
生地 120 克，制女贞子 90 克，炒酸枣仁 60 克，炒续断 120 克，
炒杜仲 120 克，沙苑蒺藜 90 克，炒狗脊 90 克，泽泻 90 克，
山药 90 克，茯苓 90 克，炒薏苡仁 120 克，陈皮 45 克，
姜半夏 45 克，核桃肉 120 克，南枣 120 克，龙眼肉 120 克，
莲子 120 克，砂仁 15 克，霞天胶 45 克，鹿角胶 40 克，
阿胶 75 克，冰糖 300 克。

本膏方为叶熙春治例，见《一代良医叶熙春》。案述：陈，男，47岁。上海。先天之本属肾，后天之本属脾，患者尚在中年，命门之火趋衰。火虚不能培土，以致脾虚失于健运，形体不丰，畏寒肢冷，每在寅卯

阳升之际，则阴冷益甚，虽在重衾之中而不觉暖，而且记忆减退，食后脘腹作胀。脉来迟细无力，两尺弱不应指，舌淡苔薄。冬令调补，从益气扶阳，补肾健脾着手。

原方白术作冬术，续断作扶筋，陈皮作新会皮，枸杞子、覆盆子均盐水炒；南枣即产于义乌的黑枣，霞天胶是用牛肉熬制的胶类药。

## 膏方 2

生晒参 100 克，生黄芪 200 克，茯苓 250 克，山药 250 克，
熟地 200 克，山萸肉 150 克，制首乌 200 克，黄精 200 克，
白芍 200 克，枸杞子 200 克，天冬 150 克，麦冬 150 克，
玉竹 200 克，五味子 50 克，炒酸枣仁 150 克，桑葚 150 克，
炒杜仲 150 克，怀牛膝 150 克，丹参 200 克，菟丝子 200 克，
独活 200 克，羌活 120 克，炒枳壳 150 克，炒当归 120 克，
秦艽 120 克，炒川断 250 克，合欢皮 150 克，炙甘草 60 克，
厚朴花 120 克，白及 120 克，炙紫菀 150 克，新鲜铁皮石斛 250 克，
炮山甲 120 克，豨莶草 300 克，夏枯草 200 克，红花 50 克，
核桃肉 300 克，野生灵芝 300 克，三七粉 30 克，鹿角胶 200 克，
龟甲胶 200 克，冰糖 250 克。

本膏方为施仁潮治例。柏，男，35 岁。2007 年 11 月 14 日就诊。企业运作，曲尽心思，复因母病，心脾损伤，精气亏虚，肝火上炎，经络失养，是故形体消瘦，面色发青，手足不温，多打喷嚏，鼻流清涕；颈项板滞，肩胛不利；半年前腰部闪气，此后右髋及下肢酸麻不适，诸症仗推拿保健，不甚严重；睡眠差，大便干涩，吃羊肉即上火，苔薄舌黯尖有红点，脉弦细数。值此冬令进补之际，拟补益心脾，滋肾益阴，俾精气旺盛，脏腑功能得以强健。

熬膏做法：上药用清水浸泡一昼夜，先煎新鲜铁皮石斛、炮山甲、灵芝 4 小时，入余药连煎两次，去渣浓缩，入鹿角胶、龟甲胶、冰糖、三七粉一并收膏。服用方法：每日 2 次，每次 1 匙，用开水冲服。随访结果：服用膏方半月，即精神气色好转，诸症减轻。此后，每年均会用膏方

调补。

 **居家养护**

重视"治未病",防患于未然,合理安排好劳作与休息。

放慢生活节奏,调节好心情,减轻心理压力。

坚持运动锻炼,通过散步、慢跑、拍打等动作,活动肢体。

多做自我保健按摩,脑力劳动者以按摩内关、神门、涌泉为主,体力劳动者以按摩足三里、命门、肾俞为主。

作好饮食调摄,注意平衡饮食,摄取的营养素要种类齐全,比例适当。

## 2. 对付慢性疲劳

做功要消耗能量,劳作会损耗精气。长期的紧张工作,身体、心理承受较大的压力,会出现以精神疲乏为主要表现的疲劳现象。

慢性疲劳是人们过度劳作,长期积累形成的疲劳症,常常持续而顽固,不易恢复。疲劳影响人的正常工作与生活,疲劳使人过早衰老,疲劳会带来疾病,甚至危及生命。疲劳是人体内发出的警告——应该好好歇息,保养自己的身体了。

疲劳是人的活力减退,反应能力减退,适应能力减退。人一旦出现疲劳,体内的能量被大量消耗,造成对细胞能量供应不足,生理功能下降,出现全身乏力、肌肉酸痛等体力疲劳现象,以及精神不振、思维迟钝等脑力疲劳。如果持续疲劳,疲劳毒素积累过多,会使人记忆力下降、头痛头晕、彻夜难眠、食欲减退,以致生活质量大大下降。

现代常见的慢性疲劳综合征,就是慢性或反复发生的极度疲劳,出现精力衰退,体力下降,记忆力差,注意力不集中,肌肉痛,关节痛,头痛,睡眠障碍等。

慢性疲劳的恢复需较多时日,需要较长时间的修心养息,调养补益,服用膏方是很好的选择。

抗疲劳实验表明，石斛能显著提高机体的耐缺氧能力和抗病能力，能补益脏腑之虚损。灵芝破壁孢子粉的调养补益作用明显，铁皮枫斗浸膏可以服用。义乌陈女士，经商，近半年来疲乏不堪，记忆力下降，睡眠不实，烦热不适，时时汗出，恶风，头痛，服用铁皮枫斗浸膏后精神即好了不少，结果3个月一连吃了3瓶。

## 膏方1

黄芪300克，党参300克，丹参250克，制首乌150克，生地150克，制黄精150克，枸杞子120克，茯苓120克，山楂肉150克，山萸肉100克，葛根120克，泽泻150克，炒杜仲150克，炒陈皮100克，制玉竹150克，红枣100克，阿胶200克，冰糖250克。

本膏方为杨继荪治例，见《中医临床家杨继荪》。案述：黄，男，48岁。1991年12月11日就诊。年届中年，工作负担较重，无明确病史，只感疲劳。为能保持充沛精力，予调摄阴阳平衡。精神可，舌质红，舌薄白，脉细弦。辨证：气阴偏虚，劳倦伤神。中医诊断：虚劳。治则：益气养阴，补心肾。

## 膏方2

黄芪250克，炒白术150克，炒防风120克，炒柴胡150克，炒枳壳150克，制香附150克，麦冬150克，炒白芍150克，茯苓250克，浙贝150克，薏苡仁300克，远志120克，枸杞子250克，丹参150克，砂仁30克，西红花15克，野生灵芝300克，夜交藤300克，红枣200克，白及150克，新鲜铁皮石斛300克，九节菖蒲150克，鳖甲胶200克，龟甲胶250克，寿仙谷灵芝破壁孢子粉100克，木糖醇200克。

本膏方为施仁潮治例。张，女，47岁，教师。义乌。2014年12月1日就诊。她是学校的顶梁柱，工作压力大，慢性萎缩性胃炎、甲状腺结节、乳腺腺瘤、肾结石、腰椎间盘突出等多种疾病缠身，精神疲乏，腰脊酸痛，心中烦热，体力不支，睡眠不实，多梦，胃中胀满，大便秘结。治则：健脾益胃，养阴疏肝。

熬膏做法：野生灵芝、红枣先煎4小时，入余药煎两汁，砂仁后入，浓缩，西红花、新鲜铁皮石斛另煎加入；鳖甲胶、龟甲胶、木糖醇、灵芝破壁孢子粉一并收膏。服用方法：每日2次，每次1匙，用开水冲服。随访结果：2015年1月3日来邮件告知，膏方吃了三周，精神体力明显好转，连续一上午上课也不疲劳，能很快入睡，虽然还做梦，但梦醒后的全身沉重感消除了。

### 居家养护

疲劳的程度越深，恢复的时间就越长。要提防劳作过度造成的损害，重视工间的适当休息，作好主动调节。

伏案工作1小时后，应站起来动动，可活动脖子、腰部和两腿，抖动上下肢，晃晃头，做做深呼吸。

劳作时感到疲乏，去洗把脸，喝杯水，活动一下肢体。

劳作后洗个热水浴，特别是用热水浸泡双足，有助于疲劳的恢复。

补充营养，作好饮食调摄。运动后，人体内的糖、脂肪、蛋白质被大量分解，产生并积累较多的乳酸、磷酸等酸性物质。这些酸性物质刺激组织器官，使人感到肌肉酸痛，精神疲乏。此时除了补充一定的热能，还应多吃蔬菜及柑橘、苹果等水果类的碱性食物，以消除体内过剩的酸性物质，降低肌肉和血液的酸性，加快疲劳消除。

含咖啡因的食物，如稍浓的茶、咖啡、巧克力等，能增加呼吸频率和深度，促进肾上腺激素分泌，兴奋神经系统，增强抗疲劳能力。

经常补充维生素 $B_1$、维生素 $B_2$，可以促进体内代谢产物及时排泄，减少疲劳的产生。

多吃鱼类、动物肝脏、牛奶、瘦肉、豆类及其制品、糙米、新鲜蔬菜等食物，可以获取优质蛋白、维生素类等，减轻疲劳。

## 3. 防治视疲劳

有些工作需要眼的精细活动，如终日在电脑前工作、打字，绣花等，容易眼疲劳，特别需要注意眼保健。

五脏六腑的精气通过血脉上注于眼睛，而肝开窍于目，眼睛的生理病理与肝的阴精充盛与否关系密切。肝的阴精充盛，则眼睛明亮而炯炯有神，转动灵活，神采奕奕，人也显得精力充沛；如果阴精不足，眼睛就会暗淡无光，或两眼干涩，或视物昏花，或夜盲、近视。

石斛具有滋阴养肝的功能，可用作养护眼睛的佳品。传统治疗眼病中成药石斛夜光丸，主药就是石斛。人参补益明目，传统药物学经典著作《神农本草经》在论述人参的功用时，明确地指出其能明目。现代研究证实，石斛夜光丸、人参均能增强暗处作业者眼睛的抗疲劳能力，提高眼睛的暗适应能力。

菊花是明目良药，多用于治疗眼病。白菊花味甘，性平，功能疏风明目，清热益阴，主治肝阳上亢，头晕目糊，目赤肿痛，疮疡肿毒；黄菊花味苦，性凉，疏风明目，清热解毒，风热感冒发热、头痛者多用之。治疗眼病，用于眼保健的杞菊地黄丸，菊花是其中重要的组成药物之一。

### 膏方 1

生地 150 克，熟地 150 克，沙苑蒺藜 90 克，燕窝 30 克，
制远志 45 克，姜半夏 60 克，菊花 30 克，炒女贞子 90 克，
夜交藤 90 克，炒竹茹 60 克，山萸肉 60 克，茯神 90 克，
橘红 45 克，珍珠母 240 克，桑葚 90 克，山药 90 克，
黄柏 45 克，炙当归 90 克，益智仁 90 克，龙齿 90 克，
甘草 30 克，泽泻 45 克，炒酸枣仁 90 克，白芍 60 克，
制首乌 90 克，陈皮 45 克，杜仲 90 克，丹皮 45 克，
麦冬 90 克，制续断 90 克，党参 120 克，炒白术 60 克，
枸杞子 90 克，莲子 120 克，红枣 120 克，龙眼肉 120 克，
阿胶 120 克，冰糖 500 克。

本膏方为叶熙春治例，见《一代良医叶熙春》。案述：朱，男，48岁。11月。上海。《黄帝内经》云："阴平阳秘，精神乃治。"阴者阳之守，阳者阴之使，无阳则阴无以生，无阴则阳无以长，两者锱铢相称，不可稍偏，偏即为病。阴虚则阳越无制，故头目眩晕，心悸寐劣。肾乃真阴之所，脑为髓之海，髓不充盛，致记忆健忘，腰脊酸楚。目者肝之窍，肝阴不足，则目睛干痛。舌苔薄白，脉象弦细而数。证属肝肾阴亏，营血不足，乘斯冬令，当以滋阴潜阳、平补气血之味，易汤为膏，缓缓进服，以培其本。

原方陈皮作新会皮，菊花用滁菊。炮制要求，生地、橘红、桑葚、枸杞子用盐水炒；党参用上潞参，米炒；熟地用砂仁9克拌炒；炒酸枣仁捣烂用。

## 膏方 2

生地 180 克，制首乌 120 克，生甘草 21 克，熟地 120 克，
黑豆衣 90 克，天冬 60 克，生牡蛎 120 克，磁石 90 克，
麦冬 60 克，海蛤粉 120 克，川石斛 120 克，党参 120 克，
山药 90 克，茯苓 90 克，川贝母 60 克，西洋参 60 克，
枸杞子 90 克，元参 90 克，白术 60 克，丹皮 60 克，
女贞子 120 克，石决明 120 克，菊花 45 克，炒橘红 45 克，
炒白芍 45 克，炒沙苑蒺藜 90 克，炒牛膝 90 克，泽泻 45 克，
阿胶 90 克，龟甲胶 90 克，鱼鳔胶 60 克。

本膏方为张聿青治例，见《张聿青医案》。案述：任，男。上则眼目昏花，下则阳道不通，有时火升面热，稠浓之痰，从喉中咯出。或谓真阳式微，阳道闭塞，则眼目昏花，火升面热，又系阴虚阳升明证。如以阳道不通与火升目花分为两途，则欲养其阴，必制阳光，欲助阳光，必消阴翳，未利于此，先弊于彼矣。或者阴阳并虚，水火皆乏，庸有是理。然果水火皆乏，安能形气皆盛，起居无恙乎？细察阳道不通，断非阳衰不振，实缘肾水不足，虚阳尽越于上，阳不下降，所以阳道不通，与阳气衰乏者，判如霄壤也。脉象弦大，尤为阳气有余之征。拟每晨进

育阴以潜伏阳气，每晚进咸化痰热方。

原方白术用于术，菊花作池菊花，女贞子酒蒸，橘红盐水炒，白芍酒炒，沙苑蒺藜、牛膝盐水炒。熬膏做法：上药煎3次，去渣，阿胶、龟甲胶、鱼鳔胶溶化，冲入收膏。服用方法：每晨服1调羹，用开水冲化服用。晚进咸化痰热方：海蜇1500克，浸洗至极淡，用清水煎烊，渐渐收浓，加荸荠汁180克，冰糖60克收膏，每晚将卧时服半调羹，用开水冲化服用。

### 居家养护

改善工作环境和照明条件，避免长时间、近距离地从事过于精细的工作。

培养良好的读写姿势与用眼卫生习惯，连续用眼1小时后应停下来休息，眺望远处。

保证充足的睡眠，坚持做眼保健操。

多吃维生素E含量高、对眼有保健作用的食品，给眼睛补充足够的营养。

定期检查视力，配一副合适的眼镜。

### 4. 熬夜吃点膏方

在节奏日益加快的今天，夜晚成了人们彻底放松紧张、缓解压力的理想时间。随着社会的发展，夜生活内容越来越丰富。

夜生活是以人的精力作为代价的。适度的夜生活有利健康，但超过了一定的度，违背正常生物钟规律，会干扰机体内部的神经、体液调节机能，引起内分泌失调，使免疫抗病能力降低，体力脑力减退。

熬夜，用嗓，抽烟喝酒，频繁使用电视电脑，都会使阴津损耗，导致气阴两虚，气血耗损，所以有神疲乏力、腰膝酸软、头晕耳鸣、潮热盗汗、健忘失眠、遗精、眼圈发暗等种种劳损表现。凡此，就要对夜生活有所节制，及时进行调治，还可用石斛、灵芝一类滋阴益气，养胃生津，健脑明目。

**膏方 1**

党参 300 克，黄芪 300 克，炒当归 150 克，制首乌 150 克，
生地 200 克，熟地 200 克，制黄精 150 克，枸杞子 150 克，
炒丹参 200 克，郁金 150 克，炒白术 90 克，炒杜仲 150 克，
山萸肉 120 克，制玉竹 200 克，生山楂 150 克，木香 90 克，
炒陈皮 90 克，红枣 150 克，阿胶 200 克，冰糖 400 克。

本膏方为杨继荪治例，见《中医临床家杨继荪》。案述：邓，女，48
岁。1991 年 12 月 9 日就诊。平素用脑过度，工作繁重，时感精力、体力
渐不支，偶头晕、腰酸。诊查：面色欠华，形体略显消瘦，时头晕，纳
可，腰酸；舌质淡红，苔薄白；脉细。辨证：肾精不足，不能上充于脑而
眩晕，肾主骨，腰为肾之府，肾虚则腰膝酸软。中医诊断：虚劳，眩晕
（肾精不足）。西医诊断：用脑过度。治则：益气养血，补肾精，充脑窍。

**膏方 2**

吉林人参 60 克，续断 90 克，杜仲 90 克，灵芝 120 克，
西洋参 60 克，狗脊 90 克，紫河车 100 克，苍术 90 克，
白术 90 克，紫菀 90 克，炒枳壳 90 克，炙黄芪 300 克，
鸡血藤 150 克，茯苓 150 克，决明子 300 克，桑寄生 150 克，
豨莶草 150 克，生山楂 150 克，怀牛膝 90 克，太子参 90 克，
法半夏 90 克，郁金 90 克，清炙草 45 克，青皮 45 克，
陈皮 45 克，木贼草 90 克，当归 90 克，生蒲黄 90 克，
生麦芽 300 克，独活 90 克，丹参 150 克，檀香 15 克，
红花 60 克，杏仁 90 克，桃仁 90 克，仙茅 90 克，
山药 90 克，川芎 90 克，菟丝子 90 克，虎杖 150 克，
炒升麻 45 克，巴戟天 90 克，制首乌 120 克，龟甲胶 90 克，
鹿角胶 90 克，冰糖 500 克。

本案为颜德馨治例。案述：蔡，男。己卯冬至。始则劳其筋骨，继之
忘我写作，脾肾两亏，左下肢酸楚，胃之运化失司，随致血脂、血黏、血

压均高，动辄胸闷气促，目瞀，苔腻，脉弦紧。体重日增，痰瘀内壅，清不升而浊不降，生化无权，亟为健脾益肾，利气化瘀，制膏常服，以期康壮。

熬膏做法：上药煎取浓汁，文火熬糊，入龟甲胶、鹿角胶、冰糖收膏。服用方法：每晨以沸水冲饮1匙。

## 居家养护

养成良好的生活习惯，保证每天睡眠时间不少于7小时。

多吃蔬菜、水果、鱼，忌食辛辣食物和酒精类饮料。不抽烟。

睡眠之前不吃东西，确需解饥的，注意吃易消化食物。

睡前用温水泡脚，提高睡眠质量。

多做深呼吸，做一些简单的肌肉放松动作。

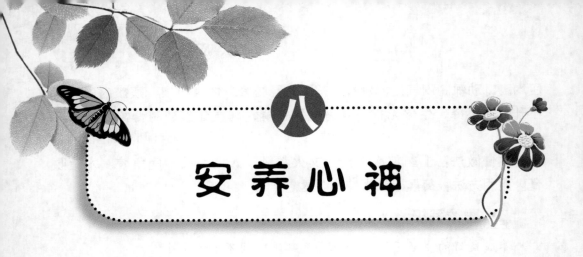

# 八

# 安 养 心 神

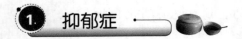

## 1. 抑郁症

抑郁症以情感低落、思维迟缓以及言语动作减少、迟缓为典型症状。抑郁症严重困扰患者及其家人的生活和工作，给家庭和社会带来沉重的负担。

根据对社会功能损害的程度，抑郁症可分为轻性抑郁症和重症抑郁症。根据有无幻觉、妄想，或紧张综合征等精神病性症状，又分为无精神病性症状的抑郁症和有精神病性症状的抑郁症。根据之前（间隔至少 2 个月前）是否有过另一次抑郁发作，抑郁症又分为首发抑郁症和复发性抑郁症。

抑郁症是一种常见的精神疾病，主要表现为情绪低落，兴趣减低，悲观，思维迟缓，缺乏主动性，自责自罪，饮食无味，睡眠障碍，担心自己患有各种疾病，感到全身多处不适，严重者可出现自杀念头和行为。

抑郁症的躯体症状有睡眠障碍、乏力、食欲减退、体重下降、便秘、身体任何部位的疼痛、性欲减退、男子阳痿、妇女闭经等。

睡眠障碍主要表现为早醒，一般比平时早醒 2～3 小时，醒后不能再入睡。有的表现为入睡困难，睡眠不深；少数患者表现为睡眠过多。体重减轻与食欲减退不一定成比例，少数患者可出现食欲增强，体重增加。

多有思维迟缓，活动减少，即记忆力减退，大脑反应慢，常个人独处等；性欲明显减退；疲乏，心悸，胸闷，胃肠不适，便秘；伴有焦虑，内疚感，自暴自弃，厌世或自杀心理。

追踪研究发现，75%～80%的抑郁症患者多次复发，所以要重视预防性治疗。发作 3 次以上应长期治疗，甚至终身服药，膏方是可供选用的有益剂型。

绍兴俞老师，46 岁，向来性格开朗，脾气好，待人好，孝敬老人，受人尊敬。结婚后与婆家的关系很融洽，但自从生下女儿后，婆婆对她的态度大转变，受到冷遇。于是，心生郁闷，烦怒，失眠，胃口差，大便不正常。这种状态一直持续到女儿读初中，自己曾一度感到问题严重，主动到精神病院求治。后来在丈夫的耐心开导下，有了彻悟，逐渐走出了阴影。两年前因肋骨骨折在家休息，又经常回想起过去，心中苦恼，烦躁易怒，还有精神疲倦，腰酸乏力，头晕头胀，多噩梦，耳痛耳鸣，眼干多泪，面部易生疮，有色斑，胸腹胀痛，排便困难、质黏。2013 年 11 月 29 日，施仁潮主任中医师为她开了养血疏肝、泄浊通腑膏方，用药：生地、熟地、炒当归、赤芍、川芎、炒白术、茯神、炙龟甲、山药、青皮、陈皮、柴胡、制香附、制首乌、地榆、远志、龙齿、郁金、丹皮炭、蒲黄炭、枸杞子、柏子仁、红枣、寿仙谷灵芝破壁孢子粉、西红花、鹿角胶、龟甲胶等。2014 年 3 月 14 日二诊，述吃膏方后精神很好，心情愉快，噩梦不做了，睡眠大有好转，胃中舒适，大便正常。

### 膏方 1

霜桑叶 200 克，天麻 300 克，钩藤 200 克，葛根 300 克，
川芎 200 克，柴胡 140 克，煅龙骨 300 克，煅牡蛎 300 克，
灵磁石 300 克，郁金 200 克，石菖蒲 140 克，焦山栀 200 克，
黄芩 200 克，赤芍 200 克，杭白芍 200 克，丹参 200 克，
合欢皮 300 克，远志肉 140 克，蝉衣 80 克，僵蚕 140 克，
石韦 300 克，菟丝子 200 克，淫羊藿 200 克，芡实 300 克，
生黄芪 300 克，党参 200 克，焦白术 200 克，茯神 300 克，
生甘草 80 克，淮小麦 300 克，制首乌 200 克，山萸肉 140 克，
枸杞子 200 克，女贞子 200 克，生晒参 150 克，阿胶 250 克，
冰糖 200 克。

本膏方为王翘楚治例。案述：沈，男，60 岁。2006 年 11 月 10 日就

诊。抑郁症反复发作30余年，始于情志不悦，每遇春季夜寐难安。经汤药调治后，偶服赛乐特、氯硝西泮，一夜睡4、5个小时。时有耳鸣，记忆力下降，心烦，咽红，性功能下降，夜尿2次，大便调，胃纳可，舌质微黯，苔薄微腻。血压：125/80mmHg。证属肝亢肾虚，刻值冬藏之时，治拟平肝解郁，益肾活血安神。

熬膏做法：上药共煎3次，取汁过滤浓缩时，生晒参另煎汁兑入，阿胶、冰糖烊化，一并炼制成膏，以滴水成珠为度，装罐中备用。服用方法：每天早晨空腹，取一匙用开水冲服。随访结果：2007年1月9日复诊：经膏方调治后，心情平静，停服赛乐特和氯硝西泮，一夜睡七八个小时。白天精神可，无耳鸣，夜尿一次，记忆力和性功能均有改善，胃纳可，大便日行。血压：110/80mmHg。

### 膏方2

炒酸枣仁300克，茯苓150克，知母120克，川芎120克，薏苡仁300克，柴胡120克，枳壳150克，姜半夏100克，炒陈皮100克，浙贝母150克，厚朴花150克，九节菖蒲150克，远志120克，生晒参250克，熟地250克，丹参200克，枸杞子200克，百合200克，山药200克，制首乌200克，炒白芍150克，炒鸡金250克，炙龟甲150克，山萸肉120克，炙鳖甲120克，合欢花120克，白术120克，红花120克，灵芝300克，新鲜铁皮石斛300克，炙甘草100克，玫瑰花100克，五味子60克，黑芝麻250克，核桃肉250克，龟甲胶250克，鹿角胶150克，木糖醇250克，黄酒250克。

本膏方为施仁潮治例。许，女，56岁。天台。2010年11月13日就诊。忧郁症，多烦躁，心悸，头部怕风，睡眠差，入睡难，耳鸣，尤其在夜静时，耳中多丝丝鸣响，时轻时重，持续不消，口干，有时夜间需要喝水；慢性浅表性胃炎伴灶性肠化，胃脘痞塞，嗳气泛酸，大便秘结；颈椎、腰椎骨质增生，腰背胀痛，骨节酸痛，苔薄腻，舌红，脉细数，拟益心脾，滋肝肾，安心神。

熬膏做法：灵芝、炙龟甲、炙鳖甲先煎 4 小时，入余药再煎两汁，浓缩，生晒参另煎、新鲜铁皮石斛榨汁一并加入，黑芝麻、核桃肉捣烂，连同龟甲胶、鹿角胶、木糖醇收膏。服用方法：每日 2 次，每取 1 匙，于早晚食后用开水冲服。随访结果：2011 年 8 月 15 日来邮件述，服用膏方后，抑郁症得到改善，睡眠质量提高；胃口好，以前不能吃的一些食物都可以吃了。特别是 2010 年底，公司业务特别繁忙，也能坚持下来。

### 🌿 居家养护

重视心理治疗，尽可能解除或减轻患者过重的心理负担和压力，帮助解决生活和工作中的实际困难及问题，提高应对能力，有助于防止复发。

保持心情舒畅，要有乐观豁达的精神、坚强战胜疾病的信心。

保持充足的睡眠，避免过度劳累，注意劳逸结合，保持生活的规律性。

注意膳食平衡，多吃清淡富于营养的食物，多吃新鲜的蔬菜和水果。忌辛辣刺激性食物。

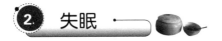

## 2. 失眠

睡眠是调节人体生理节奏的最好休息方法。一般人每天的睡眠时间约为 8 小时。睡得好，才干得欢，正常的睡眠是精力恢复的重要保证。经常失眠者，不能获得正常的睡眠，对学习和工作带来严重的不良影响，甚则影响身体健康。

失眠患者，有的不易入睡，有的睡眠浅而易惊醒，有的睡眠短而早醒，醒后不能再入睡，还有一类最为严重，彻夜不能入睡。灵芝破壁孢子粉对于防治失眠有很好的效果。失眠多心肝火旺，新鲜铁皮石斛又是清而兼补的有效良药。

近代著名医家丁甘仁，曾治一痔漏患者，日久伤阴，阴伤及气，气阴不足，气不能配阳，且阴虚及阳，发为失眠。丁先生分析，肾阴不足，水不济火，心火不能下通于肾，肾阴不能上济于心，阴阳不交，则为不寐，这是不寐之本。其膏方中用到了石斛。

秦伯未治例，某女患胸膜炎，经用小陷胸汤加减治愈，入冬以来咳嗽，痰多黏腻色白，气喘，精神困顿，纳食不佳，睡眠多梦，大便较干，隔日一行，脉象沉滑，舌质淡，舌苔白腻。用调补肺肾，健脾助运。膏方中用西洋参、生晒参、蛤蚧、冬虫夏草等补益药的同时，还用了石菖蒲、半夏、远志、核桃肉、红枣等，药后竟霍然而愈。

## 膏方1

生地120克，西洋参60克，龟甲90克，川楝子60克，
当归60克，龙齿60克，制香附120克，制半夏90克，
砂仁24克，白蒺藜60克，党参90克，陈皮30克，
青皮30克，杜仲90克，炒牛膝60克，续断肉90克，
沉香曲90克，远志肉15克，石菖蒲12克，朱茯神60克，
杭白芍45克，白术45克，麦冬45克，菊花30克，
阿胶90克。

本膏方为张聿青治例，见《张聿青医案》。案述：蒋，女。心主神明，胆主决断。神明所至，虽虚幻之境，可以意构，惟有胆木决断乎其间，一举一动，方能合节。今诊脉细弦，关部坚硬，人迎浮露，舌苔薄白。良以营分不足，木少滋濡，厥阳上升，甲木漂拔，失其决断之职，神情为之妄乱，目不交睫。刻下虽臻平定，而腹撑头晕，还是木旺见端。拟平肝宁神，交通水火。

熬膏做法：原方党参作上党参，陈皮作新会皮；白术作野于术，用枳实30克同炒；麦冬用辰砂拌。上药如法共煎浓汁，连煎3次后去渣，将药汁徐收，再用阿胶烊化冲入收膏。服用方法：每日清晨冲服9克。

**膏方2**

清炙黄芪 120 克，党参 120 克，仙半夏 60 克，生地 120 克，
茯神 90 克，熟地 120 克，炙远志 30 克，清炙甘草 18 克，
酸枣仁 90 克，北秫米 90 克，天冬 45 克，麦冬 45 克，
炒山药 60 克，枸杞子 60 克，生牡蛎 120 克，橘白 30 克，
当归 90 克，白芍 90 克，龙骨 60 克，青龙齿 60 克，
紫石英 90 克，炙鳖甲 90 克，川石斛 90 克，马料豆 90 克，
沙苑蒺藜 90 克，丹参 60 克，川贝母 60 克，制首乌 180 克，
合欢花 45 克，莲子 60 克，红枣 180 克，鸡子黄 10 枚，
龟甲膏 120 克，阿胶 120 克，陈酒适量，冰糖 250 克。

本膏方为丁甘仁治例。案述：罗，始患痔漏，继则不寐，痔漏伤阴，阴伤及气，气阴不足，气不能配阳，阴虚及阳，故为不寐。不寐之因甚多，而大要不外乎心肾……。肾阴不足，水不济火，心火不能下通于肾，肾阴不能上济于心，阳精不升，水精不降，阴阳不交，则为不寐，此不寐之本也。肝为乙木，内寄阳魂，胆为甲木，内含相火。平人夜寐，魂归于肝，阳藏于阴也。肾阴亏耗，水不涵木，肝不能藏其阳魂，胆不能秘其相火，神惊火浮，亦为不寐，此不寐之兼见也。离处中宫，坎居下极，位乎中而职司升降者，脾胃也。胃以通为补，脾以健为运，胃失流通，中宫阻塞，不能职司升降，上下之路隔绝，欲求心肾之交，不亦难乎。故《经》云：胃不和则卧不安。胃不和者，不寐之标也。道书云：离为中女，坎为中男，而为之媒介者，坤土也，是为黄婆，其斯之谓乎。错综各说，奇偶制方，益气以吸阳根，育阴以滋水母，升戊降己，取坎填离，益气即所以安神，育阴亦兼能涵木，标本同治，以希弋获。

原方黄芪、甘草用清炙，茯神用朱砂拌；川贝母去心，研粉收膏；鸡子黄另搅打收膏。熬膏做法：上药煎 4 次，取浓汁，龟甲膏、阿胶用陈酒炖化兑入，冰糖溶化，川贝、鸡子黄依次加入，搅和收膏。服用方法：每日早晚各服 2 匙，用白开水冲服。注意：如遇伤风停滞等症，暂

缓服用。

## 🌿 居家养护

养成有规律的生活习惯，调整好心态，解除烦恼和思想顾虑，晚上不迟于 11 时上床。

避免晚餐过饱，引起腹胀不适，影响入睡。

睡前不喝浓茶、咖啡，不抽烟喝酒，避免可能引起情绪激动的谈话。

睡前用温水泡足，并用双手搓脚底和足底涌泉穴，然后平卧，双手掌按摩腹部。

适度运动有助睡眠。白天适度劳作与运动，会使晚上睡得香。晚上散步或慢跑，在运动过程中，锻炼了肌肉骨骼，松弛了紧张情绪，人的精神也得到了良好调节，能促进睡眠。

食用有助于治疗失眠、促进深睡的食物，如龙眼肉、红枣、莲子、桑葚、百合、蜂蜜等。睡前喝一杯牛奶。科学家发现，牛奶对人类来说是近乎完善的营养饮料，还有安神助眠的功效。

## 3. 慢性头痛

头痛，是以头部疼痛为主要表现的病症。头痛部位多在头部一侧额部、前额、巅顶，或左或右，辗转发作，或呈全头痛。头痛的性质多为跳痛、刺痛、胀痛、昏痛、隐痛，或头痛如裂等。头痛每次发作可持续数分钟、数小时、数天，也有持续数周者。

按中医辨证，头痛多由于肝阳上亢，痰瘀互结，而致清阳不升，或浊邪上犯，清窍失养。

名医程门雪治内风头痛膏方，患者脉右小左弦大，尺弱寸关弦，头晕，俯后更甚，用脑过度，遂见后脑痛，右手震颤，右臂酸软无力，眼花，寐不酣，多梦，肝肾亏，内风扰，络道不和，心神不安。膏方立法用滋肝肾，养心神，调和气血，宣通络道。

### 膏方 1

生地 120 克，制首乌 180 克，制香附 75 克，泽泻 30 克，
熟地 150 克，党参 120 克，桑叶 45 克，杜仲 90 克，
酒当归 60 克，白术 45 克，炒白蒺藜 90 克，炒山药 90 克，
丹皮 60 克，续断 60 克，黑豆衣 60 克，朱茯神 90 克，
炒白芍 90 克，川楝子 60 克，炒川芎 30 克，陈皮 36 克，
生甘草 9 克，熟甘草 9 克，菊花 30 克，炒酸枣仁 60 克，
炒枳壳 30 克，炒枸杞子 90 克，阿胶 90 克，冰糖 60 克。

本膏方为张聿青治例，见《张聿青医案》。案述：杨，女。气滞则腹满，阳升则偏左头痛而眩晕耳鸣。气何以滞？生升之性不能遂其扶苏条达也，阳何以升？刚脏而失涵濡，所以在下则为气，在上则为阳矣。宜养其体之不足，而疏其用之有余。

炮制要求，菊花用滁菊花，枳壳麸炒，生地、熟地用砂仁炙，桑叶另煎取汁冲入，白术用木香 15 克煎汁收入，川芎用蜜水炒。熬膏做法：加足量水煎 3 次，再煎熬至极浓，用阿胶、冰糖收膏。服用方法：每晨服 1 调羹，开水冲服。

### 膏方 2

生地 150 克，熟地 150 克，山茱萸 120 克，怀山药 150 克，
枸杞子 150 克，墨旱莲 120 克，楮实子 150 克，沙苑蒺藜 150 克，
白蒺藜 150 克，桑寄生 150 克，川断肉 150 克，
淫羊藿 200 克，肉苁蓉 200 克，炙地龙 150 克，炙僵蚕 150 克，
川芎 150 克，赤芍 150 克，白芍 150 克，红花 80 克，
丹参 150 克，钩藤 150 克，天麻 100 克，葛根 150 克，
生石决明 300 克，生铁落 300 克，生南星 200 克，石菖蒲 100 克，
全蝎 40 克，蜈蚣 40 克，阿胶 140 克，陈酒 250 克，
冰糖 500 克。

本膏方为胡建华治例，见《中医膏方》。某，女，教师。1986 年 11 月 8

日就诊。头痛反复发作已达 7 年，逐步加重，近年来发作尤为频繁。半个月来头痛几乎每天发作，以巅顶及眉棱骨为甚，经期则痛势加剧，伴恶心呕吐，长期服用麦角胺咖啡因等以止痛。两目畏光，耳鸣，腰酸，神倦，面色萎黄，梦扰纷纭，肢麻，颈项板滞。血压 140/82mmHg。体检：颅神经正常，脑电图正常。诊断：血管性头痛。脉弦细，苔薄腻，舌质淡胖青。治拟平肝息风，活血化瘀。先投开路方，用药墨旱莲、枸杞子、钩藤、炙地龙、炙僵蚕、川芎、赤芍、白芍、红花、丹参、淫羊藿、生铁落、生南星等。同时配合服用星蜈片（由生南星、蜈蚣 1∶3 组成。每片含生药 0.3 克），每日 2 次，每次 5 片。服 7剂后头痛减轻，近两天头痛消失。续服 7 剂，适逢经临，头痛又作，但程度较以往经期为轻。分析病因，辛勤育苗，复因操持家务，导致气血不足，肝肾亏虚，风阳上扰，累及清空，久则气血瘀阻，以致头痛反复发作，恶心呕吐，腰酸耳鸣，肢麻，颈项板滞等。经期头痛尤甚，乃冲任不调之故。脉弦细，苔薄腻，舌质淡胖青。治拟益肾养肝，息风豁痰，活血化瘀，调和冲任。

熬膏做法：上药除全蝎、蜈蚣外，用清水隔夜浸泡，煎三次，去渣取汁，文火缓缓浓缩；陈阿胶打碎，用陈酒炖烊，加冰糖；全蝎、蜈蚣微火烘脆，勿使焦，研成细粉，趁热冲入收膏。服用方法：每早晚各 1 匙，用开水冲服。注意：如遇感冒发热、伤食停滞，暂停服用。随访结果：1986年 12 月 11 日复诊，以上膏方即将用罄，近一月来头痛发作周期延迟，程度明显减轻，经期亦未大发。近来头痛消失，腰酸耳鸣等症均见好转，面色转华，但仍有疲乏之感，舌脉如前。仍用原方加生晒人参 50 克，另煎浓汁于收膏时冲入。

### 居家养护

积极治疗头痛的原发疾病如五官、口腔疾病，以及高血压等。

消除紧张、焦虑情绪，注意情绪稳定，心胸豁达，保证充足的睡眠时间。

加强运动锻炼，提高机体的抵抗力。

注意饮食，禁烟酒，慎食生冷瓜果，控制动物脂肪。

平时多做头部按摩，经常按捏颈部。

慎起居，避外邪，提防风、寒、湿、热之邪侵袭。

# 提高性功能

## 1. 性冷淡

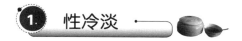

《礼记》："饮食男女，人之大欲存焉。"

性是人类的本能，是生理和生活情趣上所不可缺少的。现代医学研究表明，性生活可以协调体内的各种生理功能，促进性激素的正常分泌，能使夫妻加深情爱，成为婚姻美满、家庭幸福的源泉。

性欲和性感是受生理和心理因素控制的，特别是青年男女进入青春期后，由于内分泌的影响，出现强烈的性欲是自然的。如果对性生活不感兴趣，进而产生性功能减退，严重者会影响夫妻感情，常可诱发精神性阳痿。

名中医颜德馨教授医案，患者操劳过度，性功能减退，膏方治疗重在调治气血，方中用了山参、灵芝、枸杞子等。

枸杞子有一定的性保健作用。谚云："离家千里，莫食枸杞子。"《保寿堂方》记载，一老人坚持长年服用枸杞子，寿达百余，不但动作灵活自如，"行走如飞，发白反黑，齿落更生"，连性功能也强健而不衰。研究发现，服用枸杞子可使血浆睾酮含量显著升高。枸杞子提取液直接作用于大鼠垂体，能促进排卵，增强性功能，提高生殖功能，对各种男、女性不育证均有效果。

**膏方1**

柴胡90克，白芍90克，枳壳90克，生地300克，
牛膝90克，桔梗60克，川芎90克，当归90克，
甘草45克，红花90克，桃仁90克，磁石300克，
黄连45克，石菖蒲90克，远志90克，酸枣仁150克，
生蒲黄90克，苍术150克，白术150克，法半夏90克，
茯苓90克，青皮45克，陈皮45克，山楂150克，
灵芝90克，黄芪300克，枸杞子90克，丹参150克，
肉苁蓉90克，蛇床子90克，韭菜子90克，台乌药60克，
地锦草300克，郁金90克，知母150克，吉林人参60克，
西洋参60克，胎盘1具，龟甲胶90克，鹿角胶90克，
冰糖500克。

本膏方为颜德馨治例。案述：某，日夜操劳，心神交疲，而事繁案杂，肝胆不和，致荣卫乖违，气血不畅，故少寐多梦，梦呓喃喃，面苍不华，耳鸣，神萎，胃呆口臭，房事索然，脉弦细，舌紫苔腻，血糖偏高，又有脂肪肝为患。膏方治疗，重在调治气血。

熬膏做法：吉林人参、西洋参在熬胶时另煎取汁兑入，胎盘煎取浓汁，文火熬糊后调入，龟甲胶、鹿角胶、冰糖收膏。服用方法：每于晨起空腹，取胶1匙，用沸水冲化饮用。

**膏方2**

吉林人参50克，炙黄芪120克，当归120克，赤芍90克，
白芍90克，川芎60克，生地90克，熟地90克，
丹参120克，淫羊藿120克，巴戟肉90克，覆盆子120克，
山药120克，山萸肉60克，紫河车90克，制黄精150克，
杜仲90克，香橼皮50克，佛手50克，合欢皮120克，
郁金90克，穞豆衣120克，绿豆皮90克，茯苓120克，
金银花90克，生甘草60克，焦白术60克，阿胶100克，
鹿角胶60克，银耳90克，核桃肉120克，湘莲60克，
冰糖750克，陈酒250克。

本案为朱南孙治例。案述：王，女，32 岁。1984 年 11 月 22 日就诊。天地氤氲，万物化醇，男女媾精，万物化生，故受胎必得醇正之气。肝木乃东方生机发育之本，性喜条达。因房室不节，肾精耗损，求子心切，肝木郁结，乃致婚后两载未孕，肝郁化火，而见心烦易怒，小腹作胀不舒，面色灰黯，颊多色斑；肾之阴损及阳，而见性感淡漠。脉中取弦，尺弱，重按则隐，舌黯红、边瘀紫，苔薄腻根甚、少津。值此封藏之际，进以滋肾清肝之品，冀其精血得充，肝木畅和，方有毓麟之庆。

朱南孙系朱氏妇科第三代传人，继承祖父朱南山、父亲朱小南妇科经验，学术上有所创新。认为妇人调理经血，宜肝肾并治。凡脏腑功能失调，病后体亏，体质羸弱者，适时进服膏方，确有祛病强身、恢复机体抵抗力和增加免疫功效。

### 🌿 居家养护

检查有无影响性功能的疾病，尽早发现，积极治疗。

改变单调的性生活状况，包括变换性交体位，提高性兴趣。

注意起居调摄，劳逸结合，加强锻炼，增强体质。

对证选用有助阳作用的食物，如鹿肉、麻雀、泥鳅、对虾、韭菜等。

少吃肥甘厚腻食物，戒烟，忌酗酒。

戒除手淫。

## 2. 遗精、早泄

遗精、早泄是男性性功能障碍的一种综合表现。遗精是在无同房或无性冲动的时候精液自行射出的现象；早泄是同房时间过短，少于两分钟即精液射出的现象。遗精与早泄常同时存在。

其发病有心理因素，由于对性知识的缺乏，对性问题思想过度集中，对性刺激易于接受，使大脑皮质持续存在性兴奋，从而诱发。有性刺激环境影响，如黄色书刊或电影中的性刺激语言或画面刺激大脑而诱发。有过度疲劳，使身体疲惫，睡眠深沉，大脑皮质下中枢活动加强而致。也有炎症刺激，外生殖器及附属性腺炎症，如包皮龟头炎、前列腺炎、精囊炎、附睾炎等的刺激而诱发。物理因素，如仰卧入睡，被褥温暖沉重，刺激、压迫外生殖器，或穿紧身衣裤，束缚挤压勃起的阴茎，而诱发遗精。

中医从心肾论治，认为有用心过度，心不摄肾，以致失精者；有因思色欲不遂，精色失位，精液而出者，并有"有梦为心病，无梦为肾病"之说。病证有虚有实，有先实而后虚。病程日久以虚证为多见，或虚实夹杂。虚又分阳虚与阴虚。病位主要在肾，阳虚则精关不固，多由先天不足，后天劳损；肾阴虚，阴虚则火旺，精室被扰而遗精。

遗精、早泄，实证多有口苦咽干、尿黄、淋浊、瘙痒，舌质红，苔黄，脉弦数少等表现，虚证则常伴有精神委靡，头晕耳鸣，失眠多梦，神疲乏力，腰膝酸软，记忆力减退等。

## 膏方1

炙黄芪120克，炙熟地90克，芡实60克，龙骨90克，
牡蛎120克，台参须39克，炙生地120克，山药90克，
龟甲胶90克，党参90克，炒沙苑蒺藜90克，炙桑螵蛸60克，
炒白术60克，茯苓75克，茯神75克，天冬60克，
山萸肉炭45克，柏子仁60克，阿胶90克，枸杞子90克，
生甘草12克，炙甘草12克，炒白芍45克，麦冬60克，
酸枣仁60克，炒知母60克，远志24克，益智仁30克，
龙眼肉90克，冰糖90~120克。

本膏方为张聿青治例，见《张聿青医案》。案述：王，男。肾为阴，主藏精，肝为阳，主疏泄，故肾之阴虚，则精不藏，肝之阳强，则气不固，所谓阳强者，即肝脏所寄之相火强耳。乙木之阳不潜藏，甲木之阳乃漂拔，怵惕恐怖，甚至遗精，进以滋阴八味，病之大势遂定，以阴中伏热，由此而泄耳。然诸恙虽平，而遗精数日必发，发必有梦。皆由病盛之时，肝阳相火内吸，致肾阴虚而真水不能上承，心气虚而心阳辄从下坠。阳性本上，宜使之下，阴性本下，宜使之上。今阳下而阴不上，遂令阳不能收，阴不能固，遗精之来，大率为此。拟补气以收心阳，壮水以升肾阴。

原方台参须另煎冲入，龟甲胶化入，沙苑蒺藜盐水炒，白术作于潜术，阿胶化入，知母去毛炒。熬膏做法：上药共煎浓汁，入水再煎，连煎3次，去渣收膏，加冰糖熬至滴水成珠为度。服用方法：每晨服1调羹，用开水冲服。

## 膏方2

燕窝60克，山萸肉60克，扁豆衣90克，蛤壳120克，
炒党参90克，菊花90克，炒女贞子90克，熟地120克，
山药90克，茯神90克，生珍珠母300克，生地120克，
龙齿120克，生牡蛎90克，芡实90克，白术60克，
夜交藤120克，麦冬90克，酸枣仁60克，丹皮60克，
桑螵蛸120克，当归90克，柏子仁90克，沙苑蒺藜90克，
炙草梢30克，制续断90克，炒陈皮45克，黄柏45克，
生白芍60克，生杜仲45克，炒杜仲45克，莲须120克，
龙眼肉150克，白果肉120克，莲子120克，红枣120克，
阿胶90克，金樱子膏60克，冰糖480克。

本膏方为叶熙春治例，见《一代良医叶熙春》。案述：徐，男，36岁。上海。火有君相，相火为用，随君而动，心火下移，相火随之而炽。火动水不能静，神摇精荡，或有梦而遗泄，或无梦而滑渗。玉关频启，精神暗耗，腰脊时酸，足跗软弱。精亏髓空，记忆健忘，阳不入阴，时患失眠之累，胃不充旺，躯体难丰，脉来虚缓少神，两尺欠静。为今之计，滋阴扶阳，濡血而生精，兼养胃气以培中土，俾阴平阳秘，精神乃治。

原方炒陈皮作炙新会皮，党参作上潞参，米炒；生地盐水炒。

### 居家养护

成人未婚或婚后久别出现遗精或早泄，这是生理现象，不必为此背上思想包袱，增加精神负担。

在医生指导下进行有关检查，找出致病原因，积极治疗。

注意心理调摄，安和心神，平定情绪，不看色情书画、影像，戒除手淫。

参加丰富多彩的文娱活动，适当进行体力劳动，开展体育活动，增强

体质，陶冶情操。

配合做缩肛锻炼，屈膝侧卧睡，被褥不要过厚，内裤不要过紧。

不喝酒、浓茶、浓咖啡，不吃葱、蒜等辛辣刺激性食物。

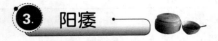

## 3. 阳痿

阳痿是指阳具痿弱无能。通常指阴茎不能勃起，或者勃而不坚，或者不能维持足够的时间，以致不能维持正常性交。从广义来说，性欲低下、阴茎勃起困难、射精过快、阴茎无感觉等性功能障碍，均属此类。

由于人体的性功能受多种因素的影响，存在着生理性的波动，如精神刺激、情绪波动、工作环境、社会关系、健康情况以及体力疲倦等，都有可能发生一时性、一过性的"阳痿"现象，不能视为病态。

本病多发生于已婚男子，与血液病、脑出血性疾病以及降压药、抗凝血药等有关，若为化学假体应用后所引起的，应及时找医生处理，避免和减少后遗症。

### 膏方 1

熟地 120 克，黄精 120 克，山萸肉 120 克，炒白术 150 克，
茯苓 120 克，炒薏苡仁 150 克，枸杞子 120 克，炒当归 120 克，
炒枳壳 30 克，焦山楂 30 克，焦神曲 30 克，陈皮 30 克，
菟丝子 100 克，怀牛膝 120 克，续断 120 克，杜仲 120 克，
制狗脊 100 克，仙茅 100 克，淫羊藿 100 克，远志 40 克，
酸枣仁 150 克，灵芝 100 克，龙眼肉 120 克，核桃肉 100 克，
丹参 150 克，黄芪 200 克，党参 200 克，木香 30 克，
女贞子 120 克，生晒参 100 克，西洋参 100 克，冬虫夏草 10 克，
鹿角胶 120 克，龟甲胶 150 克，冰糖 150 克。

本膏方为王庆其治例，见《王庆其医话医案集》。案述：黄，男，45 岁。内蒙古。2009 年 12 月 25 日就诊。素体尚健康，人到中年，阴精不足，面色少华，神疲乏力，性功能渐渐减退，倦怠腰酸，睡眠欠佳，面色灰黄，舌尖

红，苔薄腻，脉微弦。肾经亏虚，心血不足，治拟益肾填精，宁心安神。

熬膏做法：诸药煎汁，生晒参、西洋参、冬虫夏草另煎，鹿角胶、龟甲胶、冰糖收膏。

### 膏方2

生晒参30克，朝鲜红参10克，生地150克，熟地150克，
山萸肉150克，藿香90克，丹皮100克，泽泻100克，
山药150克，茯神100克，韭菜子120克，滑石100克，
肉苁蓉100克，枸杞子100克，天冬150克，当归60克，
淡附片60克，枳椇子150克，细辛30克，怀牛膝150克，
金樱子150克，锁阳100克，龙胆草90克，葛花90克，
制首乌150克，制香附60克，柴胡60克，莲子肉150克，
石菖蒲150克，炒黄柏100克，穿山甲90克，露蜂房150克，
桃仁90克，制大黄100克，厚朴60克，知母100克，
青皮60克，丹参150克，炒薏苡仁150克，砂仁30克，
炙甘草60克，苍术60克，牛鞭子2根，海马1对，
鹿茸血片5克，阿胶150克，鹿角胶150克，鳖甲胶100克，
冰糖200克，蜂蜜100克。

本膏方为叶一骧治例，见《冬令调补择膏方》。案述：李，男，52岁。2006年11月22日就诊。腰膝酸软，畏寒肢冷，阳事不举，阴茎萎弱，小便淋漓。有饮酒史20余年，舌质淡胖，苔腻，脉弦细。证属肾阳不足，宗筋湿滞，治拟温补脾肾，化湿畅筋。

熬膏做法：上药浸一宿，武火煎取2汁，沉淀沥清，文火浓缩；阿胶、鹿角胶、鳖甲胶用黄酒烊化，参茸、海马、牛鞭子另煎，一并放入，冰糖、蜂蜜最后加入，熬至滴水成珠为度。服用方法：每日2次，于清晨空腹及晚上临睡前，用开水冲服1汤匙。

### 居家养护

重视双脚保暖，睡前泡脚，有助于提升性欲。

提防暴力影片和真实电视专题节目破坏性趣，伤害性爱激情。

提防某些药物的伤害。有报道，治疗秃顶的药物易导致男性性欲不振，甚至勃起困难。此类药物的药理机制是抑制雄激素。

切勿过量饮酒。酗酒会对性爱造成长期不良影响，影响性功能。

食用滋养性食物，如蛋类、骨汤、牡蛎、莲子、核桃肉等；麻雀、狗肉、鸡肉、虾、海马、羊肾、泥鳅、海参、韭菜等，壮阳作用明显，可多食用。

## 4. 不孕

凡是夫妻结婚 2 年以后，同居，有正常的性生活，未采取任何避孕措施，女方未能怀孕者；或者曾经孕育过，但其后又有 2 年以上欲育而未能再孕者。男方身体状况正常，其病因属于女方的，叫做不孕。

由于环境污染、不健康的生活习惯等诸多原因，都市适龄人群的不孕不育现象成为越来越多夫妻的"难言之隐"。

不孕的一个比较关键的原因是内分泌紊乱，导致如常见的女性子宫内膜炎、输卵管不通等。采用膏方调补，通过相应的药材来调理人体内环境，从而促进孕育。

### 膏方1

党参 150 克，炙黄芪 150 克，菟丝子 150 克，肉苁蓉 150 克，
炒酸枣仁 150 克，夜交藤 150 克，淫羊藿 150 克，天冬 100 克，
枸杞子 150 克，覆盆子 150 克，怀牛膝 150 克，红枣 150 克，
麦冬 100 克，五味子 100 克，山萸肉 100 克，炒白术 100 克，
川芎 100 克，灵芝 100 克，生地 100 克，熟地 100 克，
当归 120 克，续断 120 克，炒杜仲 120 克，巴戟天 120 克，
远志 60 克，佛手 60 克，砂仁 30 克，芝麻 200 克，
阿胶 250 克，鹿角胶 100 克，龟甲胶 100 克，核桃肉 250 克，
黄酒 250 克。

本膏方为何嘉琳治例，见《浙江中医杂志》2009 年第 9 期。案述：胡某，女，33 岁。2004 年 12 月 9 日就诊。婚后 6 年未孕，性生活正常，月经尚准，周期 30～35 天，行 5 天净，量中，血块不显，无痛经，平素略感腰酸，乏力，眠易醒，纳可，大便干结，脸色偏黄，舌淡、苔薄白，脉沉细。天地氤氲，万物化醇，男女媾精，万物化生，受胎必得醇正之气。肾主生殖，肾气亏虚，胞脉失养，则不能成孕。心主血而藏神，脾统血而藏意，二经专司阴血。思虑烦劳，伤及心脾，营血涸亏，气分亦弱，乃致神疲乏力，面色萎黄，寐易醒。拟毓麟珠补肾补气，养血安神，调经种子。

随访结果：每日服用膏方，1 月 28 日因停经 37 天复诊，查血绒毛膜促性腺激素 1024U/L，因考虑膏方中黄酒为活血之品，嘱停服膏方，另予补肾养血安胎之品口服，一周后查 B 超，提示早孕。

### 膏方 2

生地 300 克，熟地 300 克，全当归 200 克，炒赤芍 200 克，
白芍 200 克，丹参 200 克，醋柴胡 150 克，青皮 100 克，
陈皮 100 克，制香附 200 克，炒白术 200 克，茯苓 200 克，
丹皮 200 克，山萸肉 200 克，怀山药 200 克，苏梗 200 克，
炒延胡索 200 克，生蒲黄 150 克，五灵脂 150 克，广郁金 120 克，
杜仲 200 克，川断 200 克，肉桂 100 克，干姜 80 克，
小茴香 80 克，没药 120 克，川芎 120 克，生苡仁 300 克，
熟枣仁 400 克，夜交藤 250 克，合欢皮 250 克，炙远志 120 克，
阿胶 300 克，鳖甲胶 300 克，冰糖 800 克。

本膏方为沈凤阁治例，见《中国中医药报》第 2877 期。案述：马，女，32 岁。月经周期尚准，临行少腹坠胀冷痛，有血块，5～7 天干净，月经前后带下较多，色白质稠，夜寐易醒，婚后多年未孕，苔少，脉弱。辨证为肝气失疏，瘀血内阻，肾元不足，心神不宁，病情虚实错杂。治拟疏肝理气，活血化瘀，补益肾元，更宜怡悦心情。

熬膏做法：上药肉桂后入，余药用水浸泡 10 小时，浓煎 3 次，滤渣

取汁，阿胶、鳖甲胶、冰糖如法收膏。服用方法：每日早晚各 1 次，空腹，用开水冲服 1 匙。注意：感冒发热时停服。

### 居家养护

要养成健康的生活习惯，放慢生活节奏，减轻精神压力。

保证有足够的睡眠时间，以利人体自我调节，避免内分泌紊乱。

要有健康的饮食规律，早上吃好，中午吃饱，晚上吃少，摄入必要的营养成分。

坚持运动锻炼，既能放松心情，又能强健体魄。

## 5. 不育

凡是夫妻结婚 2 年以后，同居，有正常的性生活，未采取任何避孕措施，女方未能怀孕；或者曾经孕育过，但其后又有 2 年以上欲育而未能再孕，女方身体状况正常，其病因属于男方的，叫做男性不育。

男性不育可以由多种原因引起，比较常见的有性功能障碍、人体的内分泌异常、细胞遗传性异常、人体发育异常、生殖系统感染、环境因素、心理因素等，而最多见的是精液异常。

人类的繁衍机制比较复杂，男性在生殖过程中，需要产生并排出足够数量的正常精子，还需要性功能正常，以使排出的精子能与卵子正常结合。精液检查可以帮助判断睾丸的生精功能、精子的形态和活动情况、附属性腺的分泌功能以及有无自身免疫等。

精液质量的异常，主要表现为精液清稀、精液清冷、精液黏稠、精子数少、无精子、死精子、精子畸形、精液感染和血精等，既可以由外感六淫之邪引起，也可以由情志内伤、饮食劳倦、外伤跌仆以及虫兽所伤引起。

精液清稀、清冷重在温补肾阳；精液感染、血精，需要清化湿热；精子数少、无精子需要补益精血；精子畸形则需要温补脾肾。

**膏方 1**

鹿角胶 100 克，新开河人参 50 克，熟地 150 克，山萸肉 150 克，
山药 150 克，茯苓 100 克，五味子 70 克，枸杞子 100 克，
菟丝子 150 克，炒续断 100 克，金樱子 150 克，芡实 150 克，
巴戟天 100 克，肉苁蓉 100 克，炙黄芪 150 克，白术 100 克，
炙甘草 50 克，砂仁 50 克，远志 100 克，炒车前子 100 克，
炙桑螵蛸 200 克，龙骨 200 克，焦神曲 100 克，生姜 150 克，
大枣 150 克，冰糖适量。

本膏方为丁光迪治例，见《中医临床家丁光迪》。案述：马，男，26
岁。宜兴。1990 年 10 月就诊。婚后近两年，尚未得育，望子心切，认为
其夫人有病，到处求诊检查，仍未如愿，经介绍夫妻同来就诊，详为观
察，夫人月经病并不严重，未至构成不孕为害。马某却是壮年脉细，寸尺
按之少力欠神，舌嫩苔浮薄白。据述，口中常清淡，欲得温饮而食，每逢
值晚班，不胜阴寒，入秋冬即身寒更甚，每年四肢面耳发冻疮，须至来春
还暖后才能解冻。下半身常寒，阴冷，就寝被盖亦不易还暖，并间有遗精
早泄。重点调治男方，以阴阳兼调，重在心肾，并固护奇经方法。方从参
茸还少丹、五子丸出入，用膏方滋药调理。

熬膏做法：新开河人参另煎，余药浓煎成膏，鹿角胶烊入，冰糖收
膏。服用方法：每日 2 次，开水冲服，分 45 天服用。服药一月，即见显
效，畏寒大减，今冬竟未发冻疮，精力亦见旺。至 1991 年 8 月，其夫人
已经怀孕。1992 年生一健康男孩。

**膏方 2**

熟地 100 克，山萸肉 80 克，怀山药 100 克，当归 80 克，
炒续断 80 克，菟丝子 80 克，沙苑子 80 克，枸杞子 80 克，
柏子仁 80 克，五味子 30 克，炙黄芪 100 克，党参 100 克，
陈皮 50 克，茯苓 80 克，莲子 100 克，生姜 50 克，
大枣 50 克，冰糖 100 克。

本膏方为丁光迪治例，见《中医临床家丁光迪》。案述：朱，男，28岁。1993年4月就诊。婚后三年，尚难生育，女方身体很好，男方自认有病。便泄多年，精液检查发现精子较少，并有死精子，精神压力很大。追溯病史，读大二时即易于便泄，夏季为甚，冬季亦易发，每与气候、饮食有关。发时日泄二三次，要四五日才缓。但过不多时其病又发，发前有肠鸣腹痛，大便无垢积。诊断是慢性过敏性结肠炎，多方治疗无显效。诊时泄泻三日，肠鸣、腹痛未减，面色晦黄，时有畏寒，自感倦怠。最怕上课时肠鸣腹痛，每每课前不食，课后才进食，以致饮食失常，影响食欲。自感下身沉重，有时脚冷。苔腻，舌暗淡，脉细而弦。先治其脾，益气升阳，胜湿止泄，中药汤剂调治。药至七诊，便纳均佳，改作清膏。

熬膏做法：上药先浸一夜，文火煎3次；莲子炒，研粉用；冰糖收膏。服用方法：每日1~2次，每次1匙，开水调服，分30天服用。随访结果：药后自感身暖，精神亦旺。时已仲冬，于理正可进补，考虑并无阳虚阴寒证候，用药不能滥取温燥；而有精子少、死精子，应重视添精续断，益气活血。同时虑及青壮年相火易动，更加坚阴药，如此成为有制之师，才能成功。再用前法，参以《医垒元戎》大封髓丹意，续用膏方一料。

## 🌿 居家养护

重视养精。通过寡欲、节劳、息怒、戒酒、慎厚味来补肾强精。

保持性和谐，交合有时，使精相合，孕育成胎。

劳逸适宜，养精蓄锐，使肾精保持旺盛。

重视饮食调养，阳气虚衰者多吃温热性质的食物，如羊肉、狗肉、牛肉、韭菜、大蒜、核桃肉等；湿热重者多吃清利湿热作用的食物，如冬瓜、莴苣、丝瓜、苦瓜等。

情志调养，保持心情舒畅，怡悦开怀，消除抑郁、烦躁、猜疑等不良情绪。

# 6. 慢性前列腺炎

前列腺炎是指前列腺感染所致的炎症，有急、慢性之分。

急性细菌性前列腺炎往往有寒战、发热、乏力、肌肉关节疼痛，以及败血症等全身症状。慢性细菌性前列腺炎表现为排尿异常、局部疼痛、性功能改变等。

排尿异常表现为尿频、尿急、尿痛，排尿不尽，尿道灼热，排尿疼痛向阴茎头部和会阴部放射，晨起时尿道外口有分泌物黏着，大便时或小便终末，尿道口滴出稀薄、乳白色的分泌物。

局部疼痛表现为疼痛局限于腰骶部、下腹部、耻骨上、腹股沟、会阴部及睾丸精索等处，一般轻微，多属间歇性，可以忍受。

性功能改变多表现为性功能减弱，如性欲减低，早泄，遗精，血精，射精疼痛，严重者可致阳痿。

往往还有神经衰弱症状，表现为失眠多梦，头昏乏力，情绪低落，缺乏自信，记忆力减退等。

## 膏方 1

党参 250 克，黄芪 200 克，炒白术 120 克，熟地 150 克，
丹参 200 克，制黄精 150 克，炒酸枣仁 120 克，枸杞子 120 克，
麦冬 200 克，五味子 60 克，制远志 60 克，木香 90 克，
煨益智仁 100 克，山萸肉 90 克，制玉竹 150 克，炒枳壳 100 克，
猪苓 120 克，泽泻 150 克，红枣 150 克，阿胶 200 克，
鹿角胶 200 克，冰糖 500 克。

本膏方为杨继荪治例，见《中医临床家杨继荪》。案述：沈，男，54岁。1991 年 12 月 4 日就诊。有冠心病及前列腺炎病史。反复心悸、胸闷，时有房性期前收缩。心电图：ST 段改变，曾见 T 波低平。经常腹胀，大便不正常。冬令时节，欲调整修复，觅方调养。诊查：面色欠华，时心悸不宁，有期前收缩，双目干涩，腹部经常发胀，大便时干时烂，小溲欠

畅。苔薄黄，舌质红，脉细。辨证：心血不足，不能上荣于面，内濡心窍，肝血不足则目窍失养，脾运失司而腹胀，大便正常，脾虚气陷见少腹坠胀，尿滴沥。中医诊断：心悸，虚劳（心脾两虚）。西医诊断：冠心病、胃肠功能失调、前列腺炎。治则：益气健脾，养血宁心，濡荣诸窍。

熬膏做法：上药水煎，阿胶、鹿角胶、冰糖收膏。

## 膏方2

桂枝 90 克，生白芍 250 克，柴胡 120 克，龙骨 300 克，
牡蛎 300 克，生地黄 250 克，西洋参 150 克，山萸肉 150 克，
丹皮 150 克，黄芪 250 克，升麻 120 克，茯苓 250 克，
泽泻 120 克，山药 250 克，补骨脂 150 克，车前子 150 克，
九节菖蒲 150 克，九制首乌 250 克，炒川楝子 120 克，
远志 120 克，制黄精 200 克，枸杞子 250 克，酸枣仁 200 克，
炒白术 200 克，西红花 10 克，新鲜铁皮石斛 250 克，砂仁 30 克，
莲须 150 克，台乌药 120 克，炒芡实 200 克，龟甲胶 250 克，
鹿角胶 200 克，冰糖 200 克。

本膏方为施仁潮治例。薛，男，29 岁。宁海。2004 年 9 月 4 日就诊。三年前，有酒后性生活史，因诊为慢性前列腺炎，突发恐惧，多忧虑，心悸不宁，常难入睡，多梦，神疲乏力，头晕，腰膝酸软，颈项常有抽制感，辗转不宁，消瘦，形寒，手足不温，精力不支，大便日四五次，尿有时有豆浆样混浊，早泄，性生活后头晕眼花，精神差，胃纳差，咽喉炎多发。苔白腻，质胖，脉弦细，右弦滑。曾服桂枝龙骨牡蛎汤加味有小效，以膏方补益心肾，温肾泄浊。

熬膏做法：龙骨、牡蛎先煎 4 小时，入余药煎两汁，砂仁后入，浓缩；新鲜铁皮石斛、西洋参、西红花另煎汁加入，龟甲胶、鹿角胶、冰糖收膏。服用方法：每日 2 次，每次 1 匙，食后用开水冲服。

### 居家养护

不吃辛热食物，如葱、姜、大蒜、辣椒、韭菜等。

重视戒酒。饮酒可使前列腺充血，特别是在炎症情况下的前列腺组织对酒精相当敏感，要引起重视。

前列腺炎的反复发作、经久不愈可以严重影响人的情志，而人的情绪改变又会加重病情。所以应重视情志调养，保持心情舒畅。

切勿久坐、久骑，避免会阴部长期受压。

多摩腹，促进气机和顺。

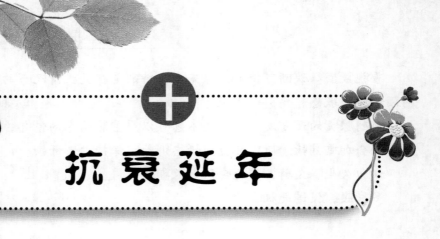

# 抗衰延年

## 1. 抗衰延年

人体生理功能在中年达到顶峰后，即转向衰退，各种器官的功能开始降低。随着新陈代谢功能衰退，机体对疾病的抵抗能力也会降低。中医养生，讲究合"道"，适应自然环境变化，注意四时调摄，饮食有节，起居有常，运动健身，使精气神具备，动作不衰，身体康健。

名医施今墨认为，抗老返青，必须采取如农业追肥的方式，补养自身的功能，主要在补固精气，保护脏腑。而抗衰老的药物一般需要常年服用，所以要重视脾胃功能，遣药组方多用药食两宜之品如珍珠、何首乌、人参、黄精、冬虫夏草、鹿筋、海参、淡菜、鱼肚、银耳、三七、核桃、桑葚、黑豆、芝麻等。他曾研究出"抗老延年丸"及"防衰益寿丸"。研究表明，两药对小鼠有抗疲劳、耐缺氧和升高血红蛋白的作用；对老年期气虚证患者的心收缩间期及超声心电图检查异常参数明显好转；不仅可使心脏症状改善，而且椎-基底动脉供血不足现象也显著减轻；同时可使血胆固醇和 β-脂蛋白明显下降；对于老年虚证高血压患者，可使血压轻度下降，心功能改善；可使甲皱微血管血流障碍得到显著改善。显示了其抗疲劳、抗缺氧、抗衰老的效用。

《慈禧光绪医方选议》载：光绪六年二月初五日，进长春益寿丹方。该方由天冬、麦冬、熟地、山药、牛膝、生地、杜仲、山萸肉、茯苓、人参、木香、柏子仁、五味子、巴戟天、炒川椒、泽泻、石菖蒲、远志、菟丝子、肉苁蓉、枸杞子、覆盆子、地骨皮、蜂蜜等组成。功能补血益精，益气养阴，调补五脏，用于精血不足，气阴两虚，神衰体倦，腰膝酸软，足履无力，面色无华，头发早白，对于抗衰老保健是大有好处的。

**膏方1**

熟地200克，制山萸肉100克，山药100克，茯苓200克，
枸杞子100克，肉苁蓉150克，沙苑蒺藜150克，炒杜仲150克，
续断150克，清炙黄芪150克，党参150克，炒白术100克，
炒白芍75克，清炙甘草25克，半夏100克，炙冬花100克，
陈皮75克，鹿角胶50克，龟甲胶200克，冰糖600克，
陈酒适量。

本膏方为史沛棠治例，见《中医临床家史沛棠》。案述：方，男，60岁。《经》云：肾者作强之官，伎巧出焉。肾为人身之要本，内贮阴阳，木得之而涵养，土得之而温煦，故肝脾赖以调和。惟肾虚则肝失滋养而木旺，脾少温煦而不健，水谷为痰为饮，犯肺则咳嗽频作。前用补肾柔肝，健脾化饮法有效，兹诊两脉均缓，右手稍大，再依原剂改汤为膏，得以常服为善。

原方党参作上潞参，炒白术作土炒于术，熟地用砂仁拌。熬膏做法：上药水浸24小时，煎煮3次，去渣滤净，取全部药液，浓缩成1000毫升。另用鹿角胶、龟甲胶，加陈酒烊化后，加冰糖溶入药液内，文火煎熬，缓缓搅拌，令稀稠所得，冷却后成膏。服用方法：每晨空腹取1羹匙，用沸水调服。

**膏方2**

炒党参90克，炒白术60克，茯苓60克，炙甘草20克，
炒山药60克，扁豆60克，莲肉60克，炒白芍60克，
制半夏60克，炒陈皮60克，炒枳壳60克，制香附60克，
佛手60克，八月札60克，杏仁60克，白豆蔻30克，
川石斛60克，枸杞子60克，炒菊花60克，炒知母60克，
炒黄柏30克，山萸肉60克，泽泻60克，生石决明60克，

白蒺藜 60 克，女贞子 60 克，旱莲草 60 克，菟丝子 60 克，制狗脊 60 克，炒续断 60 克，炒杜仲 60 克，川草薢 60 克，炒当归 60 克，丹参 60 克，炙远志 20 克，炒山楂 60 克，炒神曲 60 克，炒谷芽 60 克，阿胶 200 克，冰糖 400 克。

本膏方为张镜人治例。案述：纪，男。1985 年 12 月 23 日就诊。夙有胃恙，脾失健运，迭经调治，中脘当舒，但矢气较多，便行不实，时或头晕面浮。肾为水火之窟，水亏于下则为溲溺余沥。舌苔黄腻，质红，脉细。脾胃之健，半属命门火之温养，肾脏之精，亦赖后天之生化，盈亏互伏，消长相关，封蛰之令，治当健脾补肾，膏滋代煎，以冀却病延年。

熬膏做法：菊花作滁菊，莲肉去心，生石决明先煎。上药浸一宿，武火煎取 3 汁，沉淀沥清，文火收膏时加入清阿胶、冰糖，熬至滴水成珠为度。服用方法：每服 1 汤匙，温开水调送，清晨最宜。注意：遇感冒食滞需暂停数天。

### 居家养护

克服惰性心理、回归心理、黄昏心理，做到身心健康。

克服空虚、多疑、抑郁、不满等不良情绪，适应客观实际，用积极的态度对待社会，对待人生。

适寒暑，避冷热，作好四时调摄，防范气象因素对健康带来的不利影响。

善于安排 24 小时，改变不良的生活方式，做到生活有序，劳逸有度。

重视消化器官的退化、功能活动的减弱，注意饮食保健，合理营养，科学饮食，适量食用核桃肉、白果、黑芝麻等有助于抗衰老的食物。

坚持运动锻炼，通过散步、跑步、做操、练功、按摩等方法的锻炼，使体魄强健，寿命延长。

## 2. 应对更年期

女性 42～58 岁、男性 60～65 岁，是人生的更年期阶段。

进入更年期后，人体有明显的功能衰减。由于体内代谢紊乱，内分泌失调，随之出现一系列的生理反应和病态表现。情绪变化，波动较大，常有胸前区不适，自觉心慌、气短，喉头不适，可出现叹气样呼吸，有时也可见心律不齐、心动过速或过缓；时常会潮红、汗出并见，被称为更年期综合征。

　　更年期性激素水平的低落，对代谢功能、消化功能、泌尿系统、心血管系统等均有一定影响，而出现血脂升高、消化减弱、智力减退、骨质疏松等。

　　更年期综合征在妇女又称围绝经期综合征。各种症状及严重程度，与体质、健康状况、心理、情绪、环境、性格和文化修养等有密切关系。90％的妇女出现不同程度的临床表现，如个性和行为的改变：焦虑急躁、潮热多汗、悲观抑郁、孤独失落、情绪不稳定等。密切相关的疾病有：外阴与阴道炎、生殖道肿瘤、更年期月经紊乱、冠心病、骨质疏松症等。

　　名中医颜德馨调治更年期综合征，强调疏解肝郁之气滞。他认为，气滞往往是气血失常的基础病机，其中以肝、脾、胃病变最为多见，肝气易郁结，肺气易壅逆，胃气易阻滞，故无论补剂、攻剂，均常配以舒畅气机之法。如治蒋某，案述：女子以肝为先天，肝喜条达，从政多年，必有七情之胜，加之更年之际，冲任有亏，导致气血不调，头晕胸痞，颈椎紧掣不舒，肢节酸楚，脉沉细，舌紫苔薄。刻值冬藏之候，藉草木之精华，益不足，损有余，疏肝补肾，畅通血脉，永葆青春可期。

### 膏方1

　　仙茅100克，淫羊藿120克，巴戟天120克，炒黄柏60克，炒知母60克，炙龟甲100克，当归150克，白芍120克，生地黄60克，熟地60克，川芎60克，柴胡100克，制香附100克，丹参150克，郁金100克，降香60克，砂仁45克，全瓜蒌100克，肉苁蓉120克，火麻仁150克，浙贝100克，蒲公英200克，炙黄芪200克，焦白术100克，茯苓120克，怀山药100克，陈皮60克，姜半夏100克，

玉竹 100 克，桔梗 100 克，野荞麦 150 克，山海螺 200 克，
连翘 100 克，炒防风 100 克，桑寄生 100 克，杜仲 150 克，
益母草 100 克，生晒参 100 克，西洋参 60 克，紫河车 100 克，
阿胶 350 克，蜂蜜 500 克，核桃肉 200 克。

本膏方为周福梅治例，见《冬令调补择膏方》。案述：吴，女，49 岁。2007 年 11 月 17 日就诊。更年期，月事已乱，经期或超前或落后，经量或多或少；心烦意乱，潮热汗多，两胁疼痛，不耐久立，腰酸，俯仰转侧欠利；原有胃窦炎，食后作胀，多嗳气，咽喉如痰阻塞状，稍咳，腑行欠畅。舌苔薄，脉细。年近半百，肾精耗损，冲任失调，脾气受阻。治拟滋肾健脾，以冀冲任调和，拟二仙合四物合香砂六君增味。

**膏方 2**

天冬 150 克，麦冬 150 克，山萸肉 150 克，山药 250 克，
白芍 200 克，枫斗 250 克，当归 120 克，合欢花 120 克，
益智仁 150 克，茯神 200 克，丹参 150 克，浮小麦 200 克，
炙龟甲 200 克，鹿角片 200 克，怀牛膝 120 克，枸杞子 200 克，
炒杜仲 150 克，灵磁石 200 克，紫石英 250 克，龙骨 300 克，
制黄精 200 克，淮小麦 250 克，陈皮 120 克，远志 120 克，
玫瑰花 100 克，砂仁 15 克，寿仙谷灵芝破壁孢子粉 30 克，
紫河车 150 克，核桃肉 250 克，龟甲胶 250 克，鹿角胶 150 克，
木糖醇 250 克。

本膏方为施仁潮治例。许，女，53 岁，教师。2009 年 12 月 21 日就诊。年过七七，天癸竭，经水枯，胸闷气短，多烦热，入睡难，多因汗出醒来。苔浊腻质胖，舌淡，脉弦实。拟祛湿理气，养心滋肾，调补充任。

熬膏做法：上药灵磁石、紫石英、龙骨、枫斗、炙龟甲、鹿角片先煎

4 小时，入余药煎两汁，砂仁后入，浓缩；紫河车另煎加入，龟甲胶、鹿角胶、寿仙谷灵芝破壁孢子粉、木糖醇收膏。服用方法：每日 2 次，每次 1 匙，于早晚食后用开水冲化服用。

### 居家养护

重视妇女月经紊乱的调治，冬季用膏方缓图，能达到未病先防，绝经期平稳过渡，绝经后强身健体的目的。

要掌握卫生知识，了解更年期是人生必然要进入一个阶段，出现各种症状不足为奇，要进行自我控制，自我调节。

重视精神调理，消除急躁、忧郁、疑虑、悲伤、恐惧的不良情绪，保持心情舒畅，树立信心。

注意劳逸结合，生活规律，定时排便。

多吃富含蛋白质的食物及瓜果蔬菜等，适当限制高脂肪食物及糖类食物，少吃盐，不吸烟，不喝酒。

### 3. 骨质疏松症

骨质疏松症是一种骨骼疾病。它以骨量减少，骨的微观结构退化、破坏为特征，骨的脆性增加，易于发生骨折，常见症状有疼痛、骨折、呼吸功能下降等。

疼痛以腰背痛多见，占疼痛患者的 70％~80％。疼痛沿脊柱向两侧扩散，仰卧或坐位时疼痛减轻，直立时后伸或久立、久坐时疼痛加剧，日间疼痛轻，夜间和清晨醒来时加重，弯腰、肌肉运动、咳嗽、大便用力时加重。

骨质疏松症所致骨折在老年前期以桡骨远端骨折多见，老年期以后腰椎和股骨颈骨折多见。胸、腰椎压缩性骨折，脊椎后弯，胸廓畸形，可使肺活量和最大换气量显著减少，肺上叶前区小叶型肺气肿发生率可高达 40％。患者往往出现胸闷、气短、呼吸困难等症状。

骨骼是一种活的、不断成长的组织。儿童时期、青春期和成年不久，新骨组织生成的速度要比老骨组织流失的速度快，结果骨骼就不断成长，骨组织变得越来越密集强壮。一个人骨骼所能达到的最大的骨密度和强度称为骨量峰值，人体一般会在 20～30 岁期间达到骨量峰值。过了 30 岁，骨组织的流失快于骨组织的更新，骨骼就会变得脆弱，引发骨质疏松症。

骨质疏松症是一种复杂的疾病，发病原因还不完全清楚。性别、年龄、家族史等多种因素与这种疾病的发展有关。妇女比男性更容易骨质疏松，这是因为妇女的骨骼更加轻小、纤细，而且在绝经后骨质迅速流失。

钙质及维生素 D 摄取不足对于骨骼健康有害，而过量摄取其他营养成分比如蛋白质、纤维素和钠也会降低钙质吸收。

### 膏方 1

熟地 90 克，当归 90 克，炒白芍 60 克，川芎 30 克，
杜仲 90 克，炒女贞子 75 克，炒枸杞子 60 克，制狗脊 90 克，
桑寄生 45 克，生地 90 克，麦冬 60 克，续断 90 克，
炒党参 150 克，炒白术 60 克，茯苓 120 克，炒山药 90 克，
菊花 45 克，石决明 150 克，川牛膝 75 克，天麻 60 克，
木瓜 75 克，薏苡仁 90 克，橘红 75 克，蛤壳 150 克，
伸筋草 150 克，忍冬藤 90 克，络石藤 90 克，莲子 90 克，
龙眼肉 90 克，红枣 90 克，阿胶 90 克，冰糖 300 克。

本膏方为叶熙春治例，见《一代良医叶熙春》。案述：席，男，45 岁。上海。肝主一身之筋，肾司全体之骨，肝肾两亏，筋骨失养而易病。肾水既亏，木失荣养，慓悍之气即化为风，木旺侮土，土郁日久水谷不化，成湿即酿为痰，风煽痰壅，上及巅顶则头晕目眩，旁及四肢则筋骨酸疼，出上窍则痰多稠韧且难吐出。按脉左缓兼弦，右滑少力，两尺皆感不足，且舌中堆灰腻之苔。证属阴虚精亏之躯，中夹脾虚痰湿为患，膏方调治，当以养血柔筋，补肾壮骨，佐以扶脾通络。

原方枸杞子用盐水炒，狗脊酒制，生地用砂仁 15 克拌炒；炒白芍作

炒杭芍，党参原作潞党参，米炒；白术原作于术，米炒；山药米炒。原方另有虎骨胶75克，因保护动物删去。

### 膏方2

熟地120克，炒枸杞子60克，茯苓60克，炒牛膝60克，
炙甘草90克，生地90克，制半夏60克，狗脊90克，
炒当归45克，炒白芍30克，东洋参60克，续断60克，
陈皮30克，肉苁蓉30克，泽泻45克，白术60克，
杜仲60克，熟附片90克，丹皮30克，炒山药60克，
山萸肉30克，制首乌90克，炒菟丝子60克，阿胶30克，
龟甲胶60克，鹿角胶90克。

本膏方为张聿青治例，见《张聿青医案》。案述：徐，男。任行于前，督行于后，又督脉者所督护气血经络者也。龟背高凸，先天禀赋有亏。两膝膑时作酸痛，肝肾之空乏已甚。神疲力少，时或冷热，亦固其宜矣。治宜大益肝肾，并补八脉。

原书熟地、生地均用姜汁炒，当归、白芍用酒炒，东洋参炒，陈皮作新会皮，白术作野于术，菟丝子盐水炒。熬膏做法：上药煎浓汁，加龟甲胶、阿胶、鹿角胶收膏。

### 居家养护

改变不良的生活习惯，戒烟少酒。吸烟和过量饮酒会影响肠道对钙磷的吸收。

运动锻炼。运动可以促进钙在骨骼中沉积，还可以提高性激素水平，有利于骨的形成。适当的户外活动可促进皮肤合成维生素D，增加肠道对钙磷的吸收；运动还可以增加关节肌肉的力量和灵活性，减少跌倒引起的骨折等。

营养保障。适当提高饮食物中的蛋白质含量，有利于钙的吸收。从营养食物中摄取的钙不足时，需另行补充。

补钙。饮食要补充足够的钙，中老年人每日钙摄入量以1000～

1200 毫克为宜，可多食用富含钙质的食品，如牛奶、小麦、豆类、虾皮等。

补充维生素 D。维生素 D 可促进肠道对钙、磷的吸收。

补充降钙素。人体内有降钙素，主要由甲状腺滤泡旁细胞分泌，可抑制破骨细胞。老年人及绝经后妇女血降钙素水平下降。药用降钙素有人工合成鲑鱼及鳗鱼降钙素，主要用于骨质疏松引起的骨痛，有明显的镇痛作用。长期应用亦可提高骨量或骨强度。

## 4. 前列腺增生

前列腺增生又称前列腺肥大，是老年男性常见的一种慢性疾病。前列腺在男性 45 岁左右开始出现两种趋势：一部分趋向于萎缩，另一部分人则趋向于增生，腺体体积渐渐增大，形成前列腺增生。

前列腺增生症的临床症状主要分为两大类，一类是尿道的刺激性症状：如尿频、尿急、尿痛、夜尿次数增多等；另一类是尿路的梗阻性症状：如尿线变细、尿线无力、排尿等待、间隙性排尿、排尿不尽和尿潴留等。直肠指诊检查可以触摸到肥大的前列腺，前列腺的横径和前后径均有增大，两侧一般仍对称，表面隆起，中等硬度，有弹性，无结节，中央沟变浅或消失。B 型超声波检查可以清楚地了解前列腺的大小、体积和周围脏器组织的关系，以及膀胱残余尿量。

前列腺增生的发生与下列因素有关：性生活过频、前列腺炎症治疗不彻底、睾丸功能异常、长期的饮食习惯、机体的营养代谢障碍等。

药物治疗包括 5a-还原酶抑制剂、α-受体阻滞剂、生长因子抑制剂、植物制剂及其他药物，可以不同程度地改善症状，不良反应小。非手术介入治疗包括前列腺气囊扩张、尿道支架、微波、射频及红外治疗、高能聚焦超声治疗、激光治疗、前列腺扩裂治疗及前列腺冷冻治疗等。外科手术切除增生的前列腺组织仍是治愈前列腺增生的根本方法，适应证为尿潴留，反复发作的血尿，由前列腺增生引起的肾衰竭，合并膀胱结石，反复发作的泌尿系感染，巨大膀胱憩室。

**膏方 1**

生地 135 克，炒黄柏 45 克，制苍术 60 克，潞党参 45 克，
炒白术 60 克，赤茯苓 90 克，白茯苓 90 克，萆薢 90 克，
泽泻 45 克，炒薏苡仁 90 克，海螵蛸 90 克，杜仲 90 克，
沙苑蒺藜 90 克，制狗脊 90 克，山药 90 克，制女贞子 60 克，
煅牡蛎 120 克，芡实 90 克，生龙齿 60 克，丹皮 45 克，
杭白芍 45 克，制玉竹 60 克，炙黄芪 30 克，姜半夏 60 克，
木香 30 克，陈皮 60 克，海蛤壳 150 克，制远志 45 克，
珍珠母 180 克，当归 60 克，莲子 120 克，龙眼肉 120 克，
红枣 120 克，霞天胶 120 克，阿胶 90 克，冰糖 300 克。

本膏方为叶熙春治例，见《一代良医叶熙春》。案述：刘，男，37
岁。上海天津路。体躯丰腴，中气素薄，水谷所入，大半化湿，湿流下
焦，窒碍膀胱气化，以致水源不浚，决渎不清，迁延淹缠，渐成慢性之
淋。小溲不畅，精浊自遗，腰酸膝软，遇劳则甚，脉来濡缓，两尺欠固，
舌苔薄白。脉证合参，实属劳淋之候。拟方不宜过于滋补，恐滞湿邪，遏
败精之出路，当用两顾法，庶无流弊。

原方白术作于术，米炒；生地用砂仁拌炒；陈皮用新会皮。熬膏做
法：霞天胶、阿胶、冰糖于收膏时放入。

**膏方 2**

生晒参 50 克，朝鲜红参 15 克，紫河车 100 克，鹿茸血片 6 克，
熟地 150 克，山萸肉 150 克，丹皮 150 克，山药 150 克，
茯苓 100 克，金樱子 150 克，肉苁蓉 100 克，淡附片 60 克，
枸杞子 100 克，粉草薢 300 克，川牛膝 100 克，菟丝子 150 克，
王不留行 150 克，制狗脊 100 克，炒杜仲 150 克，炙黄芪 150 克，
升麻 60 克，陈皮 60 克，青皮 60 克，小茴香 60 克，
乌药 90 克，天冬 150 克，麦冬 150 克，炒白术 150 克，
制首乌 150 克，皂角刺 300 克，桃仁 90 克，肉桂 30 克，
柴胡 60 克，炒当归 90 克，益母草 150 克，炒黄柏 100 克，

知母 100 克，炮山甲 90 克，蜈蚣 20 条，车前子 150 克，三棱 150 克，莪术 150 克，海金沙 150 克，冬葵子 150 克，细辛 30 克，泽兰 90 克，乳香 30 克，甘草梢 30 克，桑螵蛸 150 克，益智仁 150 克，补骨脂 150 克，制黄精 150 克，炒白术 150 克，丹参 300 克，苍术 90 克，炒谷芽 150 克，炒麦芽 150 克，炒枳壳 60 克，炒薏苡仁 100 克，厚朴 60 克，牛鞭 2 根，枫斗 50 克，龙眼肉 200 克，核桃肉 500 克，炒黑芝麻 100 克，阿胶 150 克，鹿角胶 150 克，鳖甲胶 100 克，龟甲胶 100 克，元贞糖 100 克，蜂蜜 100 克。

本案为叶一骁治例。案述：贡，男，71 岁。2006 年 12 月 12 日就诊。小便淋漓不尽，排尿不畅，属尿频等证；且尿漏多年，痛苦不堪。并有腰酸耳鸣，畏寒便溏，夜寐欠安，小腹坠胀等，舌淡苔白，脉沉细。证属肾阳气虚，下元失司，治拟温通肾阳，通窍破积。

熬膏做法：上药生晒参、红参、鹿茸、枫斗、牛鞭另煎，余药煎汁，一并熬至滴水成珠为度。核桃肉、黑芝麻炒熟碾碎调入。

### 居家养护

增强保健意识，了解良性前列腺增生是男性常见的慢性老年病，积极防治。

心理调摄。精神紧张，寒冷刺激，膀胱过度充盈及使用拟交感神经药物等可使良性前列腺增生症状加重，甚至发生急性尿潴留。要避免精神紧张，过度劳累，受凉，饮酒及憋尿等。

作好饮食保健，多吃新鲜水果、蔬菜、粗粮及大豆制品，多食蜂蜜以保持大便通畅，适量食用牛肉、鸡蛋。食用种子类食物，可选用南瓜子、葵花子等。绿豆煮烂成粥，放凉后食用，对排尿涩痛者较为适用。

多饮水，以稀释尿液，防止引起泌尿系感染及形成膀胱结石。

禁饮烈酒，少食辛辣肥甘之品，少饮咖啡，少吃白糖及精制面粉。

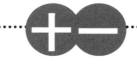

# 十一

# 美容保健

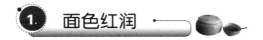

## 1. 面色红润

面色红润是健康的象征。红润面色，需要的是脏腑功能的提高，人体气血的旺盛。有病痛的，通过祛除病邪，脏腑功能得以调整，萎黄、㿠白、青灰、黯滞的病态脸色可望消退；体弱的，通过调养进补，脏腑功能调和，精气充盛，气血和顺，自然会有白里透红、由内而外的美丽。试着服用膏方，或许会是"不用涂脂自美容!"

浙江德清吴女士，是一家医院的检验员，34 岁。首次就诊时间是2006 年 11 月 23 日。诉神疲乏力，易疲劳，月经后尤其明显，经常心悸不宁，记忆力明显下降，怕冷，大便干涩，面色灰黯。舌薄体胖，边有齿龈，舌淡红，脉濡细。辨证属劳伤心脾，气血亏损，治在补益心脾，调补气血。施仁潮主任中医师开出的膏方用八珍汤加味。吴女士坚持每天服用，连续两个月吃完。2007 年 12 月，吴女士又来了，还带来 4 个人。她说，去年吃膏方后，精神很好，不容易疲劳了，面色红润起来了，怕冷的症状消失了，大便也通畅，还要继续吃。同来的是其同事，因为觉得效果好，也要求开补益膏方。

八珍，即人参、白术、茯苓、甘草四君子汤和熟地、当归、赤芍、川芎四物汤，以此为主方，配用红枣、山药、黄芪、龟甲胶、鹿角胶等熬膏服用，气血双补，用于慢性疲劳，气血亏虚，肢体倦怠乏力，面色苍白无华，短气懒言，头晕目眩，心悸不宁，有良好的调补效果。

## 膏方 1

红参 30 克，黄芪 250 克，茯苓 250 克，炒白术 120 克，
山药 250 克，炒薏苡仁 300 克，炒陈皮 60 克，炒当归 120 克，
炙远志 60 克，制香附 120 克，制狗脊 250 克，炒续断 250 克，
补骨脂 250 克，炒芡实 250 克，台乌药 120 克，鹿角霜 250 克，
白蒺藜 200 克，煨肉蔻 120 克，西红花 15 克，砂仁 60 克，
鸡内金 150 克，紫河车 120 克，核桃肉 250 克，
野生灵芝 250 克，九制何首乌 150 克，鹿角胶 250 克，
阿胶 250 克，冰糖 250 克。

本膏方为施仁潮治例。方，女，34 岁。安徽。2004 年 6 月 13 日就诊。慢性溃疡性结肠炎十余年，稍有进食不当，即有腹泻，经多家医院诊治，仍时有发作，有时便秘，有时腹泻，便秘时三五天不解，腹泻多则每天 10 多次，形体消瘦，170 厘米的身高体重仅 43 千克，面色黯滞，面部肌肤粗糙，无光泽。治则祛湿化浊，补脾益肠。中药 7 剂。此后 6 月 20日、6 月 27 日，再服中药两周，症情稳定后停药。2005 年 1 月 16 日要求膏方调补，治以补脾益肠，温肾固摄。

熬膏做法：野生灵芝先煎，入余药煎两汁，砂仁后入，浓缩；红参、西红花、紫河车另煎加入，鹿角胶、阿胶、冰糖收膏。服用方法；每日 2次，每次 1 匙，用开水冲服。随访结果：服完一料后，未再出现腹泻，面色转为红润，体重增加了 3 公斤。此后三年连续服用膏方。

## 膏方 2

鹿角霜 300 克，炒薏苡仁 300 克，龙骨 300 克，菟丝子 250 克，
茯苓 250 克，茯神 250 克，黄芪 250 克，丹参 200 克，
炒杜仲 200 克，独活 200 克，芡实 250 克，枸杞子 250 克，
炒白术 150 克，山萸肉 150 克，莲须 150 克，怀牛膝 150 克，
炒鸡金 150 克，陈皮 120 克，升麻 120 克，车前子 120 克，
乌梅 120 克，炮山甲 100 克，五味子 100 克，西红花 15 克，
新鲜铁皮石斛 300 克，别直参 30 克，砂仁 30 克，核桃肉 250 克，
鹿角胶 300 克，龟甲胶 150 克，木糖醇 200 克。

本膏方为施仁潮治例。蔡，男，40 岁，余杭。2011 年 1 月 9 日就诊。有腰椎间盘突出史，多腰脊酸痛，尿不净，早泄，面色灰黯，睡眠差。苔薄黄腻，舌黯红，脉细。拟养心益肾，补精止遗。

熬膏做法：鹿角霜、龙骨、炮山甲先煎 4 小时，砂仁后入，浓缩；新鲜铁皮石斛、别直参、西红花另煎加入，鹿角胶、龟甲胶、木糖醇收膏，凉透后装瓶贮存。服用方法：每日 2 次，每次 1 匙，于早晚空腹时用开水冲化服用。随访结果：吃膏后腰酸痛很少发作，早泄未发，睡眠好，面色红润。因为面色好，吃膏方的养颜作用在他的朋友圈传开，吸引了多位好友吃膏方。

### 居家养护

重视补血，血充盈才能荣养头面，使面色红润有光泽。

重视健脾胃，脾胃功能强健，饮食物才能消化吸收，血有化源。

重视情志调摄，放松心情，释放精神压力，心情愉快才有亮丽姿色。

配合自我面部按摩。

少吃油腻及辛辣食物。

保持皮肤清洁，注意勤洗澡，避免搔抓。

## 2. 青春无痘

痤疮多发生在青春发育期，又叫"青春痘"。它是一种毛囊皮脂腺的慢性炎症，因丘疹如刺，可挤出白色碎米样粉汁，又叫粉刺。内分泌因素、皮脂的作用和毛囊内微生物是导致痤疮的主要因素。

男女青年生长发育阶段，由于内分泌功能的变化，体内会生成大量的雄性激素。这种激素可使皮肤内一种叫皮脂腺的附属器官发生肥大、增殖，分泌皮脂增多。同时可以使包裹毛根的毛囊壁增厚，毛囊皮脂腺导管发生角化栓塞。皮脂腺平常就像一个油泵，可不停地通过毛孔口把油性皮脂挤出到皮肤表面，从而使皮肤及毛发保持润滑和光泽。由于毛囊皮脂腺导管堵塞，正常皮脂排出受阻，淤积在毛囊内，形成一种半固体的脂栓。这个时候，整个毛囊便处于相对缺氧的状态下，于是平时寄生在毛囊内的某些微生物，如痤疮棒状杆菌以及其他一些细菌便乘机大量繁殖，使毛囊及其周围组织发生一种非特异性炎症反应，形成痤疮。

由于各人体内雄性激素的含量不等，以及身体的千差万别，再加上饮食习惯、健康状况的不同，还有遗传等原因，便出现了一些青年人易患痤疮，而另一些人则不易患痤疮。一般来说，平时喜欢吃动物脂肪丰富的食物或高糖食品者，患有某些慢性感染性疾病或有习惯性便秘者，经常面部油腻较多油光者，经常喜欢用油性化妆品者，都是比较容易患痤疮的。

痤疮主要发生在身体皮肤多油的部位，如颜面部，特别是两颊、额部及颞部，也有在肩背部以及胸上部的。皮疹常常对称，且伴有皮肤油腻。痤疮的皮疹轻者如痱子样大小，呈圆锥状突起的红色丘疹，或是顶端有黑点或白点的所谓"黑头粉刺"或"白头粉刺"，用手挤压黑头粉刺可见到头部呈黑色而体部为黄白色的半透明牙膏状半固体脂栓物质，亦可有内含黄色浑浊脓液的"脓疱"。重者可有豆大黯红色的硬实结节，内含黏稠分泌物的囊肿，隆起呈半球形，色红硬而疼痛的脓肿，或高起硬实如蟹爪样的疤痕疙瘩，亦可有呈小点状凹陷的萎缩瘢痕。痤疮多病程缠绵，往往此起彼伏。

### 膏方1

薏苡仁300克，生地250克，桑叶200克，乌梢蛇120克，
金银花150克，紫地丁250克，炒谷芽200克，炒麦芽250克，
野菊花150克，丹皮150克，赤芍150克，天冬150克，
麦冬150克，地骨皮150克，浙贝母150克，黄芩150克，
杏仁120克，炒鸡内金120克，厚朴花120克，炙紫菀120克，
玉蝴蝶100克，玫瑰花100克，炮山甲60克，西洋参150克，
新鲜铁皮石斛300克，西红花15克，龟甲胶200克，
鳖甲胶200克。

本膏方为施仁潮治例。郭，男，17岁，诸暨。2011年2月26日就

诊。身高 168 厘米，体重 65 千克，面色萎黄，散发痤疮，背部亦多发，唇口红，口干口苦，大便三四天一行。苔薄腻质干，舌红，脉弦数。治法：养阴清热，祛湿泄浊。

熬膏做法：先煎炮山甲 4 小时，再入余药煎两汁，浓缩，西红花另煎，新鲜铁皮石斛榨汁、西洋参煎汁，连同龟甲胶、鳖甲胶收膏，放凉后装瓶。服用方法：每日 2 次，每于食后用沸水冲服 1 匙。

## 膏方 2

柴胡 150 克，炒枳壳 150 克，苍术 150 克，炒白术 150 克，
茯苓 250 克，浙贝母 150 克，姜半夏 150 克，藤梨根 300 克，
薏苡仁 300 克，厚朴花 150 克，漏芦 150 克，威灵仙 150 克，
枸杞子 250 克，炒鸡内金 150 克，北沙参 150 克，合欢花 150 克，
玫瑰花 120 克，鸡血藤 300 克，炒当归 120 克，灵芝 350 克，
新鲜铁皮石斛 250 克，丹参 150 克，五味子 120 克，
制首乌 200 克，炒防风 120 克，龙骨 350 克，西红花 10 克，
川芎 120 克，龟甲胶 200 克，鳖甲胶 200 克，木糖醇 200 克。

本膏方为施仁潮治例。许，女，43 岁，教师。天台。2013 年 11 月 7 日就诊。小时候即头部常长疮，后来易上火，16 岁后好发痤疮，曾连服三叶青、生甘草有效。一年前连续一周洗衣汗出，随后出现怕风畏寒，怕凉水，关节和头部怕冷，打喷嚏，稍活动就出汗，面色晦黯，下巴处多痤疮，月经延后。2013 年 3 月，持续一个月应考熬夜，加上生活工作压力大，出现胸闷气短，气喘郁闷，头晕，怕风怕水，关节、腰部发冷，多掉头发，口渴，面色晦黯无光泽，白带多，尿急。治法疏肝理气，补益心脾，以加减柴胡疏肝散、归脾汤出入，服 3 剂即有小效，继用六郁丸化裁。12 月 5 日予膏方一料，参以补养精血，固本扶羸。

熬膏做法：灵芝、龙骨先煎 4 小时，入余药煎两汁，浓缩，新鲜铁皮石斛、西红花另煎加入，龟甲胶、鳖甲胶、木糖醇收膏。服用方法：每日 2 次，每次 1 匙，用开水冲服。随访结果：2014 年 1 月 16 日邮件告知，

膏方是从 2013 年 12 月 20 日开始服用的，效果很好。现面色好转，晚上睡觉额头不需要盖毛巾了，夜间醒来口不渴，头晕健忘、睡眠不实、气短喘息、胃中饱胀、神疲乏力、腰部发冷、关节冷痛、肩颈不适、多掉发、易汗出、尿意频急、经色黯淡有血块诸症均有改善；原轻微耳痛消失，痘疮已少见；胸闷、易受惊吓、胸乳胀缓解。

## 居家养护

注意休息，早睡早起，不熬夜。

经常用温水洗脸，不用刺激性肥皂，少用护肤品。

多吃新鲜蔬菜、水果，保持大便通畅。

少吃油腻、辛辣及糖类食品。

痤疮局部不要用手挤压，防止感染。

## ③ 祛除色斑

黄褐斑是指面部出现的黄褐色或灰黑色斑片。常见于健康妇女，从青春期到绝经期均会发生。男子也可患病。

黄褐斑暴露于面部，呈褐色或暗褐色斑，大小不等，形态各异，或孤立散在，或融合成片，圆形或条状，一般多呈蝴蝶状。黄褐斑的皮损境界明显，发展到一定程度时会停止扩大，不肿胀，无脱屑。往往日晒后加重，夏季颜色加深，冬季病情减轻。

研究发现，雌激素刺激黑素细胞分泌黑素体，而孕激素可以促使其转运及扩散。雌激素和孕激素的联合作用会导致黄褐斑的形成。因怀孕引起的称为"孕斑"，往往在妊娠期 3~5 个月开始，分娩后逐渐消失，但下次妊娠可再发。应用口服避孕药的妇女也易出现黄褐斑，常于口服 1~2 个月后发生。慢性肝病、结核病、妇女月经不调、附件炎等，均可出现黄褐斑，可随着病情的加重而色素加深，当疾病痊愈后便会自行消失。

一些慢性疾病如女性生殖器疾病，以及肝病、结核病、内脏肿瘤、甲亢等患者也常发生黄褐斑，推测可能与卵巢、垂体、甲状腺等内分泌因素有关。大多数患者在夏季日晒后诱发或加重，可说明此病与日光照射有关。

### 膏方1

新鲜铁皮石斛300克，白芍250克，川芎150克，当归120克，玉竹300克，制首乌300克，山萸肉150克，制黄精250克，天冬150克，麦冬150克，百合200克，生晒参150克，黄芪250克，茯苓300克，山药300克，补骨脂150克，炒杜仲150克，怀牛膝200克，厚朴花60克，白蒺藜150克，白及150克，白扁豆250克，枸杞子200克，山楂250克，仙鹤草300克，旱莲草300克，女贞子250克，地榆250克，槐花200克，大蓟200克，肉苁蓉200克，白术200克，乌梢蛇200克，柏子仁200克，元参200克，菟丝子200克，枳壳200克，核桃肉250克，黑芝麻250克，阿胶150克，龟甲胶250克，冰糖250克。

本膏方为施仁潮治例。李，女，43岁。上虞。2008年12月8日就诊。诉四年前眼眶下、颧骨、面颊部出现黄褐斑，并逐渐增多，经前腹痛、胸乳胀痛，经来多有血块，大便四五天一行，甚则痔疮出血，手足不温，肩颈酸痛，手足麻，心悸，苔薄腻，舌质红，脉弦细。主因工作压力大，劳心过度，故有虚劳不足之证，治法：滋养肝肾，养血润燥。

熬膏做法：上药加水浸3小时，煎两汁，浓缩，新鲜铁皮石斛、生晒参另煎加入，核桃肉、黑芝麻捣碎，连同阿胶、龟甲胶、冰糖收膏。服用方法：每日2次，每次1匙，用开水冲服。注意：慎辛辣食物，多吃水果蔬菜；放松心情，注意心理调节；作好起居调节，适度运动，多做摩腹锻炼。随访结果：最明显的感觉是大便恢复正常，黄褐斑变淡。此后每年服用膏方，时隔五年，工作压力仍然很大，但精神气色都不错，黄褐斑少多了，且不明显，各方面都蛮好。

## 膏方2

生黄芪 300 克，潞党参 120 克，焦白术 100 克，茯苓 100 克，
枸杞子 150 克，炒当归 100 克，知母 100 克，南沙参 150 克，
北沙参 150 克，桑白皮 100 克，炒黄芩 60 克，黄连 30 克，
佛手 100 克，丹参 300 克，肥玉竹 120 克，蛤蚧 2 对，
生地 120 克，熟地 120 克，熟附片 100 克，肉桂 30 克，
巴戟肉 100 克，山萸肉 100 克，续断 120 克，炒杜仲 120 克，
天花粉 300 克，生大黄 30 克，制狗脊 120 克，桑葚 150 克，
生葛根 300 克，山药 120 克，制黄精 120 克，炒黄柏 100 克，
椿根皮 300 克，磁石 300 克，珍珠母 300 克，炒酸枣仁 120 克，
红枣 500 克，白豆蔻 30 克，藿香 60 克，佩兰 60 克，
砂仁 30 克，阿胶 250 克，核桃肉 200 克，冬虫夏草 10 克，
龙眼肉 200 克，黑芝麻 200 克，红参 100 克，生晒参 200 克，
冰糖 500 克，饴糖 150 克，黄酒 500 毫升。

本膏方为吴菊生治例，见《冬令调补择膏方》。案述：张，女，45
岁。2007 年 12 月 23 日就诊。面部双颊对称性片块状黄褐斑、花斑 5 年
余，神疲乏力，胸闷心悸，四肢畏寒，腰膝酸软，月经周期不规则，量
少，紫褐色，经行 5 ~ 7 天，白带多如水，大便干结，3 ~ 5 日一行，睡眠
差，难以入睡。舌质红，苔薄白，脉濡细。证属气阴不足，肺胃郁热，胸
阳不振，治拟益气养阴，清肺胃郁热，宽胸理气。熬膏做法：红参、生晒
参、冬虫夏草另煎取汁兑入，阿胶、冰糖、饴糖、黄酒收膏。

### 居家养护

注意情志调摄，排除忧虑、愤懑等不良情绪，保持愉快乐观的良好
心态。

避免日光曝晒，不要用刺激性强的肥皂洗浴。

忌食脂肪类、辛辣类食物，严禁烟酒。

多吃新鲜蔬菜、水果，少饮浓茶、咖啡、烟、酒类。

配合做面部按摩。

## 4 乌黑头发

头发和皮肤一样，是人体健康的一面镜子，反映了脏腑精气的盛衰。头发早白，与气血虚衰，肾精不足，头发缺少营养有关。

养生诗云：扫除白发用首乌。头发白了，人们会想到何首乌。何首乌的作用在于养血益肝，固精益肾，进而发挥乌发的效用。

何首乌经过蒸煮，特别是九制首乌，蒸制的过程中加用了黑豆汁、黄酒等，能发挥良好的补肝肾、乌须发效果。发为血之余，头发早白如果是因为肝肾不足、气血亏虚引起的，九制何首乌养血益肝，固精益肾，正是有效的防治良药。

清代医家张聿青治张女案，用阿胶、生地、炒牛膝、陈皮、党参、炒枸杞子、制香附、沙苑蒺藜、菊花、川楝子、炒续断、茯苓、茯神、杜仲、当归、白术、炒白芍、制半夏、木香、白蜜。案述：泄肝木，益肝阴，身热循退。夫肝为刚脏，必得血以濡之，血充则肤泽而发长。特素体湿盛，未便一味滋填耳。方中生地用生姜汁拌，炙过用。熬膏做法：上药共煎浓汁，阿胶烊化冲入，加白蜜收膏。

施仁潮主任中医师治毛小姐案，大学在读，高考后出现白发，渐见增多，发质干，进食不当即腹泻，易疲劳，立法健脾祛湿，补肾益精，以山参、西红花、制首乌为主方，服用膏方一料后，精神状况大有好转，原有的白发不见了。

### 膏方1

北沙参150克，生晒参150克，生白芍150克，生地250克，熟地250克，山药200克，黄芪250克，白术150克，炒青皮150克，炒陈皮150克，炒柴胡120克，炙升麻120克，茯苓200克，浙贝母250克，枸杞子250克，决明子200克，炒鸡内金150克，玉蝴蝶100克，白薇120克，九制何首乌250克，当归150克，远志100克，鹿角霜250克，野生灵芝250克，龟甲胶300克，鹿角胶150克，木糖醇200克。

本膏方为施仁潮治例。张，男，29岁。2011年11月28日就诊。大便干结，甚则一周一行，易疲劳，时烦热、盗汗出、出鼻血，面色黯，唇口干，两鬓多白发，治则养阴疏肝，补血润燥，给服中药7剂。复诊述，大便两天一行，余症有所减轻，睡眠不实，苔薄腻，舌红，脉细数，要求膏方调补。

熬膏做法：鹿角霜、野生灵芝先煎4小时，入余药煎两汁，浓缩，生晒参、九制何首乌另煎加入，龟甲胶、鹿角胶、木糖醇收膏。服用方法：每日2次，每次1匙，用开水冲服。随访结果：2012年3月11日复诊述，服用膏方后，诸症明显减轻，原有两耳上部位白发消除，苔薄腻质润，舌红，脉细。守法补肾益精，用胶囊剂巩固。2012年12月9日、2013年11月3日各服疏肝理气、养阴润燥膏方一料。

### 膏方2

白芍150克，赤芍150克，枫斗250克，白蒺藜150克，
制首乌200克，茯苓250克，川芎120克，黄芪250克，
柴胡150克，炒枳壳150克，姜半夏120克，天麻150克，
防风120克，桑叶150克，白及150克，西红花15克，
大枣200克，龙骨300克，漏芦150克，蒲公英250克，
炮山甲120克，玫瑰花120克，益母草250克，紫花地丁250克，
乌蛇150克，野生灵芝300克，柏子仁150克，侧柏叶150克，
九节菖蒲150克，龟甲胶200克，鳖甲胶250克，木糖醇200克。

本膏方为施仁潮治例。张，女，43岁。诸暨。2014年8月14日就诊。多掉发，两鬓多白发，头皮痒，面色萎黄，多色斑，双侧甲状腺结节，双侧乳腺小叶增生，缺铁性贫血，经事提前一周，经来腹痛，多血块，睡眠差，肩颈痛，指麻。苔薄腻，舌红，脉细。拟养血祛风，疏肝活瘀。

熬膏做法：枫斗、炮山甲、龙骨、野生灵芝先煎4小时，入余药煎两汁，浓缩，西红花另煎加入，龟甲胶、鳖甲胶、木糖醇收膏。服用方法：每日2次，每次1匙，用开水冲服。随访结果：2015年4月30日复诊，

服用膏方后，精神、气色都有好转，掉发减少，发质变润滑，白发改善不多，要求续方，拟散剂续服。

### 居家养护

合理搭配饮食，以增加头发营养。

多做头部保健按摩。

多拉动头发，可用两手指夹拉，也可握拳抓拉，应直拉，不能拧转，动作宜和缓，力度要适中。

梳抓用力宜稍重，动作宜和缓，要梳遍整个头部。

## 5. 脱发保健

正常情况下，每天都有少量掉发，如遇疲劳或初春季节，脱发的数量还会增多，这是生理性脱发，不属于病态。但是，如果早晨起来在枕边，或是用手和梳子梳理，或是洗头时，都发现有大量的头发在脱落，这就是病态脱发了。

头发的生长和脱落，容易受到内外环境的影响，如阳光的照射可加速头发的生长，精神不愉快及某些疾病则可引起头发的脱落，常见的有斑秃、脂溢性脱发、早秃等。

斑秃，俗称"鬼剃头"。秃发突然而迅速，往往在一夜之间成片脱落。斑秃的形态常为圆形或椭圆形，但也可为不规则形态，数目不等，大小不一。脱发部位的皮肤光滑，没有发炎现象。斑秃的病程可持续数月至数年，大多能自愈，但也有反复发作或边长边脱的现象。

假斑秃，又称瘢痕性秃发、萎缩性秃发，多见于成年人，与斑秃有相似之处，即脱发形状也呈圆形、椭圆形或不规则形，脱发区也无自觉症状。所不同的是，假斑秃脱发区有皮肤萎缩，颜色呈白色或象牙色。假斑秃属于毛囊破坏性秃发，已脱掉的头发不能再生，属永久性的瘢痕性秃发。

脂溢性脱发，是在皮脂溢出的基础上引起的一种脱发，多见于青壮年。患者头皮往往油腻发亮，头发呈擦油状，或是头皮上有大量的头屑，呈灰白色秕糠状，头发干燥缺乏光泽，自觉瘙痒，日久头顶和前额开始脱发，逐渐扩大，头发稀少而细软，患处皮肤光滑发亮，枕部及颞部很少累及。本病多见于男性，女性亦有，女性患者往往脱发较轻。

早秃，又称早发性秃发或早脱，俗称"谢顶"，即不到老年时期，有的甚至还在青春期就出现了老年人特有的脱发现象。多见于青壮年，年龄多从 20～25 岁左右开始，以后随着年龄的增长而病情逐渐加重，直至成为难以治愈的"秃顶"。

引起脱发的原因复杂，有些病变机制至今尚未明确，主要与精神因素、饮食因素、疾病因素、遗传因素、物理因素、化学因素、不良习惯有关。

### 膏方1

丹参 200 克，郁金 150 克，炒酸枣仁 300 克，天麻 150 克，
茯神 300 克，制首乌 300 克，元参 300 克，山栀 100 克，
枸杞子 150 克，黑大豆 300 克，桑葚 300 克，连翘 300 克，
菊花 150 克，穞豆衣 300 克，五味子 100 克，生地 200 克，
熟地 200 克，山萸肉 100 克，木香 50 克，珍珠母 300 克，
生黄芪 150 克，夜交藤 300 克，女贞子 150 克，合欢皮 300 克，
陈皮 80 克，石斛 150 克，阿胶 300 克，冰糖 500 克。

本膏方为张云鹏治例，见《中医文献杂志》2004 年第 4 期。案述：曹，女，36 岁。2003 年 11 月 22 日就诊。精神疲乏，头晕且痛，脱发颇甚，竟致全脱，为肾精不足之征；"心为君主之官，神明出焉"，心烦，夜寐不安，乃心失所养；月经提前，则为肝肾失调。所幸纳谷尚可，胃气未伤，诊得舌质尖红苔薄白，示阴伤有热也，脉来细缓，为正气不足。综合脉证，属心肾两虚，肝肾失调。际此冬季将临，宜养心安神，滋补肝肾，调理气血。

熬膏做法：上药煎 3 次，取汁，阿胶烊化和入，连同冰糖收膏。随访结果：服膏方 3 月后，脱发处已生新发，精神渐振，夜寐得安。

## 膏方 2

黄芪 300 克，党参 300 克，当归 150 克，丹参 150 克，
川芎 100 克，羌活 45 克，菟丝子 120 克，何首乌 200 克，
枸杞子 200 克，女贞子 200 克，桑寄生 150 克，杜仲 150 克，
熟地 150 克，鸡血藤 200 克，酸枣仁 300 克，白芍 120 克，
谷芽 150 克，麦芽 150 克，白术 120 克，陈皮 45 克，
红枣 150 克，人参 100 克，黑芝麻 300 克，核桃肉 200 克，
紫河车粉 50 克，阿胶 150 克，冰糖 500 克，黄酒适量。

本膏方见吴银根、方泓主编的《中医膏方治疗学》。案述：潘，女，
27 岁。1999 年 12 月 10 日就诊。因落发 5 年就诊。于 1994 年产后出现
脱发，持续至今，病情日益加重，平时需戴假发。月经量多，胃纳可，夜
寐欠安，二便通畅，舌净，脉细。发为血之余，证属肝肾不足，阴血亏
虚，不能上荣于发，治宜补益肝肾，益气养血。

熬膏做法：人参另煎，阿胶用黄酒烊化，紫河车粉、冰糖收膏。随访
结果：2000 年 12 月 13 日复诊，自诉脱发明显好转，发色黑，但发干枯
易折，腰酸乏力，怕冷，手足冰凉，面部时有痤疮，胃纳可，二便尚调，
夜寐欠安。上方加灵芝 300 克，甘草 60 克，巴戟天 120 克，桑枝 300
克，以补肾养神，膏方一料。

### 🌿 居家养护

保健按摩。按摩头皮能改善头部血液循环，增加头皮的厚度，恢复发
根的生长机能，促使头发的再生。

精神调摄。要解除思想负担，坚定治疗信心。精神不要过于紧张，注
意作息时间，若有失眠及神经衰弱，要积极治疗。

饮食调理。忌糖类饮食，限制摄入脂肪，少吃辛辣之品，不要酗酒，
多吃新鲜蔬菜、水果及含丰富维生素的食品，多吃富含锌铁质的食物。

增加胱氨酸的摄入量。主要有黑米、燕麦、面筋、玉米、黑豆、黄
豆、花生仁、葵花子、西瓜子、南瓜子等。

吃有防治脱发作用的食物。如葵花子、黑芝麻、花生、核桃肉、龙眼

肉、椰子、桑葚、黑豆等。

要学会正确洗头。油性头发因皮脂分泌过多，3 天左右洗头一次；如脂溢严重，瘙痒较盛，难以忍受，需每日洗一次；干性头发则干燥枯黄，缺乏光泽，10 天左右洗头一次。洗头应避免用水过热或过冷，最好用中性洗发剂、洗发膏和低碱性肥皂。洗头后，让头发自然干燥。如在夜间洗头，须待头发干燥后方可睡眠，否则水气不干，易生湿热，损伤头发。

劳逸结合，不可操劳过度，更不要连续熬夜；节制性生活，不可纵欲过度。

## 6. 膏方减肥

是否肥胖，一般用体重指数（BMI）来衡量。根据 WHO 发布的标准，成人 BMI 为 18.5~24.9 千克/平方米者为正常体重，≥25 千克/平方米为超重，30~34.9 千克/平方米为 I 度肥胖，35~39.9 千克/平方米为 II 度肥胖，≥40 千克/平方米为 III 度肥胖。

计算公式是：BMI＝体重（千克）/身高（平方米）。

肥胖症可分为单纯性肥胖和病理性肥胖。单纯性肥胖主要是因为摄入的热量多于消耗的热量，入大于出，营养过剩，而活动过少，结果脂肪存积于皮下和体内其他部位。此外，一些神经精神方面的因素，以及青春期内分泌功能紊乱，都会引起肥胖，这些都属于单纯性肥胖的范围。有些不明原因的肥胖，也归属于这一类。

单纯性肥胖以脂肪积聚过多为主要症状，是体重超过标准体重20% 以上的一种疾病。肥胖过度对健康是一个威胁。体内脂肪积累越多，心脏负担越重，而心肌内脂肪沉着易导致心肌劳损。肥胖可引起内分泌紊乱，血脂增高，促发动脉粥样硬化。肥胖还可导致机体免疫及抗感染能力下降。与常人相比，肥胖者癌症的发生率高 1倍，冠心病发病率高 5 倍，高血压发病率高 8 倍，糖尿病发病率高7 倍。

发病年龄以 20~45 岁居多，女性多于男性，但近年来青少年患病率呈明显上升趋势。部分肥胖者有家族史。

轻度肥胖者多无自觉症状，重度者常伴有乏力、头晕、多汗、气短、腰痛、腹胀、水肿、便秘，甚至情绪抑郁、性功能减退等表现。

余杭蒋先生，肥胖（身高 167 厘米，体重 80 千克），脂肪肝，高血压，血脂偏高，还有甲状腺结节。面色黧黑，经常头痛。他从 2009 年开始吃膏方。施仁潮主任中医师给出的治则是健脾养肝，祛痰消脂。服用膏方后，体重减轻，血脂下降，面色转好，不易疲劳，头痛很少发作，不易感冒，即便遇到感冒也能较快恢复。

## 膏方 1

生晒参 150 克，炒当归 120 克，茯苓 250 克，薏苡仁 300 克，
砂仁 30 克，浙贝母 150 克，紫菀 120 克，补骨脂 120 克，
益智仁 120 克，远志 120 克，炒青皮 150 克，炒陈皮 150 克，
丹参 250 克，瓜蒌皮 150 克，厚朴花 120 克，
新鲜铁皮石斛 300 克，乌梢蛇 150 克，川贝粉 60 克，地龙 120 克，
野荞麦根 300 克，西红花 15 克，合欢花 100 克，炒山楂 250 克，
荷叶 150 克，鳖甲胶 250 克，龟甲胶 250 克，木糖醇 250 克。

本膏方为施仁潮治例。吴，女，42 岁。上虞。2009 年 11 月 28 日就诊。痰湿阻肺，咳嗽，喉间痰阻；脾虚湿阻，进食稍多即胃胀，大便溏；湿滞经脉，颈项不适。苔浊腻，舌质黯，脉濡。治法健脾化湿，肃肺祛痰。

熬膏做法：上药浸透，浓煎两次，砂仁后入，滤取汁浓缩；新鲜铁皮石斛、西红花另煎加入，川贝粉、鳖甲胶、龟甲胶、木糖醇收膏。服用方法：每日早晚各 1 次，空腹时用开水冲服 1 匙。随访结果：2010 年 12 月 14 日、2011 年 12 月 12 日、2012 年 12 月 7 日，均来开膏方，诉膏方调治，面色红润，精神状态良好，体重减轻，身体状况良好。

## 膏方2

野山参 10 克，茯苓 250 克，陈皮 100 克，制半夏 100 克，
当归 100 克，麦冬 100 克，川芎 100 克，苍术 200 克，
灵芝 300 克，红花 100 克，枳壳 120 克，浙贝母 120 克，
炒鸡金 120 克，厚朴花 90 克，炒山楂 250 克，炒谷芽 250 克，
炒麦芽 250 克，制首乌 200 克，夜交藤 150 克，丹参 100 克，
车前子 100 克，桃仁 100 克，炙远志 50 克，水蛭 50 克，
楮实子 150 克，炮山甲 120 克，枸杞子 120 克，炒蒲黄 90 克，
寿仙谷灵芝破壁孢子粉 50 克，新鲜铁皮石斛 300 克，
鳖甲胶 250 克，鹿角胶 250 克，黄酒 250 克。

本膏方为施仁潮治例。阮，男，42 岁，经商。肥胖 5 年，3 年前发现
有脂肪肝，易疲劳，头晕，遇冷风偏头痛，胃胀时作，睡眠质量下降，苔
黄腻，舌质淡，脉沉细。治法：益气健脾，祛湿化浊，活瘀消脂。

熬膏做法：上药用清水浸泡一昼夜，先煎灵芝、炮山甲 4 小时，入余
药煎两汁，浓缩；新鲜铁皮石斛榨汁，野山参研粉，与寿仙谷灵芝破壁孢
子粉一并搅入，鳖甲胶、鹿角胶用黄酒烊化收膏。服用方法：每日 2 次，
每次 1 匙，于早晚食后 1 小时用开水冲化服用。

### 居家养护

重视饮食调理，通过饥饿疗法消耗体内积聚过多的脂肪，同时防止新
的不必要的脂肪组织形成。轻度或中度肥胖的人，不一定过分严格限制进
食量，可适当自行调节。中度以上的肥胖者食欲亢进，应严格限制饮食
量，尽量采用低热量食物代替高热量食物，还需大幅度减少食量。

加强运动，通过运动来消耗体内多余的能量，使与摄入保持平衡。运
动锻炼包括各种球类如羽毛球、排球、乒乓球、篮球、门球以及投掷实心
球等，都宜采用。

运动疗法减肥，一般将心率控制在 140 次/分以下为好。此标准为一
般体质尚好成年人在中等运动强度的脉搏速率，对降低体内脂肪含量十分
有益。选择合适的运动项目和强度，会感到轻松、愉快、充实，坚持下去

就会达到减肥效果。

　　进行按摩减肥，可以自我全身按摩，经络按摩，淋巴排毒减肥，及局部按摩减肥。

　　养成良好的生活规律，注意劳逸结合。

　　加强自我监测，观察体重变化，早期发现，早期诊断，早期治疗。

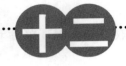

# 十二

# 调治妇儿疾病

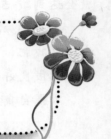

## 1 产后病

产妇身体虚弱，需要一个月以上的时间来调养，所以我国有"坐月子"的传统习俗。产后调养不当，很容易落下各种月子病，主要有贫血、多汗证、恶露不尽和产后风等。

产后贫血：一些产妇由于分娩时出血较多，或者本身在怀孕期间就患有贫血，这样就会引起产后贫血，身体变得更加虚弱，抵抗力下降，容易感染疾病。

产后多汗：产后无故汗出，持续不止，称作"产后自汗"；如果睡觉后汗出湿衣，醒来停止的，称为"产后盗汗"。其原因是产后气血骤虚，腠理不密，一般情况可在产后一周内自行好转。如果产后出汗量过多，或持续时间长，则属病态，需要就医。气虚、血虚是导致产后多汗的根本原因，治疗多从补气养血，固涩止汗着眼。

产后恶露不绝：正常情况下，产后恶露一般在三周内排尽。如果超过这段时间，恶露仍然淋漓不断，称之为"恶露不绝"。产后气血亏虚，不能猛攻，需要分辨寒热虚实，对证用药。一般以恶露的量、色、质、气味等辨别病性的寒、热、虚、实。量多，色淡红，质清稀，无臭味，多为气虚；量多，色红或紫，质黏稠而臭秽，多为血热；色紫黯有块，多为血瘀。

产后风：即产妇在产褥期内出现肢体关节酸痛、麻木。这主要因为产后失血过多，阴血亏虚，卫阳不固，腠理不密，如果遇寒、遇风，则易导致气血运行不畅，瘀滞而痛。与一般风湿身痛相比，因产后气血俱虚，虽夹外邪，但重在温经祛风散寒。

**膏方1**

红参240克，玄参60克，党参45克，丹参45克，

北沙参45克，制首乌45克，石斛60克，玉竹45克，

天冬60克，五味子45克，龟甲60克，女贞子60克，

生地45克，熟地45克，钩藤60克，青蒿60克，

山药60克，白薇90克，炒白术45克，地骨皮60克，

黄芪60克，黄柏60克，制黄精45克，白芍45克，

肉苁蓉45克，胡麻仁45克，鹿角霜60克，甘草60克，

柴胡24克，黑芝麻60克，制香附45克，穞豆衣60克，

焦山楂60克，海螵蛸45克，陈皮60克，台乌药45克，

川楝子60克，酸枣仁45克，夜交藤60克，带皮茯苓60克，

阿胶240克，龟甲胶240克，金樱子膏240克，桑葚膏180克，

夏枯草膏180克，冰糖1000克，湘莲120克，红枣120克。

本膏方为朱小南治例。案述：匡，女。1963年12月26日就诊。《经》云：阴平阳秘，精神乃治。阴虚生内热，阳虚则外寒。女子以肝为先天，气乃血帅，血以气配。证系阴虚火旺，肝郁气滞，又兼小产失调，所以胸闷烦躁，渴不欲饮，头眩心荡，乳胀腰痛，经临有块，子宫颈及输卵管无菌发炎，经调理后诸恙较瘥。值此隆冬，当用养血逍遥、调经种子之膏。

熬膏方法：生地、熟地用砂仁24克拌；上药选道地药材，依法配制，用清水先浸一宿，继以武火熬至3次，滤渣取汁，加入阿胶、龟甲胶、金樱子膏、桑葚膏、夏枯草膏、冰糖、湘莲、红枣，用文火收膏。服用方法：每日早晚各服1匙，用开水冲服。注意：如遇感冒暂停，调理后再服。

## 膏方 2

生晒参 100 克，西洋参 50 克，党参 120 克，丹参 120 克，
生地 120 克，熟地 120 克，当归 120 克，赤芍 90 克，
白芍 90 克，川芎 60 克，杜仲 120 克，炒川断 120 克，
枸杞子 90 克，桑枝 120 克，桑寄生 120 克，伸筋草 150 克，
桂枝 60 克，炙狗脊 120 克，制川乌 40 克，制草乌 40 克，
鸡血藤 150 克，络石藤 150 克，地龙 120 克，秦艽 120 克，
红藤 150 克，炒薏苡仁 120 克，炒谷芽 60 克，炒麦芽 60 克，
佛手 60 克，青皮 60 克，陈皮 60 克，苍术 60 克，
白术 60 克，炙甘草 60 克，阿胶 250 克，鹿角胶 100 克，
核桃肉 150 克，黑芝麻 150 克，红枣 60 克，莲子肉 120 克，
冰糖 500 克，陈酒 400 克，白蜜 250 克。

---

本膏方为春国华治例。案述：周，女，28 岁，已婚，职员。女子以血为用，气血盛畅则经事如常，胎孕如愿。患者婚后流产 2 次，气血耗伤，经脉失养，关节酸楚冷痛，小腹胀痛，经事稍前，量多夹块，带下黏稠色黄。苔薄腻，舌偏红，脉沉细。证属肝肾亏虚，气血不足，经脉失养。时值冬令，治以养肝肾，调气血，疏经脉。膏以代煎，冀来年体健痛除，胎孕乃成。

熬膏做法：生晒参、西洋参另煎；制川乌、制草乌先煎；阿胶、鹿角胶、核桃肉、黑芝麻、红枣、莲肉、冰糖、陈酒、白蜜收膏。

### 🌿 居家养护

产后要注意保暖，避免居住环境寒冷潮湿。

重视产后饮食调理，多吃动物肝脏、海带、紫菜、黄豆、菠菜等含铁的食物。

红糖内含有较多的铁质、核黄素及锌、锰、钙、铜等多种微量元素，宜于食用。

产后多汗，气虚、血虚都可引起，要重视补气养血。

产后恶露不绝的，以恶露的量、色、质、气味等辨别寒、热、虚、

实。量多，色淡红质清稀，无臭味，多为气虚；量多色红或紫，质黏稠而臭秽，多为血热；色紫黯有块，多为血瘀。治疗应虚者补之，热者清之，瘀者攻之，辨证施治。

## 2. 月经不调

月经不调即月经病，其范围很广，表现有经期紊乱，经血的色、量、质方面发生变化，有月经先期、月经后期、月经先后无定期、月经过多、月经过少等。

治疗上，要重视月经周期和出血量的改变，结合月经的周期、颜色、质地、数量及全身症状从寒、热、虚、实进行辨证治疗，能收到很好效果。

一是理气，通调气机，开郁行气，通过理气达到调经的目的，即如古人说的"调经疏肝为先，疏肝经自调"。二是健脾，月经的物质基础是血，血的来源是水谷精微的化生，调月经要重视健运脾胃，补脾胃以资血之源。三是补肾，补肾以长先天之精，化生肾水，补给先天物质基础，充盈血海。四是调和气血，气为血之帅，血为气之母，病在气者，当以治气为主，佐以养血，病在血者则以治血为主，佐以补气。

月经不调属血热的，经血色红或有紫块或血色深红，质黏而稠，心胸烦闷，面红口干，咽干口燥，颜面潮红，尿黄便结，舌红苔黄，治宜清热凉血。

月经不调属血虚的，经期错后，量少色淡，质清稀，头晕眼花，心悸怔忡，少寐多梦，面色萎黄无华，舌淡少苔，治宜补血益气。

月经不调属血寒的，经期延后，色黯量少，小腹冷痛，得热则减，或畏寒肢冷，面色苍白，舌苔薄白，治宜温经祛寒。

月经不调属气滞的，月经延后，量少色黯有块，小腹胀甚而痛，胸胁乳房胀痛，舌质黯，治宜理气活血。

月经不调属肝郁化热的，经行不畅，胸胁乳房及小腹胀痛，胸闷不舒，烦躁易怒或善叹息，嗳气食少，经血色红或紫，舌边尖红，口苦咽干，苔薄黄，治宜疏肝解郁清热。

月经不调属气虚的，经行先期，或经期延长，量多色淡质清稀，神疲肢软乏力，心悸气短，食少便溏，小腹空坠，舌淡苔薄，治宜补气摄血。

月经不调属血瘀的，月经错后，或经来量少，色紫黑有块，小腹胀痛拒按，或刺痛，血块排出后其痛减轻，舌质紫黯或有瘀点瘀斑，治宜活血化瘀。

## 膏方 1

炙当归 120 克，制续断 120 克，制女贞子 90 克，炙甘菊花 45 克，炒玉竹 90 克，炙川芎 45 克，草决明 60 克，炒山药 90 克，炒丹参 120 克，鸡血藤 120 克，天麻 45 克，炒党参 180 克，生地黄 180 克，秦艽 60 克，川郁金 45 克，炒白术 90 克，熟地 180 克，千年健 90 克，炙青皮 45 克，沙苑蒺藜 90 克，制首乌 90 克，煨狗脊 150 克，夏枯草 60 克，炒杜仲 90 克，炒白芍 60 克，炙甘草 45 克，炙陈皮 90 克，龙眼肉 120 克，红枣 120 克，白果肉 120 克，阿胶 180 克，霞天胶 120 克，冰糖 500 克。

本膏方为叶熙春治例，见《一代良医叶熙春》。案述：王某，女，41 岁。11 月就诊。杭州。生育过多，又复流产，阴血耗伤，冲任攸亏，经来愆期，色淡量少，平时带淋甚多，头晕目眩，心悸寐劣，腰酸足软，不耐步履之劳。旧冬服膏滋方后，今春以来，诸恙悉减，经水已能按期，惟量不多。近因劳累，腰酸复甚，头晕乏力。苔薄白，脉细。冬令调补当予滋阴养血，填补肝肾，使肾气充沛，冲任得养，诸症自可向愈。

原方党参作上潞参，米炒；山药、白术均米炒；阿胶、霞天胶、冰糖均于收膏时放入。

**膏方2**

炙黄芪 90 克，炒山萸肉 30 克，炒山药 60 克，党参 120 克，
远志肉 15 克，炒扁豆 60 克，续断 60 克，炒白术 60 克，
白茯苓 90 克，炙甘草 15 克，制首乌 120 克，菟丝子 60 克，
补骨脂 60 克，巴戟肉 60 克，枸杞子 60 克，制香附 45 克，
沙苑蒺藜 90 克，陈皮 30 克，熟地 120 克，制半夏 45 克，
炒当归 45 克，杜仲 90 克，炒白芍 45 克，丹参 45 克，
泽泻 30 克，生地 120 克，炒酸枣仁 30 克，阿胶 90 克，
鹿角胶 60 克，龟甲胶 60 克。

本膏方为张聿青治例，见《张聿青医案》。案述：沈，女。阴虚气弱，脾不运旋，封藏不固。每至冬令，辄易感风，大便或结或溏，经事愆期，不时带下，苔薄白，脉濡细，拟气阴并调。二诊从前法扩充。三诊：脾虚则不运，肾虚则不藏，脾不运则大便时溏，肾不藏则封固不密。每至冬令，易召外感，而为喘咳，经事遂不应期，带脉从而不固。宜从脾肾并调。

原方沙苑蒺藜盐水炒，熟地砂仁炙，白术用于术，沙苑蒺藜、菟丝子盐水炒，当归、白芍酒炒，生地姜汁炙。熬膏做法：阿胶、鹿角胶、龟甲胶三胶烊化收膏。服用方法：每日 1 次，晨起服 1 匙。治疗经过：本案一诊气阴并调，用药有党参、茯苓、炒山药、酒白芍、炒扁豆、沙苑蒺藜、白术、炒木瓜、菟丝子、枸杞子、六味地黄丸。二诊：脾虚则大便或结或溏，肾虚则封藏不固。收藏之令，辄易感冒咳嗽，经不应期，时为带下，脉象濡细。气阴并调，从前法扩充，用药炒山萸肉、熟地、白芍、橘白、党参、炒白术、山药、炙甘草、茯苓、炒沙苑蒺藜。三诊从脾肾并调，用膏方调补。

### 居家养护

精神生活调节的好坏，对病情的发展转归有很大影响。要注意调摄精神，保持心情舒畅。生活在舒适和谐的环境中，人们的心情愉悦，有利于疾病的康复。所以优化月经病患者的生活环境，是早日康复的有效手段。

合理调配饮食，重视脾胃功能的提高。病证属寒的宜温，可选食生姜、羊肉、核桃肉、韭菜、饴糖等；病证属热的宜凉，可选食苦瓜、冬瓜、黄瓜、丝

瓜、荸荠等；阳虚可吃海参、虾，阴虚可吃牛肉、鸡蛋、黑鱼、芝麻、银耳等。

不要劳作过度，避免过度劳累而诱发疾病。

注意保暖，特别是月经后期；痛经者，经期慎食冷食，不洗冷水澡，重视腹部保暖。

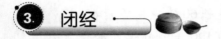

### 3. 闭经

闭经是成年妇女常见的妇科疾病，有生理性和病理性之分。青春期前、妊娠期、哺乳期、绝经后月经的停止，均属于生理性闭经。

病理性闭经，主要是下丘脑、垂体、卵巢或子宫出现的器质性或功能性的变化而引起。根据障碍发生的部位分为子宫性闭经、卵巢性闭经、垂体性闭经及下丘脑性闭经4种类型。

子宫性闭经：闭经的原因在子宫，虽卵巢功能正常，但子宫内膜不能产生正常的反应，因而不来月经。引起子宫性闭经常见的疾病有先天性子宫发育不全或缺如，子宫内膜损伤或粘连，子宫或子宫内膜切除后或宫腔内放射治疗后均可出现子宫性闭经，对雄激素不敏感。

卵巢性闭经：指原发于卵巢本身的疾患或功能异常所致的闭经。可为先天的，亦可是后天的。卵巢性闭经诊断的两个主要内分泌指标是雌激素水平低落和促性腺激素水平升高。

垂体性闭经：垂体的病变所致促性腺激素的合成及分泌障碍，从而影响卵巢功能而导致闭经。具体分为三种：一是原发性垂体促性腺功能低下，二是继发性垂体前叶功能低下，三是垂体肿瘤。

下丘脑性闭经：

中医认为，闭经有精神、神经因素，颅内器质性病变，慢性消耗性疾病等原因，表现为黄体功能不足，无排卵月经、月经稀少或闭经。有虚实之分，虚者多因气血不足和肾虚，实者多由寒凝、气滞和血瘀。治疗上，气血不足者补益气血；肾虚者补益下元；寒凝者温经散寒；气滞者疏肝理气；因血瘀引起者则需活血化瘀。

治疗血虚肾亏所引起的闭经用刘奉五老中医的"四二五合方"，即四物汤（当归、熟地黄、白芍、川芎）加二仙（仙茅、淫羊藿）加五子（菟丝子、覆盆子、枸杞子、五味子、车前子），用于治疗下丘脑性闭经，可获满意疗效。

**膏方1**

生晒参100克，西洋参50克，炒川断150克，桑寄生150克，
山萸肉100克，制黄精120克，生地120克，熟地120克，
当归150克，肉桂50克，桂枝50克，肉苁蓉120克，
葛根300克，石楠叶150克，淫羊藿300克，菟丝子120克，
茯苓300克，麦冬120克，炒苍术120克，月季花100克，
鸡血藤300克，制首乌150克，女贞子100克，旱莲草120克，
制香附100克，阿胶500克，鹿角霜250克，炒芝麻200克，
核桃肉200克，红枣200克，冰糖500克，陈酒500毫升。

本膏方为薛永玲治例，见《冬令调补择膏方》。案述：郭，女，22岁。2005年12月9日就诊。月经稀发三四年。14岁经水初潮后，经期30～60日一行。平时头晕，畏寒，夜寐梦扰，大便欠畅。超声示子宫偏小，放射免疫检查提示性激素均低下。今年来，经转必用药方能见经血。苔薄，脉沉细。肾气不足，肝血虚，血海无源，月事不能按时而下。拟益肾养肝调经，宁心安神。时值冬令，此膏代煎，以冀来年经调体健。

熬膏做法：生晒参、西洋参、鹿角霜另煎，待收膏时入，阿胶、冰糖、陈酒收膏用。

**膏方2**

熟地200克，山萸肉150克，炒当归150克，川芎150克，
赤芍150克，别直参30克，紫河车150克，枫斗250克，
九制首乌200克，制黄精150克，肉苁蓉150克，山药200克，
茯神200克，黄芪200克，杜仲200克，怀牛膝150克，
浙贝150克，厚朴花120克，菟丝子150克，生白术200克，
制香附120克，枸杞子200克，女贞子200克，远志60克，
玫瑰花30克，桃仁120克，西红花15克，谷芽200克，
麦芽200克，大枣250克，龙眼肉150克，阿胶200克，
鹿角胶200克，冰糖200克。

本膏方为施仁潮治例。沈，女，35 岁。上虞。2008 年 12 月 6 日就诊。经事后期，经常月经延后，本次月经在三个月前，量少。精神委靡，面色萎黄，头晕，眼花，口干，烦热，大便干涩，胃中不适，纳差。苔薄，舌淡红，脉细。治法：养血滋肾，健脾益胃。

熬膏做法：上药枫斗先煎 4 小时，加余药煎两汁，浓缩；别直参、西红花、紫河车另煎加入，龙眼肉、阿胶、鹿角胶、冰糖收膏。服用方法：每日 2 次，每次 1 匙，用开水冲服。

## 家庭养护

做好病因预防，做到早发现，早治疗。

保持心情愉快舒畅，减少精神刺激与其他不良刺激，以免影响月经的正常来潮。

应注意保暖，避免淋雨、涉水、感受寒邪等。

选食性温的食物，不吃寒凉冰镇饮食。

劳逸结合，加强体育锻炼，以增强体质。

## 4. 崩漏

崩漏是指妇女非周期性子宫出血。青春期和更年期妇女多见。

"崩"，指发病急骤，暴下如注，大量出血；"漏"，指病势较缓，出血量少，淋漓不绝。

崩漏是妇女月经病中较为严重复杂的一个症状。西医的功能性子宫出血、女性生殖器炎症、肿瘤等所出现的阴道出血，皆属崩漏范畴。

崩漏属阴道非正常性出血，要注意以下情况：阴道出血量多，小腹部扪及肿块者，考虑子宫肌瘤或肿瘤；妊娠阴道出血；产后恶露不绝。

崩漏失血过多，提防出现贫血，而见面色苍白，唇色淡白，头晕目眩，精神倦怠，气短无力，心悸不宁，失眠多梦等。

甚则虚脱，表现为神昏面白，四肢冰冷，汗出淋漓，气短喘促，脉浮大无根或沉伏不见。

治崩要以止血为先，以防晕厥虚脱，待血少或血止后，可审因论治，亦即急则治其标、缓则治其本的原则。缓解期要考虑任脉亏损，肝肾失调。

《丛桂草堂医案》载，李姓妇年逾四旬，素患血崩症，遇劳则发，思虑恼怒亦发。每发时，予皆以养阴止血之法奏效。壬子正月，病大剧，下血成斗，心悸头晕，奄奄一息。两脉虚弱，面色无华。盖失血过多，势将脱矣。因师魏柳洲治宋申甫室人之法，用熟地八钱，枸杞子五钱，阿胶四钱，枣仁四钱，潞党参三钱，作一煎剂，每日服尽。服后心悸稍定，血下亦稍缓，接服三剂而血止。复以此方加麦冬、柏子仁等作膏剂，常服而痊。

### 膏方1

焦潞党参120克，炒白术60克，熟地120克，煨金樱子120克，
焦山楂90克，砂仁30克，远志60克，炒川断120克，
桑寄生120克，仙鹤草150克，伏龙肝150克，补骨脂60克，
鸡冠花120克，炮姜炭60克，牛角腮90克，海螵蛸120克，
制狗脊120克，炒酸枣仁90克，制首乌120克，焦神曲90克，
莲须90克，枸杞子90克，茯苓120克，炙黄芪120克，
怀山药120克，当归90克，覆盆子120克，陈皮60克，
阿胶150克，鹿角胶60克，椿根皮120克，合欢皮120克，
核桃肉90克，龙眼肉90克，湘莲子120克，冰糖250克，
陈酒240克。

本膏方为朱南孙治例。案述：李，女。28岁。1984年11月15日。女子以血为主，主于心，藏于肝，而统摄于脾肾。脏腑调和，气血充沛，则冲盛任通，经事正常。悉由长期脾虚便溏，乃至肾虚气陷，身形羸弱。自15岁月经初潮起，周期无定，或量多如崩，或淋漓日久方止，至今已逾十载。时感头晕神疲，夜寐不安，心悸气促，下肢酸软，时常便溏。苔薄腻，舌略偏红，脉弦细带数，重按则隐。前经调治，便溏已瘥，经事基本好转。值此阴复、封蛰之时，进以健脾益肾，统摄冲任之品，预卜来年，病除康复，精力充沛。

**膏方2**

黄芪 150 克，党参 150 克，白术 100 克，炙甘草 50 克，
柴胡 50 克，白芷 100 克，藁本 100 克，当归 100 克，
白芍 100 克，川芎 70 克，熟地 100 克，炒续断 100 克，
木香 50 克，陈皮 50 克，茯苓 100 克，荷叶 2 张，
龙眼肉 100 克，生姜 60 克，大枣 60 克，冰糖 400 克。

本膏方为丁光迪治例，见《中医临床家丁光迪》。案述：陆，女，34
岁。南京。1986 年 9 月。月经不调，大多推迟，已经八、九个月，上月
经至，出血 20 余天才净。本次断续已经 40 余天，尚漏下淋漓，或多或
少，多时又似经潮，血色或鲜或晦，很少血块，腰酸坠重，头昏脚软，疲
乏畏寒，面色萎黄，食欲不振，睡眠不安，时易惊醒。舌嫩稍胖色晦，脉
细弱，按之微弦。气虚下陷，脾失统裹，治以升阳举经。经中药调治，先
后三诊，共计 20 剂，再用膏方，意在益气养荣固本。

熬膏做法：荷叶扯碎，合余药同煎，冰糖收膏。随访结果：用汤药调
治后，诸症平善，再服膏方，病即痊愈，形体亦渐丰腴。

### 家庭养护

精神愉快，不要在思想上产生不必要的压力。
注意劳逸结合，要有充足的睡眠，不参加重体力劳动和剧烈运动。
增加营养，多吃含蛋白质丰富的食物以及蔬菜和水果。
慎吃辛热食物，如姜、葱、蒜、辣椒、香菜、羊肉、狗肉等。

## ⑤ 妇科炎症

妇科炎症是指女性生殖系统炎症，多由于感染引起。
炎症可发生于下生殖道如外阴炎、阴道炎及宫颈炎；也可侵袭上生殖
道，发生于子宫及其周围结缔组织、输卵管、卵巢及盆腔腹膜。
炎症可局限于一个部位，也可同时累及几个部位，上生殖道炎症又称为盆
腔炎。若在急性期未得到彻底治愈，则转为慢性盆腔炎，往往经久不愈，并可

反复发作，不仅严重影响妇女健康、生活及工作，也造成家庭与社会的负担。

重视妇科检查，重视治疗。定期到正规的医疗机构妇检，如果发现炎症，应及时有效地治疗，以免延误治疗时机演变为慢性炎症。

中医多从带下论治，着眼于冲、任、带脉及肝脾肾三脏功能调理，对症下药。采取中药口服、阴道纳药及煎煮熏洗的治疗方式，多途径给药，可促进炎症的消除，粘连的松解；并可提高患者的体质，有效防止炎症的反复发作，改善月经不调、疼痛等临床症状。内服用药，重在清利湿热，疏肝行滞，后期膏方调养，健脾补肾，调补冲任。

## 膏方1

炙黄芪90克，炙熟地150克，炒菟丝子90克，炒补骨脂60克，
党参120克，茯神60克，牡蛎120克，炒白术60克，
杜仲90克，制首乌120克，炒沙苑蒺藜90克，穞豆衣90克，
炒山药60克，炒当归60克，炒白芍60克，狗脊120克，
炒枸杞子90克，法半夏60克，炒续断90克，炒陈皮30克，
炒菊花45克，阿胶90克。

本膏方为张聿青治例，见《张聿青医案》。案述：孙，女。久带不止，液耗阳升，头旋眩晕，肝肾空乏，足膝作酸。带脉者，如带之围绕，为一身之约束。带脉有损，则脾胃之湿，由此渗溢，脂液由此俱耗。宜补益中气，兼摄脾肾。

原方黄芪、熟地炙过用，菟丝子、补骨脂、沙苑蒺藜盐水炒，当归、白芍酒炒，陈皮土炒，山药、枸杞子、续断、菊花均炒过用；白术用野于术。熬膏做法：将药共煎浓汁，溶入阿胶收膏。

## 膏方2

生地黄120克，熟地120克，党参300克，炒白术120克，
白茯苓120克，木香120克，炒当归120克，炙远志120克，
炒酸枣仁200克，夜交藤300克，郁金120克，炙黄芪200克，
砂仁90克，蔻仁90克，佛手120克，绿梅花100克，

玫瑰花 100 克，厚朴花 90 克，代代花 100 克，枸杞子 300 克，
制首乌 300 克，毛姜 100 克，柴胡 90 克，炒白芍 120 克，
制香附 120 克，丹参 150 克，失笑散 90 克，丹皮 120 克，
山药 300 克，泽泻 100 克，山萸肉 90 克，紫石英 150 克，
薏苡仁 200 克，椿根皮 120 克，蚤休 120 克，姜半夏 120 克，
白芷 120 克，炒杜仲 120 克，续断 120 克，菟丝子 120 克，
枸杞子 300 克，益智仁 120 克，桑葚 300 克，仙灵脾 200 克，
淡竹叶 90 克，女贞子 100 克，沙苑蒺藜 120 克，白蒺藜 120 克，
陈皮 90 克，龟甲胶 300 克，阿胶 100 克，鹿角胶 100 克，
冰糖 500 克，黄酒 250 克。

本膏方为徐志瑛治例，见《徐志瑛膏方经验》。案述：陆，女，29 岁。杭州。2007 年 11 月 16 日就诊。女子四七，五脏六腑、十二经脉大定，气血满盈，肌肉方坚，当阴平阳秘，精神乃治，正气内存，邪不可干。因气血亏乏，肾气未盛，影响脾运，脾胃失和，水液易聚，蕴湿下注，带脉受困，胞宫虚寒，髓海不足，血不余，发脱难长，神难守舍，肾气化不利。结婚一年未孕，腹痛，带下黄白相间，月经提前，量多，头痛甚至恶心，耳鸣乏力，夜寐多梦，身肢怕冷，纳可脘胀，嗳气则舒，脱发腰酸，夜尿易频，大便干燥。苔白，舌质红，脉细缓。予养血柔肝，理气和胃，健脾化湿，暖宫益肾之法。

熬膏做法：上药水煎浓缩，加龟甲胶、阿胶、鹿角胶、冰糖、黄酒收膏，冷藏备用。服用方法：每日早晚各 1 次，每次 1 匙，用开水冲服。注意：外感或腹泻时停服。

### 🌿 家庭养护

注意生殖器官的卫生，正确冲洗外阴，勤换内衣内裤，内裤不宜使用化纤类织物，不使用卫生不合格的女性卫生用品，避免直接和间接的病原体感染。

调节心情，避免情绪紧张。

做摩腹锻炼，注意腹部保暖。

忌食辛辣、生冷、滋腻之品。

疼痛剧烈时可以配合采用针灸治疗，也可热敷小腹部，艾灸关元、气海等。

## 6. 子宫内膜异位症

子宫内膜异位症是指具有生长功能的子宫内膜，在子宫被覆面以外的地方生长繁殖而形成的一种妇科疾病。其中异位于子宫肌层的，称内在性子宫内膜异位症或子宫腺肌症；异位于子宫肌层以外部位的，称外在性子宫内膜异位症。外在性子宫内膜异位症为多。

子宫内膜异位症是一种发病率日益升高的妇科常见病，多见于30～40岁的妇女。患者多并发不孕，一旦妊娠，异位内膜也呈蜕膜改变，病变缩小或消失，症状缓解。绝经后异位内膜也随卵巢功能衰退而逐渐萎缩吸收，但也偶见于绝经后发病者。

本病的主要症状是继发性痛经，伴下腹部和背部进行性疼痛，常可放射至腿部。疼痛常于月经1～2天开始，相当于异位子宫内膜出血时，疼痛开始达到最高峰。大多数患者在行经期疼痛可缓解。但在晚期患者中，尤其是当盆腔有广泛和显著粘连时疼痛可持续存在。典型的继发痛经患者年龄多在30～45岁之间。有的子宫内膜异位病灶导致子宫后倾，常有性感不快、性交痛，甚至性交困难。约1/3原因不明的不孕与子宫内膜异位症有关。

### 膏方1

生晒参100克，西洋参100克，炒续断150克，杜仲150克，
肉苁蓉100克，桑寄生150克，山萸肉100克，补骨脂100克，
制黄精120克，炒当归150克，太子参150克，炙黄芪200克，
生地100克，熟地100克，肉桂50克，桂枝50克，
吴茱萸50克，生甘草100克，茯苓120克，炒五灵脂120克，
元胡200克，徐长卿150克，生白芍300克，陈皮90克，
炙狗脊150克，海藻300克，三棱200克，天葵子200克，
紫石英300克，阿胶500克，鹿角霜250克，核桃肉200克，
黑芝麻200克，炒酸枣仁200克，冰糖500克，陈酒500克。

本膏方为薛永玲治例，见《冬令调补择膏方》。案述：陈，女，28岁。2005年11月26日就诊。经行腹痛，畏寒肢冷，时腰酸，夜寐欠安已年半之久，有子宫内膜异位症宿恙。平时月事尚能按期而至，生育一子，流产两次。苔薄，舌红，脉细。证属寒瘀互结，癥积胞宫，拟暖宫化瘀，消癥止痛，佐以益肾之品。

熬膏做法：紫石英先煎；生晒参、西洋参另煎，待收膏时入。

## 膏方2

生晒参150克，炒白术150克，茯苓250克，山药250克，
炒当归150克，川芎120克，赤芍150克，炒柴胡150克，
炒枳壳150克，炒陈皮120克，姜半夏120克，炒薏苡仁300克，
左金散120克，炒防风120克，蛇舌草300克，藤梨根300克，
猫爪草120克，野生灵芝300克，枫斗250克，漏芦250克，
煨木香120克，扁豆衣150克，谷芽200克，麦芽200克，
龟甲胶200克，鳖甲胶200克，木糖醇200克。

本膏方为施仁潮治例。谭，女，55岁。2014年4月10日就诊。诸暨人民医院病理诊断：子宫内膜呈增生反应，部分复杂型增生伴轻中度异型增生。同时报告慢性浅表性胃炎（中度）伴糜烂，双侧颈部多发淋巴结，乳多囊性暗区（右侧多发，双乳多发低回声区），总胆固醇：5.65mmol/L，Ca72-4：47.8U/ml。症见胃脘痞塞，经来前胸乳痛，经来时腹痛，大便溏泄、日两行。苔薄腻，质胖，边有齿痕，脉弦细数。拟健脾益胃，疏肝理气。

熬膏做法：上药野生灵芝、枫斗先煎4小时，入余药煎两汁，浓缩；生晒参另煎加入，龟甲胶、鳖甲胶、木糖醇收膏。服用方法：每日2次，每次1匙，用开水冲化服用。随访结果：2015年2月12日复诊，服用膏方后，胃脘痞塞、大便溏薄、胸乳痛、腹痛症状都有很大改善。

### 居家养护

尽量减少不必要的创伤性妇科手术，避免在临近月经期进行不必要的

妇科检查。

调整心理状态，建立勇气自信心。

调整饮食结构，少盐、禁咖啡，补充维生素 E。

忌寒凉，少肥厚油腻，慎酸咸重味，多吃温性补益作用的食物，如核桃肉、红枣、桂圆、红糖等。

运动锻炼。每周运动超过两小时的女性，得子宫内膜异位症的几率比没有运动者少一倍，其中以练习跑步和弹跳效果最佳，因为这对肌肉和关节的牵拉和刺激作用最强，后者又能提高雄性激素的浓度。

## 7. 乳腺增生

乳腺增生是一种乳腺组织的良性增生性疾病，特点是单侧或双侧乳房疼痛，并出现肿块，肿块和疼痛与月经周期及情绪变化密切相关。

本病好发于中青年妇女，多见于 20~50 岁妇女。乳房肿块可同时或相继在两侧乳房内发生，多个而大小不一，扪之有豆粒大小的韧硬结节，可有触痛。肿块边界欠清，与周围组织不粘连。乳房胀痛每随喜怒而消长。胀痛常有周期性，月经前加重，月经来潮即缓解。

钼钯 X 线乳房摄片、冷光源强光照射、B 超扫描、液晶热图像等检查有助诊断，必要时做组织病理学检查。

清代名医王孟英曾治一女子，乳房肿块。他医治疗，给服温补药，肿块增大，胀痛加重，夜间潮热，胃纳差，月经延后，痿软无力，卧床不起。王孟英惊呼：此乳岩之渐也，岂有用补之理？

分析病证，起因在于忧郁损伤，肝失疏泄，治法不在补，需要蠲痰泄浊，疏肝解郁。于是，先用当归龙荟丸，胸乳痛胀减轻，潮热退去，胃口好转，月经也恢复正常了，接着改用虎潜丸补肾益阴，调养半年，得以安和。

当归龙荟丸用药有当归、龙胆草、芦荟等，重在泻火通便，清泻肝胆；虎潜丸用药有黄柏、龟甲、知母、生地黄等，功能滋阴降火，强壮筋骨。案载，治疗中还用了另一重要药物——贝母，"凡前后计用川贝母七八斤"。

中药贝母分为川贝母与浙贝母两种。川贝母系主产于四川的贝母，味甘、苦，性微寒，功能清热润肺，化痰止咳，用于治疗肺虚久咳，虚劳咳嗽，燥热咳嗽；浙贝母主产浙江，味苦，性寒，功能清热化痰，止咳，消肿散结，开泄力大，用于痰热咳嗽，感冒咳嗽，瘰疬疮痈肿毒及乳痈、肺痈等。

从价格上比较，川贝母要高出浙贝母好几倍；从治乳痈、乳癌角度看，浙贝母有消肿散结的优势。所以，在乳腺肿块的治疗中，浙贝母的应用更被重视。

## 膏方1

炙黄芪300克，党参300克，白术200克，茯苓200克，
麦冬100克，白芍100克，厚朴50克，枳实50克，
佛手50克，大腹皮50克，苏梗50克，谷芽50克，
麦芽50克，郁金150克，制香附50克，川芎100克，
丹参300克，赤芍药100克，淫羊藿150克，肉苁蓉150克，
鹿角片100克，天冬100克，当归300克，何首乌200克，
生地黄200克，熟地200克，菊花50克，黄芩50克，
核桃肉150克，红枣150克，枸杞子100克，阿胶400克，
西洋参100克，生晒参200克，饴糖200克，冰糖250克。

本膏方为唐汉钧治例，见2007年第1期《上海中医药杂志》。案述：杨，女，38岁。甲申年初冬日。双乳经前胀痛已年余，渐次加重，两乳外上象限可及片状肿块，质地坚韧，有触痛。B超示：双乳乳腺增生。萎缩性胃炎5年许，入晚胃脘两胁胀气不适，大便有时干，或稀薄不调，舌红，苔薄，脉细。素体脾胃虚弱，工作压力大，日久情志为患，肝气郁滞，证属肝气犯胃，冲任不调，治拟健脾疏肝理气血，补肝益肾调冲任。

熬膏做法：依法制膏。服用方法：每日晨起或睡前，用沸水冲饮1匙。随访结果：服膏方后，患者经前双乳胀痛症状明显缓解，多年胃疾也少有发生。再以煎剂适当巩固，并嘱劳逸结合，张弛有度。

**膏方 2**

生地 200 克，熟地 250 克，天冬 150 克，麦冬 150 克，
炒丹皮 150 克，炒当归 150 克，炒白芍 200 克，益母草 300 克，
椿根皮 250 克，炒蒲黄 60 克，生晒参 250 克，黄芪 300 克，
山药 250 克，土茯苓 250 克，莪术 150 克，川芎 150 克，
赤芍 150 克，炮山甲 120 克，木香 90 克，野生灵芝 300 克，
九制首乌 250 克，泽泻 120 克，泽兰 150 克，王不留行 150 克，
血余炭 150 克，仙鹤草 300 克，旱莲草 300 克，枸杞子 250 克，
西红花 15 克，阿胶 250 克，鳖甲胶 250 克，木糖醇 200 克。

本膏方为施仁潮治例。项，女，39 岁。台州。2013 年 12 月 7 日就诊。患有崩漏、腹痛病症。长年月经不调，有时会缠绵一两个月，上月持续 30 多天。经来前三五天即胸乳痛，经前一天腹痛，多夹血块，面色萎黄，眶下虚浮，神疲乏力，心烦不适，睡眠多梦，苔薄腻，舌红，脉细。B 超报告：两侧乳腺增生、子宫肌瘤、宫颈管积液。阴虚内热宜养阴凉血，气滞血瘀当行气活血；尽管崩漏出血，虑及有瘀血阻滞血不归经，治宜养阴疏肝，凉血活瘀。

熬膏做法：上药炮山甲、野生灵芝先煎 4 小时后合余药煎两汁，浓缩；西红花、九制首乌另煎，阿胶、鳖甲胶、冰糖收膏。服用方法：每日 2 次，每次 1 匙，用开水冲服。随访结果：2014 年 3 月 22 日告知，吃膏方后，经期一周左右，精神气色都有好转，胸乳痛、腹痛明显减轻。

### 🌿 居家养护

保持心情舒畅，情绪稳定。

适当减少脂肪类食物。

及时治疗月经不调、慢性盆腔炎、子宫肌瘤等疾病。

配合服用中成药乳癖消片、小金丹、乳康片等。

定期检查，防止恶变。

## 8. 子宫肌瘤

子宫肌瘤是女性生殖系统最常见的良性肿瘤，主要是由子宫平滑肌组织增生形成。其临床表现与肌瘤生长部位、大小相关。主要为月经的改变，或量多，或经期延长，或周期缩短等，还可伴尿频、尿急、排便难及腹痛等。妇检可触及肿块，B超、子宫造影、内镜可助确诊。

本病多发生于 35～50 岁。据资料统计，35 岁以上妇女约 25％ 发生子宫肌瘤，但多数患者因肌瘤小、无症状，而未能发现。一般认为长期和过度的雌激素刺激使平滑肌细胞增生而成。

重视妇科病普查。一般普查宫颈刮片检查就可发现早期宫颈癌，B超检查也可尽早发现子宫及卵巢、盆腔的肿瘤，一年至少检查一次。发现子宫肌瘤不必过分紧张，除了少数情况外，一般都可以通过中医治疗，能控制和缩小子宫肌瘤，改善症状，促进妊娠，避免手术和复发。

中医药治疗，注重经络气血通畅，采用内服、外敷、灌肠等相结合的方式，综合调节，重建机体内环境的平衡，阻断肌瘤发生发展的恶性循环，从而能消除、缩小肌瘤或控制子宫肌瘤的进一步增长、新的病灶的出现。

嘉兴王女士，子宫肌瘤，同时有乳腺增生、慢性浅表性胃炎、便秘、颈椎病、失眠等。2007 年，她是冲着亚健康调理吃膏方的，担心子宫肌瘤不能吃膏方，施仁潮主任中医师解释，针对病症，活血化瘀，不会使肌瘤增大，反而有治疗作用。此后，王女士每年一料膏方，体质状况改善，肌瘤缩小。

### 膏方 1

生晒参 150 克，西洋参 120 克，炙鳖甲 250 克，炮山甲 60 克，
生黄芪 200 克，山药 200 克，茯苓 250 克，白术 200 克，
薏苡仁 300 克，浙贝母 200 克，石菖蒲 150 克，炒枳壳 150 克，
厚朴花 120 克，莪术 150 克，北沙参 150 克，枸杞子 250 克，

漏芦 150 克，炒当归 120 克，川芎 150 克，炒鸡金 150 克，
地骨皮 150 克，天麻 120 克，地榆 200 克，丹参 150 克，
藤梨根 300 克，炒槐花 150 克，九制首乌 300 克，西红花 15 克，
龟甲胶 150 克，鳖甲胶 300 克，木糖醇 250 克。

本膏方为施仁潮治例。郑，女，52 岁。杭州。2013 年 12 月 29 日就诊。子宫肌瘤 2.0 厘米×1.8 厘米，月经量较多，经来胸乳胀痛，赤白带下，口干，大便干结，苔浊腻，舌黯红，脉弦细。治则：活瘀消癥，养阴清热。

熬膏做法：上药炙鳖甲、炮山甲先煎 4 小时，加余药煎两汁，浓缩；生晒参、西洋参、西红花另煎加入，龟甲胶、鳖甲胶、冰糖收膏。服用方法：每日 2 次，每次 1 匙，用开水冲化服用。

## 膏方2

生晒参 150 克，茯苓 250 克，白术 150 克，柴胡 150 克，
炒枳壳 150 克，炒白芍 150 克，西红花 15 克，炒当归 120 克，
怀牛膝 150 克，白蒺藜 120 克，浙贝母 150 克，青皮 150 克，
陈皮 150 克，白及 150 克，薏苡仁 300 克，乌贼骨 150 克，
玉蝴蝶 100 克，玫瑰花 100 克，鸡血藤 250 克，厚朴 120 克，
新鲜铁皮石斛 350 克，漏芦 150 克，莪术 150 克，
枸杞子 250 克，寿仙谷灵芝破壁孢子粉 45 克，炮山甲粉 60 克，
龟甲胶 350 克，木糖醇 250 克。

本膏方为施仁潮治例。殷，女，44 岁。台州。2013 年 10 月 1 日就诊。子宫肌瘤，面色黯，多色斑，眼下黑，心悸气短，腰痛，月经提前四五天，经来腹痛、胸乳痛。苔白腻，舌暗淡，脉弦细。究其原因，一连吃了两年的美容胶囊和蛤士蟆。治则：健脾补肾，养血疏肝。

熬膏做法：上药加水浸 3 小时，煎两汁，浓缩；生晒参、西红花另煎加入，新鲜铁皮榨汁兑入，寿仙谷灵芝破壁孢子粉、炮山甲粉收膏时搅入，龟甲胶、木糖醇收膏。服用方法：每日 2 次，每次 1 匙，用开水冲化服

用。随访结果：当年 12 月 20 日复诊，述服膏方后经来腹痛、胸乳痛等症状减轻，烦热消除，要求开第二个膏方。

### 居家养护

多吃高纤维素的食品，如绿叶蔬菜、水果等。

少吃高脂肪、油炸或高胆固醇的食品。

不要盲目进补，避免诱发子宫及卵巢乳腺肿瘤。

以下情况应考虑手术治疗：经保守治疗无效者，绝经后子宫肌瘤增大者，肌瘤近期内有明显增大、肌瘤发生变性、怀疑有恶变可能者，由于肌瘤压迫导致反复流产或不孕者。

## 9. 发育不良

小儿发育不良表现为囟门迟闭，牙迟出或少出，肌肉松软，以及表情淡漠，反应迟钝，不爱说话，惊恐不安，夜卧不安，睡觉时磨牙，手脚抽动，汗多，不爱交往，烦躁夜啼等。属于中医的"五迟""五软"。

如发现有运动发育落后，对外界反应迟钝，语言发育差，表情呆板或有特殊面容者，应尽早到医院检查，以便及早诊断，作出相应的治疗。

发育不良与先天精气不足，后天调养失当有关。中医膏方从调补肾元，扶持脾胃功能着手，可以收到较好效果。

### 膏方 1

生黄芪 150 克，白术 100 克，防风 60 克，茯苓 90 克，
党参 150 克，野荞麦根 150 克，炒黄芩 120 克，浙贝母 50 克，
桑白皮 100 克，桔梗 60 克，枫斗 100 克，薏苡仁 100 克，
炒薏苡仁 100 克，白芷 100 克，海浮石 100 克，地肤子 120 克，
马齿苋 200 克，枳壳 60 克，紫背浮萍 120 克，天冬 100 克，
麦冬 10 克，鸡内金 200 克，炒当归 90 克，炒白芍 150 克，
山药 150 克，淡竹叶 60 克，桑葚子 150 克，炒杜仲 90 克，
生山楂 200 克，女贞子 18 克，化橘红 18 克，沙苑蒺藜 18 克，

白蒺藜 18 克，天竺黄 20 克，桑螵蛸 120 克，紫草 100 克，
炒谷芽 150 克，炒麦芽 150 克，地锦草 120 克，焦神曲 150 克，
陈皮 18 克，红枣 1000 克，冰糖 500 克。

本膏方为徐志瑛治例，见《徐志瑛膏方经验》。案述：姜，男，3
岁。杭州。2007 年 10 月 24 日就诊。幼儿肾气未充，肺气失固，曾因
肺炎高热昏迷，经治后痊愈。但风热之邪常缠于咽鼻之间，气道失宣，
痰易阻碍，故常咳嗽。脾胃失和，因饮食不节，造成胃失和降，腐熟困
难。易感冒咳嗽，咽喉时痛，纳食欠香，易出现腹泻。苔中白，舌质淡
红，脉细缓。为增强体质，予以益气固表，清肺祛风，理气和胃，健脾
益肾之法。

熬膏做法：上药水煎浓缩，加入红枣泥、冰糖收膏，冷藏备用。服用
方法：每日早晚各取 1 匙，用开水冲服。注意：外感或腹泻时停服。随访
结果：经调治后，体质明显增强，近一年内未发生疾病。

## 膏方 2

太子参 150 克，生地 100 克，天冬 100 克，五味子 50 克，
百合 150 克，炙远志 60 克，九节菖蒲 100 克，黄连 30 克，
淡竹叶 100 克，龙齿 300 克，柏子仁 100 克，白芍 100 克，
淮小麦 300 克，炙甘草 50 克，焦白术 100 克，杜仲 100 克，
怀牛膝 100 克，桑寄生 150 克，炒当归 100 克，陈皮 50 克，
竹沥半夏 100 克，橘络 50 克，益智仁 100 克，山药 150 克，
炙黄芪 150 克，首乌 150 克，菟丝子 100 克，炒谷芽 150 克，
红枣 150 克，阿胶 100 克，龟甲胶 60 克，鹿角胶 60 克，
核桃仁 250 克，冰糖 500 克，蜂蜜 300 克，西洋参 100 克。

本膏方系王霞芳治例，见《冬令调补择膏方》。吴，男，14 岁。
2002 年 12 月 25 日就诊。生长迟缓，身高体重均未达标。有哮喘史，近
年经治未发。平时盗汗头汗，易感咳嗽，上课注意力分散、走神，学习成
绩下降明显一年余，纳可便调。舌红苔净，脉细小滑。证属肾气本亏，阴

虚火旺，拟益气滋阴，补肾助长。

熬膏做法：上药浸一宿，武火煎煮 3 次，沉淀沥清去渣，文火收膏时，加入阿胶、龟甲胶、鹿角胶、核桃仁、冰糖、蜂蜜、西洋参，熬至滴水成珠为度。服用方法：每服 1 汤匙，用温开水调送，清晨最宜。注意：感冒、发热或呕吐、腹泻时暂停服用。随访结果：2003 年 12 月 15 日再诊，去岁调理以来，抵抗力增强，哮喘未发，偶有咳嗽，身高增长 10 厘米，形体尚瘦，上课注意力不易集中，学习成绩不够理想。苔净，舌红，脉细小滑。上方加重补肾助长之品，龟甲胶增量至 100 克，加鹿角 100 克，熟地 60 克，狗脊 100 克，茯神 100 克。再服一冬季，一年后身高增至 170 厘米。

### 居家养护

有针对性地补充食物营养。缺乏蛋白质和铁质的，多吃肉类、牛奶、蛋黄等食物；缺乏 B 族维生素的，多吃豆类、核桃等干果类；缺钙的多吃含钙高的食物如虾皮、牛奶、鱼；缺乏维生素 C 的，多吃西红柿、苹果等。

掌握正确的喂养方法，纠正不良饮食习惯，少吃甘肥黏腻之品，按儿童年龄，给予品种多样、容易消化的食品。

注意合理地安排膳食，食谱要做到粗细调剂，荤素搭配，花色多样，易消化吸收，新鲜可口，色香味俱全，多吃水果、蔬菜，吃得全一些，杂一些。

纠正偏食、吃零食和冷饮的习惯，少吃糖果、巧克力及油炸食物，少喝饮料、冷饮。

注意精神调养，既不能百依百顺，也不要打骂、恐吓、惩罚，让小儿保持良好的情绪。

加强户外活动，多晒太阳，增强体质。

### ⑩ 小儿疳证

小儿疳证是引起小儿虚弱消瘦的慢性疾病，主要表现为形体消瘦，面黄少华，毛发稀疏，精神不振，烦躁不宁，饮食异常，腹部胀大，皮肤干皱，大便不调。

各个年龄段的小儿都可发病，以 1~3 岁为多。主要是由喂养不当，或多种疾病影响，使脾胃功能受损，影响生长发育所致。

疳证小儿，形体消瘦明显，体重低于正常平均值的 15%~40%，严重者形体干枯羸瘦，体重可低于正常值的 40%。多兼有精神不振，或好发脾气，烦躁易怒，或喜揉眉擦眼，或吮指磨牙等症。

## 膏方 1

生晒参粉 8 克，党参 150 克，生白术 150 克，茯苓 100 克，
炙甘草 30 克，黄芪 150 克，柴胡 50 克，炒枳壳 100 克，
白芍 100 克，当归 100 克，生地 100 克，熟地 100 克，
砂仁 50 克，炒杜仲 150 克，枸杞子 100 克，山萸肉 100 克，
山药 150 克，泽泻 150 克，丹皮 100 克，菟丝子 100 克，
桑寄生 150 克，怀牛膝 100 克，狗脊 100 克，青皮 80 克，
陈皮 80 克，麦冬 100 克，广木香 60 克，川芎 60 克，
谷芽 200 克，扁豆 150 克，苏梗 100 克，补骨脂 100 克，
紫河车 100 克，阿胶 100 克，龟甲胶 100 克，鹿角胶 100 克，
核桃肉 500 克，莲子 500 克，冰糖 500 克，蜂蜜 200 克。

本膏方为王霞芳治例，见《冬令调补择膏方》。案述：林，男，14 岁。2007 年 8 月 24 日就诊。厌食咬甲，已有十年，挑食偏食，嗜好饮料，喜食香炒，面黄肌瘦，形体偏矮，饮食不当则中脘隐痛，时或腹泻，汗出较多。经中药调治后，脘和痛缓，纳增胃开。舌质胖红，苔薄白润，脉象濡细。证因脾胃气虚，纳运失司，厌食已久，气血生化乏源，导致肝肾不足，生长发育迟缓。故拟益气健脾养胃，滋肾壮骨助长。

熬膏做法：上药浸一宿，武火煎取三次，沉淀沥清，文火收膏时，加入阿胶、龟甲胶、鹿角胶、核桃肉、莲子、冰糖、蜂蜜，最后调入生晒参粉，熬至滴水成珠为度。

## 膏方 2

生晒参 120 克，北沙参 120 克，生白术 150 克，茯苓 150 克，炒山药 150 克，黄芪 150 克，炒陈皮 100 克，麦冬 100 克，五味子 60 克，生白芍 120 克，防风 100 克，扁豆衣 120 克，柏子仁 120 克，浙贝 120 克，新鲜铁皮石斛 250 克，野生灵芝 200 克，龙骨 300 克，寿仙谷灵芝破壁孢子粉 30 克，三七粉 60 克，大枣 150 克，炒鸡金 150 克，九制首乌 150 克，乌梢蛇 150 克，炒山楂 150 克，益智仁 120 克，远志 100 克，枸杞子 120 克，炒谷芽 200 克，炒麦芽 200 克，仙鹤草 200 克，龟甲胶 350 克，木糖醇 200 克。

本膏方为施仁潮治例。张，女，10 岁。龙泉。2014 年 1 月 18 日就诊。身高 129 厘米，体重 27 千克，面色暗滞，发稀质干，皮肤干涩，易感冒，睡眠不实，盗汗，磨牙，多梦；平时多挑食，不吃鱼肉，胃纳差，大便两三天一行。苔薄浊腻，舌黯红，脉细数。拟健脾益胃，补肺滋肾。

熬膏做法：上药龙骨、野生灵芝先煎 4 小时，入余药煎两汁，浓缩；生晒参、九制首乌、新鲜铁皮石斛另煎加入，寿仙谷灵芝破壁孢子粉、三七粉，连同龟甲胶、木糖醇收膏。服用方法：每日 2 次，每次 1 匙，用开水冲服。

### 🌿 居家养护

多呼吸新鲜空气，多晒太阳，增强体质。

保证居室空气流通、清洁，湿度、温度适宜。

提倡母乳喂养，喂奶要定时定量。

合理喂养，注意食物加工精细，清洁卫生。根据月龄和孩子食欲、大便的变化，增加适宜的辅食，保证断奶后儿童的营养供给。

饮食宜易于消化，含丰富营养，添加辅食掌握先稀后干、先素后荤、先少后多的原则，合理喂养。

1～3 岁的小儿，牙齿已经长齐，活动量也大大增加，要供给足够的优质蛋白质食物。

4～6 岁的孩子，一般都是和成人一起进餐。要重视营养保证。学龄儿童要吃好早餐，质量要高，如牛奶、鸡蛋、肉类。不要冷饮冷食，以免伤害脾胃。

要从小养成良好的饮食习惯。不偏食挑食，不吃零食，糖、肉要适量。多作捏脊保健，腹胀者配合摩腹。

## 11. 反复呼吸道感染

反复呼吸道感染，是指呼吸道感染次数频繁，超过了一定范围，通常发病率为20％左右。反复呼吸道感染是小儿常见病，以2～6岁最常见，一般在一年内有7～10次以上的上下呼吸道感染。

本病多为先天性因素，或机体免疫功能低下，或微量元素和维生素缺乏，或喂养方式不当，以及遗传、护理、居住环境等多种因素综合作用的结果。

反复呼吸道感染易感者除多患呼吸道疾病外，还有食欲缺乏、盗汗、体重不增、面色萎黄等。本病属于中医"虚证"范畴。由于小儿禀赋不足，肺脾两虚，肺气虚弱则表卫不固，脾胃虚弱则化源不足，五脏皆虚，故易受外邪侵袭而致病。

### 膏方1

生黄芪200克，生白术120克，防风90克，鹅不食草40克，
苍耳子90克，白芷120克，桔梗120克，桑白皮120克，
浙贝母150克，野荞麦根200克，炒黄芩150克，木蝴蝶90克，
天竺黄120克，皂角刺90克，枳壳120克，生薏苡仁120克，
炒薏苡仁120克，生山楂300克，怀山药300克，茯苓120克，
生地120克，熟地120克，丹皮120克，泽泻100克，
山萸肉100克，制玉竹150克，桑葚300克，金樱子300克，
桑螵蛸150克，炒杜仲120克，续断120克，覆盆子120克，
菟丝子120克，女贞子100克，淡竹叶90克，夜交藤300克，
沙苑蒺藜100克，白蒺藜100克，陈皮90克，红枣1000克，
冰糖500克。

本膏方为徐志瑛治例，出自《徐志瑛膏方经验》。案述：罗，男，14岁。宁波。2007年12月26日就诊。少儿肺失清肃，不能卫外，反复感受风寒，常缠咽鼻之间，平时饮食不节，伤及脾胃，脾失健运，胃失和降，影响生化气血，髓海未充，脑脉失养，肾气未盛。容易感冒，鼻流清涕，咽痒有痰，纳可口臭，泛酸时胀，夜寐呓语，多梦，夜尿1~2次，舌质红苔白，脉细缓。予益气固表，利咽通窍，清胃健脾，消化积滞，益肾养血之法。

熬膏做法：上药水煎浓缩，红枣去核取肉捣成泥，连同冰糖收膏，冷藏备用。服用方法：早晚各1匙，用开水冲服。注意：外感或腹泻时停服。随访结果：2008年12月8日二诊述，经去冬调治后，感冒发作次数明显减少。

### 膏方2

太子参60克，麦冬60克，五味子45克，黄芪60克，
白术60克，防风30克，茯苓100克，薏苡仁100克，
制半夏60克，陈皮60克，桑白皮60克，地骨皮60克，
紫菀60克，款冬花60克，苏子60克，葶苈子60克，
竹茹100克，玄参60克，地肤子60克，蝉衣45克，
枳壳60克，杭白芍60克，甘草30克，丹参60克，
新鲜铁皮石斛200克，白果100克，莲子300克，
冰糖500克。

本案系王晓鸣治例。案述：刘，男，5岁。庆元。2012年11月19日就诊。素体肺脾不足，易感风邪，肺失宣发，凝液为痰；脾虚不运，生湿酿痰，上贮于肺，致幼时易感，咳嗽缠绵。近两年来，患儿感邪致咳，引动伏痰，发为哮喘，每年三四次。形体消瘦，食欲不佳，大便偏干，寐初出汗，皮肤湿疹，咽喉红肿，舌红苔白腻，脉滑数。哮喘缓解期，阴虚体质，病在肺脾，内蕴痰热。入冬调补肺脾，以培其本，调补之中，当予清化痰热以却病。

熬膏做法：上药水煎浓缩，白果、莲子研成细粉调入，冰糖收膏。随访结果：2013年11月22日二诊述，服用膏方后，感冒次数减少，哮喘

发作 1 次，易于控制，湿疹已愈，舌红苔白，脉数。再予调补肺脾，清化痰热膏方一料。

### 🌿 家庭养护

通过适当的户外活动，多晒太阳，加强锻炼，增强体质。

经常通风，保持室内空气新鲜。流感流行季节，不要带孩子到公共场所去，不要让孩子接触已感染的儿童和成人。

天气变化季节，加强护理，让小儿随时添减衣服，冷暖适度。

提倡母乳喂养。因为母乳中所含免疫球蛋白 A 能抵抗细菌、病毒的侵袭，对预防呼吸道感染有独特的功效。

加强营养，注意多吃富含维生素、粗纤维的食物，饮水量要充足，少吃甜食、冷食，少喝饮料，控制油炸食物的摄入。

## 12. 小儿哮喘

小儿哮喘是儿科常见的呼吸道疾病之一。小儿哮喘起病可因不同年龄、不同诱因而有所不同。婴幼儿多数在上呼吸道病毒感染后诱发，起病较缓，儿童多由吸入变应原诱发，起病较急。

哮喘发病初主要表现为刺激性干咳，随后出现喘息症状，喘息轻重不一。轻者无气急，双肺仅闻散在哮鸣音和呼气时间延长；重者出现严重的呼气性呼吸困难，烦躁不安，端坐呼吸，甚至出现面色苍白，唇、指甲端发绀以及意识模糊等病情危重表现。

本病为反复发作，许多患儿有明确的季节性，夜间发病较多。发作间歇期，多数可症状消失，少数有夜间咳嗽，自觉胸闷不适。

发作时可并发气胸、纵隔气肿、肺不张；长期反复发作和感染或并发慢性支气管炎、肺气肿、支气管扩张、间质性肺炎、肺纤维化和肺源性心脏病。

小儿哮喘通过积极而规范的治疗后，绝大多数患者能够使哮喘症状得到理想的控制，减少复发乃至不发作，与正常人一样生活、工作和学习，临床控制率可达 95％。个别病情重，气道反应性增高明显，或合并有支气管扩张等疾病，治疗相对困难。

● 膏方1

生黄芪100克，炒苍术60克，炒白术60克，防风30克，
制黄精100克，党参100克，白茯苓100克，生甘草30克，
陈皮30克，姜半夏100克，炒薏苡仁100克，炒白芍60克，
炒谷芽60克，炒麦芽60克，佛手30克，炒山药100克，
益智仁100克，台乌药60克，桑螵蛸60克，熟地100克，
浙贝母60克，川贝母30克，炒芡实100克，炒葶苈60克，
炒枇杷叶60克，桂枝30克，丹参60克，红枣100克，
砂仁30克，冰糖250克，黄酒250克，阿胶250克。

本膏方为盛丽先治例，见《儿科心悟》。案述：陈，男，8岁。2002年12月10日就诊。哮喘反复发作近4年，肺脾肾不足，痰饮内伏，每因气候骤变外邪引动伏痰而发，面色少华，肌肤消瘦，倦怠多汗，咳嗽痰爽，胃纳不思，间有遗尿。苔白腻，舌质淡，脉细滑。冬令哮喘缓解之际，正虚痰伏，治当益肺补肾、培土生金，调其脏腑功能，祛其生痰之因，固本清源，以冀减轻或根治宿疾。随访结果：服用膏方后，胃纳增加，面色红润，夜不遗尿，感冒次数明显减少，2003年哮喘仅发作一次。继服一料，哮喘未发，生长发育正常。

● 膏方2

制黄精200克，生黄芪150克，生白术120克，防风90克，
野荞麦根200克，炒黄芩120克，苍耳子100克，白芷120克，
桔梗120克，鹅不食草40克，桑白皮120克，浙贝母150克，
地肤子120克，紫背浮萍120克，天竺黄120克，薏苡仁120克，
炒薏苡仁120克，皂角刺60克，炙麻黄60克，党参200克，
茯苓100克，山药200克，丹皮120克，桑葚300克，
菟丝子120克，补骨脂120克，佛手120克，枫斗100克，
天冬90克，麦冬90克，女贞子90克，沙苑蒺藜90克，
白蒺藜90克，化橘红100克，红枣1000克，冰糖500克。

本膏方为徐志瑛治例，见《徐志瑛膏方经验》。案述：载，男，7岁。杭州。2006 年 11 月 22 日就诊。幼年哮证已成夙根，肺气不固，难以抗邪，故反复因外邪而诱发，又肾气未充，发则纳气无权，常因哮发时难以平卧。经两年调理治疗，抗邪卫外功能增强，缓解期逐渐延长。每发作症见鼻塞流涕，咽痒、眼痒，咳嗽痰少，纳便正常，舌质红苔花剥，脉缓小弦。法当益肺气固卫表，清肺气洁气道，健脾气化痰浊，养肺阴益肾气。

熬膏做法：上药水煎浓缩，红枣去核取肉捣成泥，连同冰糖收膏，冷藏备用。服用方法：早晚各 1 匙，用开水冲服。注意：外感或腹泻时停服。随访结果：2007 年 11 月 7 日二诊述，服膏方后，感邪明显减少，缓解期明显延长，2008 年气候变化时发作一次，但能较快缓解。

### 🌿 家庭养护

做好健康管理，制定长期用药计划。

根据不同病儿的具体情况，采用适当、灵活多样、患者及家属乐意接受的方式进行系统教育，提高积极治疗的主动性，保证治疗效果。

强健体质，增强抗病能力。平时注意多运动，多吃富有营养的食物，如优质蛋白质食物。

本病的发生，与呼吸道感染、吸入过敏物质、胃食管反流、遗传因素，以及吸入刺激性气体或剧烈运动、哭闹、油漆、煤烟、冷空气吸入均可有关系。要避免和控制哮喘促（诱）发因素，减少复发。

### 13. 小儿抽动症

小儿抽动症是发生在儿童期的一种肌肉抽动性疾病。多发生在 5~10 岁的男孩。

本病为一种突然、短暂、重复、刻板的一组肌肉或两组肌肉的抽动发作。表现为眨眼、挤眉、龇牙、做怪相、耸肩、转颈、点头、躯体扭动、手臂摇动或踢脚、下肢抽动等，情绪紧张时加剧，精神集中时减少，睡眠时消失。在一个时期以某一组肌肉抽动为主，表现为同一个症状；但在另一时期又表现出另一组肌肉的抽动，即症状的变化性。病程持续数月至一年。抽动的频率和严重程度不一，轻者对学习和生活无影响，重者影响学习、扰乱环境，甚至不能在教室中上课。

儿童在发育过程中，大脑运动分析器兴奋性高，容易发生抽动性反应，尤其在具有特殊素质的儿童，当有各种精神因素或模仿他人动作时，均易形成这类运动性条件反射，成为病理性惰性反应。开始可能是患者对某些刺激的反应，日久则成为习惯性抽动。

短暂性抽动障碍大多会在消除诱因后自行好转。但是，如不寻找诱因，不给予正确的引导，则抽动症状可持久存在，甚至变成慢性运动抽动，造成患儿自卑、焦虑、影响社交等心理障碍。

预防本病，要避免对任何不良习惯的模仿，避免精神刺激，防止儿童产生焦虑等不良情况。

## 膏方1

党参 150 克，白术 100 克，茯苓 150 克，陈皮 100 克，
蝉衣 100 克，僵蚕 100 克，钩藤 200 克，天麻 100 克，
制首乌 150 克，益智仁 100 克，制远志 100 克，郁金 100 克，
制胆星 150 克，石菖蒲 100 克，桂枝 60 克，白芍 150 克，
甘草 60 克，生龙骨 150 克，生牡蛎 150 克，柴胡 60 克，
枳壳 60 克，丹参 100 克，鲜铁皮石斛 200 克，桑葚 250 克，
莲子 250 克，冰糖 500 克。

本膏方为王晓鸣治例。案述：王，男，13 岁。丽水。2012 年 12 月 7 日就诊。先天禀赋不足，感受外邪，从阳化热，引动肝风，一年前出现摇头耸肩，经西药治疗后缓解。半年前，迎考初中，学习负担压力过重，抽动复发。诊时肩部、颈部抽动频繁，难以控制，患儿苦不堪言，脾气急躁，入睡困难，大便偏烂，手足不温，舌红苔中腻，脉弦滑。证

属脾虚肝旺，痰湿阻络，寒热虚实夹杂。治以调和肝脾，通络化痰，息风止痉。

熬膏做法：上药水煎浓缩，桑葚、莲子研粉和入，冰糖收膏。随访结果：40天后电话随访，膏方已服完，精神紧张时偶见抽动，可自行缓解，性格脾气改善，睡眠好转，嘱原方再服一料。2013年4月9日二诊述，服用膏方二料，抽动缓解，精神好转。

## 膏方2

生地黄150克，生白芍150克，麦冬120克，山萸肉150克，
新鲜铁皮石斛250克，白菊花120克，制首乌150克，
山药150克，枸杞子150克，白蒺藜150克，桑叶200克，
青葙子100克，豨莶草250克，蚕砂120克，丝瓜络150克，
钩藤150克，茯神150克，炒枣仁150克，炙远志100克，
五味子100克，地龙120克，全蝎60克，蜈蚣30条，
龟甲胶350克，木糖醇250克。

本膏方为施仁潮治例。牟，男，10岁。黄岩。2013年10月2日就诊。抽动症，眼、唇口不时抽动，遇紧张即会发作，劳累过度会加重，注意力不集中，多烦躁，易冲动。苔薄腻，舌红，脉弦细数。阴虚肝风内动，治以养阴滋水，以冀水能涵木，风息动止。

熬膏做法：上药加水煎两汁，合并煎汁，浓缩；新鲜铁皮石斛另煎加入，地龙、全蝎、蜈蚣研成细粉，连同龟甲胶、木糖醇收膏。服用方法：每日2次，于早晚饭后用开水冲服。

### 🌿 家庭养护

重视心理行为治疗，消除诱因，避免看紧张的录像影视，不要玩游戏机。

尽力找出可能的致病诱因，如遭受意外、家庭冲突、学习压力大、强制要求等，尽量解决。

合理安排生活、学习和活动，对抽动症状不要提醒，不要指责和过度

的关注。

鼓励自行控制抽动，采用强化的方法如奖赏其通过努力克服并减少抽动，并且用放松的方法减少精神紧张。

多喝牛奶，多吃含维生素多的天然食品。少吃油腻香甜类食物和生冷食品饮料，少吃煎炸类食品如方便面、烤羊肉等。

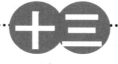

# 调治内科疾病

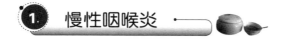

## 1. 慢性咽喉炎

慢性咽炎者以咽部不适为主要症状，常诉有异物感、发痒灼热、吞咽时不适、晨起微痛、醒后干燥等。

患本病者，咽部分泌物增多、黏稠，有刺激性咳嗽，咽部异物感较明显，晨起漱口刷牙时易出现恶心、作呕。有的患者不能多讲话，稍多讲话，咽部即感不适。

### 膏方 1

党参 250 克，黄芪 200 克，炒当归 150 克，制首乌 150 克，
大熟地 180 克，枸杞子 160 克，麦冬 150 克，炒桑葚 150 克，
山萸肉 100 克，制黄精 150 克，制玉竹 100 克，炒白芍 100 克，
炒狗脊 150 克，沙苑蒺藜 120 克，清炙甘草 60 克，炒白术 150 克，
炒楂肉 120 克，炒陈皮 100 克，红枣 150 克，阿胶 200 克，
龟甲胶 200 克，冰糖 500 克。

本膏方为杨继荪治例，见《中医临床家杨继荪》。案述：张，男，62岁。1991 年 12 月 2 日就诊。有慢性萎缩性胃炎及慢性咽炎病史。饮食稍不慎易出现胃脘部不适，大便偏干，咽常干燥，声音嘶哑，工作劳累易觉腰酸乏力。诊查：偶有干咳，音色欠扬，形体偏瘦，口干，胃脘部时不适，大便多干结；舌质红，苔薄少；脉细。辨证：气阴虚弱，精血不足，肺胃失养。中医诊断：虚劳（气阴不足）。西医诊断：慢性萎缩性胃炎、

慢性咽炎。治则：益气血，养肝肾，补肺胃。

### 膏方2

生地120克，西洋参90克，天冬60克，金石斛90克，
远志21克，山萸肉45克，炒酸枣仁60克，生甘草15克，
炙甘草15克，女贞子90克，熟地120克，黑豆衣90克，
肥玉竹90克，制首乌150克，麦冬60克，枸杞子90克，
石决明240克，炒当归60克，炒沙苑蒺藜90克，党参120克，
制香附90克，生山药90克，生牡蛎240克，茯神90克，
炒白芍60克，陈皮45克，阿胶90克，龟甲胶60克，
冰糖90～120克。

本膏方为张聿青治例，见《张聿青医案》。案述：裴，女。产育频多，营血亏损，木失涵养，阳气升浮。夏月阳气泄越之时，往往头胀眩晕胸闷。若系痰胀，无动辄即发之理，其所以屡发者，亦由阳气之逆上也。兹又当产后，营气更亏，少阳之木火勃升，胸闷头晕汗出，手足烙热，咽痛音暗。盖少阴之脉，少阳之脉，皆循喉也。育阴以涵阳气，是一定不易之道。但泄少阳清气热之药，不能合入膏方，另以煎药参服为宜。

原方女贞子酒蒸，当归酒炒，沙苑蒺藜盐水炒，陈皮作新会皮。熬膏做法：上药如法共煎浓汁，去渣，用阿胶、龟甲胶烊化冲入收膏，或加冰糖。服用方法：每晨服1调羹，开水冲化服用。

### 居家养护

起居有常，劳逸适度，节制夜生活。

注意保暖，避免感冒。

少吃辛辣燥热食物，戒除烟酒。可喝有清咽作用的凉茶，用金银花、野菊花、胖大海等冲泡饮用。

及时治疗急性咽喉疾患。讲究口腔卫生，早晚及饭后宜用淡盐水漱口。

减少刺激咽部的动作，少用嗓，避免多说话刺激咽部，加重不适

症状。

可经常进行蒸气吸入，可以直接用水蒸气，也可在医生的指导下选用相关药物，用芳香辛凉药物如薄荷、桑叶、金银花等。可每日 2 ~ 3 次，10 天为一个疗程。

## 2. 慢性鼻炎

慢性鼻炎以长期的鼻塞、流涕为特征，为常见病和多发病。

以长期持续鼻塞，或间歇性、交替性鼻塞，鼻涕量多为主要症状；或伴有头昏、记忆力下降、失眠、耳鸣、耳闭塞感等。

病程较长，疲劳、感寒后症状加重，易并发耳胀、耳闭。

鼻腔检查见鼻黏膜充血呈红色或黯红色，鼻黏膜肿胀以下鼻甲为主。

### 膏方 1

党参 300 克，制黄精 300 克，白术 120 克，防风 90 克，
野荞麦根 300 克，炒黄芩 200 克，鹅不食草 40 克，
苍耳子 120 克，白芷 120 克，桔梗 120 克，桑白皮 120 克，
浙贝母 200 克，生薏苡仁 300 克，山药 300 克，生地黄 120 克，
熟地 120 克，茯苓 120 克，丹皮 150 克，山萸肉 120 克，
泽泻 120 克，炒杜仲 120 克，续断 120 克，巴戟天 120 克，
菟丝子 120 克，紫草 150 克，紫背浮萍 120 克，地肤子 120 克，
天竺黄 120 克，冬凌草 150 克，皂角刺 90 克，枸杞子 300 克，
仙灵脾 300 克，灵芝 120 克，炒白芍 150 克，川芎 150 克，
苏梗 120 克，苏木 120 克，藤梨根 300 克，益智仁 120 克，
桃仁 120 克，女贞子 200 克，沙苑蒺藜 1209 克，白蒺藜 120 克，
辛夷 120 克，佛手 120 克，枳壳 200 克，黄荆子 120 克，
砂仁 90 克，豆蔻仁 90 克，徐长卿 300 克，鹿角胶 100 克，
龟甲胶 500 克，百令孢子粉 100 克，冰糖 500 克。

本膏方为徐志瑛治例，见《徐志瑛膏方经验》。案述：谢，男，34

岁。淳安。2007 年 12 月 28 日就诊。肺失清肃，卫表不固，平时风热常缠鼻咽之间，日久涉肺、脾、肾三脏阳气俱虚，液、津、血不得温煦，成湿成浊，伏于膈下，受邪引动，上渍于肺，影响胸阳伸展，气虚血滞，肝肾失调。2007 年入秋，鼻过敏又发哮证，经治疗即缓解，目前症见鼻塞，胸闷痰少，纳便正常。舌质红，苔白，脉弦滑。又值冬令，再给予益气固表，清肺利咽，祛风通鼻，健脾助运，温肾活血。

熬膏做法：水煎浓缩，加入鹿角胶、龟甲胶，百令孢子粉、冰糖收膏，冷藏备用。服用方法：每日早晚各 1 次，每次用开水冲服 1 匙。注意：外感或腹泻时停服。随访结果：2008 年 3 月 19 日二诊，病情稳定，为巩固疗效，再予益气固表，清肺利咽，祛风通鼻，健脾助运，温肾养血，柔肝活血，制成胶囊调治。

## 膏方 2

野山参 10 克，黄芪 250 克，怀山药 250 克，茯苓 250 克，
苍术 150 克，白术 200 克，山萸肉 120 克，北沙参 150 克，
天冬 150 克，麦冬 150 克，地骨皮 150 克，五味子 90 克，
桂枝 30 克，赤芍 150 克，白芍 150 克，胆南星 150 克，
浙贝母 200 克，辛夷 150 克，地龙 120 克，北细辛 30 克，
白蒺藜 150 克，防风 120 克，石菖蒲 150 克，皂角刺 150 克，
炮山甲 100 克，炙远志 90 克，九制首乌 200 克，菟丝子 200 克，
新鲜铁皮石斛 350 克，肉豆蔻 60 克，砂仁 30 克，海马 120 克，
龟甲胶 200 克，鹿角胶 150 克，冰糖 200 克。

本膏方为施仁潮治例。徐，男，39 岁。桐乡。2008 年 11 月 15 日就诊。慢性鼻炎两三年，多鼻涕，鼻孔发酸，口唇干，面色㿠白，眶下黑，体消瘦，易汗出，恶风寒。苔薄腻，舌红，脉细。治法：补肺益气，滋肾养精。

熬膏做法：上药用清水浸泡一昼夜，炮山甲、新鲜铁皮石斛、海马先煎 2 小时，入余药用中火浓煎 2 次，砂仁后入，去渣浓缩；胶类药、另煎药汁、粉料药收膏，待凉透后贮存。服用方法：每日 2 次，每次 1 匙，用

开水冲化服用。随访结果：服用后感冒及鼻炎少发，精神状况大有改善。此后每年服用膏方一料。

### 🌿 居家养护

加强锻炼身体，增强体质，以免邪侵感冒。

积极防治鼻、咽、喉各种慢性疾病，以防分泌物潴留而妨碍鼻窍的引流与通气。

戒除烟酒，防御有毒或刺激性气体及粉尘对鼻腔的刺激。

避免局部使用血管收缩剂时间过长，以免导致药物性鼻炎。

中成药藿胆丸，可以坚持服用。

配合鼻部按摩，点按迎香穴，擦鼻梁，拉鼻中隔，有一定辅助治疗作用。

## 3. 慢性支气管炎

慢性支气管炎是指气管、支气管黏膜及其周围组织的慢性非特异性炎症。它是一种多发病，感染及非感染因素都会引起，主要临床表现为咳嗽，咳大量黏液痰，部分患者伴有哮喘。如反复感染、发作，可引起肺气肿、支气管扩张，甚至肺源性心脏病。

《素问·咳论》："五脏六腑皆令人咳，非独肺也。"尽管咳嗽的产生与气管和肺有直接的关系，但与其他脏腑的互相影响也很密切，脏腑功能虚衰，特别是肺、脾、肾的亏虚，抗病力减弱，对发病的影响不可忽视。

本病发作时，清肺、化痰、止咳以治标，宜用中药调治；稳定期则需治本，益肺、健脾、补肾，可以服用膏方。

脾肺气虚，表现为咳嗽，短气，痰液清稀，面色苍白，自汗畏风，食少，纳呆，便溏；或头面四肢虚浮，常因感冒而使咳嗽加重，病多久延不愈。舌淡胖边有齿痕，苔薄白，脉细弱。治法健脾益气，用四君子汤为主方。

肺阴不足，表现为干咳少痰，痰黏稠或淡黄，午后潮热，颧红，口燥咽干，盗汗失眠，时有痰中带血或咯血，形体羸瘦，舌红少苔，脉细数。治法养阴润肺，清热止咳，用百合固金汤为主方。

肺肾两虚，表现为咳嗽，短气，自汗畏风，痰多而有咸味，腰膝酸软，耳鸣，盗汗，舌淡，苔薄白，脉虚无力。治法补益肺肾，用金水六君煎加味。

脾肾阳虚，表现为咳嗽反复发作，喘气呼多吸少，痰多清稀，动则咳喘加重，头眩心悸，畏寒肢冷胸闷食少，腰腿酸软无力，夜尿较频。舌淡苔薄白，脉沉细无力。治法健脾化痰，温肾纳气，用归肾丸为主方。

## 膏方1

别直参 90 克，茯苓 120 克，白术 90 克，炙黄芪 90 克，
炙甘草 24 克，炙远志 30 克，熟地 120 克，桂枝 18 克，
五味子 24 克，熟附块 30 克，川贝母 90 克，甜杏仁 90 克，
蛤蚧尾 5 对，砂仁 24 克，神曲 90 克，陈皮 30 克，
仙半夏 90 克，旋覆花 45 克，代赭石 120 克，补骨脂 60 克，
核桃肉 20 枚，炙苏子 60 克，怀山药 90 克，山萸肉 90 克，
泽泻 45 克，杜仲 90 克，续断 90 克，枸杞子 90 克，
鹿角胶 120 克，龟甲胶 120 克，陈酒适量，冰糖 250 克。

本膏方为丁甘仁治例。案述：张，每冬必咳，气急不平，天暖则轻，遇寒则甚，此阳虚留饮为患也。阳为天道，阴为地道，人生贱阴而贵阳。经云：阳气者，若天与日，失其所则折寿而不彰。素体阳虚，脾肾两病，肾虚水泛，脾虚湿聚，水湿停留，积生痰饮，年深不化，盘踞成窠，阻塞气机，据为山险。上碍肺金右降之路，下启冲气上逆之机，不降不纳，遂为气急。饮为阴邪，遇寒则阴从阳属，虎借风威，遇暖则阴弱阳强，邪势渐杀矣。痰饮生源于土湿，土湿本源于水寒，欲化其痰，先燥土湿，欲燥土湿，先温水寒，书所谓外饮治脾，内饮治肾也。肺主气，胃为化气之源，肾为纳气之窟。肺之不降，责之肾纳，肾之不纳，责之火衰。欲降其肺，先和其胃，欲纳其肾，先温其阳，书所谓上喘治肺，下喘治肾是也。症属阳虚，药宜温补。今拟温肾纳气，温肾则所以强脾，和胃降逆，和胃

功兼肃肺。但得土温水暖，饮无由生，胃降金清，气当不逆，气平饮化，咳自愈矣。

原方炙黄芪、炙甘草要求清炙，五味子用淡干姜12克同捣，蛤蚧尾用酒洗，补骨脂与核桃肉二味拌炒。熬膏做法：上药煎4次，取极浓汁，鹿角胶、龟甲胶用陈酒炖烊后兑入，冰糖溶化收膏。服用方法：每早服1次，临卧时服1次，均用开水冲服。注意：如遇伤风食滞等，暂缓服用。

## 膏方2

> 生地黄50克，熟地50克，制首乌200克，炒白芍100克，
> 制山萸肉100克，盐水炒杜仲150克，当归150克，天冬150克，
> 麦冬150克，制续断150克，北沙参150克，肉苁蓉150克，
> 燕窝150克，菊花75克，沙苑蒺藜150克，茯神150克，
> 炒上潞参150克，炒白术150克，龟甲150克，煅牡蛎200克，
> 炙冬花150克，杏仁150克，阿胶200克，白蜜100克，
> 冰糖500克，陈酒适量。

本膏方为史沛棠治例，见《中医临床家史沛棠》。案述：白，男，45岁。肺肾两亏，金水自失承揖，木少水涵，又乏金制，则肝阳每每浮动犯肺，喉痒咳嗽，两胁不舒。肠液不充，大便常燥。迭进滋补阴分，补益肺肾之剂有效。复诊左脉细数带弦，右小且涩。时值冬令，正宜大进补剂，改汤为膏，以求常服而臻健康。

原方党参作炒上潞参，炒白术作土炒于术，杜仲用盐水炒，当归用全当归，杏仁用叭达杏仁。熬膏做法：上药水浸24小时，煎煮3次，去渣滤净，取全部药液，浓缩成1000毫升。另用阿胶加陈酒烊化后，加白蜜、冰糖，一并溶入药液内，文火煎熬，缓缓搅拌，令稀稠所得，冷却后成膏。服用方法：每晨空腹取1羹匙，用沸水调服。

### 居家养护

感冒常可诱发慢性支气管炎的急性发作，要注意防治。

戒烟。长期吸烟可引起支气管黏膜鳞状上皮化生，腺体增生肥大，分

泌物增加，反射性支气管痉挛，纤毛毁损脱落，排痰困难，还能使肺泡壁上吞噬细胞的吞噬力降低，这些都有利于病毒、细菌的生长繁殖，使慢性支气管炎进一步发展恶化。

多喝茶。茶叶中含有茶碱，能兴奋交感神经，使支气管扩张，多喝茶有减轻咳喘症状的作用。

注意室外内通风，保持空气新鲜。浓烟污雾，尘土飞扬，空气被各种有害气体和毒物污染，会使病情发展加重，应尽量远离。

坚持做呼吸体操锻炼，吐浊纳清，促进排痰，保持呼吸道通畅，减少细菌、病毒感染机会，增加肺活量，减少慢性支气管炎发作。

## 4. 支气管哮喘

支气管哮喘简称哮喘，是一种常见的慢性、发作性、过敏性肺部疾病。主要表现为发作性带有哮鸣音的呼气性呼吸困难，可伴有胸闷、咳嗽和咳痰，呈反复发作的慢性经过。多在夜间或凌晨发作，可治疗缓解或自行缓解。

哮喘发作常有季节性，一般春、秋季发病率较高，寒冷地区比温暖地区发病率高。它可发生于任何年龄，但半数以上在 12 岁以前发病。男孩患者多于女孩，成年男女发病率大致相仿。约20％的哮喘患者有家族史。

本病多由过敏原、呼吸道或其他感染、气候的影响和精神因素等诱发。通常有阵发性哮喘、慢性哮喘和哮喘持续状态三种情形。阵发性哮喘以阵发性为主；慢性哮喘常一年四季反复发作，缓解期很短；哮喘持续状态，通常一次哮喘发作超过 24 小时，或者经过治疗 12 小时后仍不缓解。

哮喘与慢性支气管炎比较，后者有慢性咳嗽、咳痰病史，后者无，但有家族史和个人过敏史，发病季节性强，以发作性哮喘为特征。

有报道，用冬令健脾补肾膏防治支气管哮喘，发现膏方能减少哮喘的发作率，控制发作时的严重程度。

王先生，42 岁，是一家三级医院的麻醉科主任，胃肠功能紊乱明显，大便溏薄，每天三四次，进食不当次数还会增多；同时，肺虚气弱，连续四年入秋就会咳嗽、咽喉作痒，遇凉即皮肤瘙痒，鼻流清涕，鼻孔发痒。2012 年 12 月 11 日第一次膏方门诊。施仁潮主任中医师为他开出健脾化湿、补肺温肾膏方。健脾用山参、茯苓、炒薏苡仁、炒陈皮、姜半夏，补肺肾用山药、五味子、巴戟天、肉桂、肉豆蔻、鹿角胶，同时用清炙麻黄、北细辛温通宣化，炒防风、炒荆芥、地肤子抗过敏，一料膏方，两个月的量。2013 年 11 月 29 日二诊，述膏方吃到一半，多年的咳嗽就止住了，皮肤瘙痒症状消除；吃完后一年没有感冒。患者拿出胃镜检查报告单，诉有慢性萎缩性胃炎伴肠化生，消化科予以杀菌治疗后告知没有好办法了，希望中医想办法，要求吃膏方。

### 膏方 1

南沙参 120 克，炒麦冬 45 克，茯苓 120 克，海蛤壳 150 克，川贝母 60 克，炙款冬花 30 克，炙橘红 30 克，玉竹 90 克，炙紫菀 60 克，甜杏仁 150 克，代赭石 120 克，川石斛 90 克，牛膝 60 克，苏子 150 克，炙百部 100 克，悉尼汁 1000 克，白蜜 60 克。

本膏方为张聿青治例，出自《张聿青医案》。案述：鲍，男，自幼即有哮咳，都由风寒袭肺，痰滞于肺络之中，所以隐之而数年若瘳，发之而累年不愈。今则日以益剧，每于酣睡之中，突然呛咳，由此而窘，窘而频咳，其咯吐之痰却不甚多。夫所谓袭肺之邪者，风与寒之类也。痰者，有质而胶黏之物也。累年而咳不止，若积痰为患，何以交睫而痰生，白昼之时痰独何往哉。则知阳入于阴则卧，阴出之阳则窘，久咳损肺，病则不能生水，水亏不能含阳，致阳气欲收反逆，逆射太阴，实有损乎本元之地矣。拟育阴以配其阳，使肺金无所凌犯，冀其降令得行耳。

原方要求：南沙参炒黄，麦冬炒松，玉竹炒香，款冬花、橘红、紫菀、百部用蜜炙；甜杏仁、苏子去皮尖，水浸，绞汁冲入。熬膏做法：诸药共煎浓汁，用悉尼汁、蜂蜜收膏。

## 膏方 2

鹿角胶 72 克，熟地炭 108 克，枸杞子 108 克，肉苁蓉 72 克，
党参 108 克，白术 72 克，五味子 28.8 克，干姜 28.8 克，
细辛 18 克，冬花 108 克，杏仁 108 克，紫菀 72 克，
杜仲 224 克，续断 108 克，淡附片 72 克，炙甘草 28.8 克，
麦冬 108 克，泽泻 72 克，山药 108 克。

本膏方为史沛棠治例，见《中医临床家史沛棠》。案述：潘，女，67
岁。久患咳嗽哮喘，喉间痰声如拉锯，但坐而不能卧，咳出多黏稠白痰，
多泡沫，纳谷不馨，二便尚调，舌苔白滑，脉沉细而滑。此乃哮喘之属于
脾肾阳衰，饮积不化，上实下虚之证，专以清上未必见效，见喘平喘亦难
占功。当拟温扶元阳，纳气归原，仍佐消痰蠲饮为主，处方用黑锡丹、人
参蛤蚧散等，服 2 剂。二诊：喉声即减，哮喘亦瘥，已可平卧，仍宗原
剂，继服 3 剂。三诊：痰少咳松，咳喘暂止，原方出入服 8 剂。四诊：哮
喘止，咳嗽亦除，饮食增加，但年高体弱，脾肾两亏，继当滋肾健脾，温
扶元阳，以期巩固，膏方调治。

### 居家养护

哮喘急性发作期宜卧床休息，被褥、衣服均需温暖舒适。室内温度
相对稳定，避免冷风或对流风直吹。呼吸困难时应取半卧位，头部及肩
下垫塞大枕头 2~3 个，但要注意枕头内芯不充填羽绒、羽毛或陈旧的
棉絮。

居室环境要整洁，空气要流通。定时交替开门或开窗，保持空气清
新，减少各种有害气体的污染；每天用湿布抹去桌面灰尘，扫地前先洒些
水，以免尘埃飞扬。

饮食以营养丰富、易消化的高蛋白、高热量、高维生素的流质或半流
质饮食为主，如牛奶、藕粉、蛋汤、豆腐、豆浆及水果汁等。

适当参加体育活动，活动肢体，促进血液循环及新陈代谢，改善呼吸
功能，增加肌肉紧张力，提高机体温度，从而改善身体素质和提高机体抵
抗力。

避免接触过敏原。仔细观察日常生活，从中找出过敏原，避免再次接触。禁吃鱼虾、鲜蟹，慎食刺激性食物，控制进盐量。

## 5. 支气管扩张

支气管扩张是一种常见的慢性支气管疾病，主要表现为慢性咳嗽、大量脓痰和反复咯血。

本病的典型症状是随着体位的改变而发生咳嗽和排痰。由于晚间睡眠时咳嗽反射减弱，很多痰液积存于背部，早晨起床坐立后，由于体位的改变，积存于背部的痰流向别的支气管，便会引起剧烈的咳嗽和大量排痰。同样，白天人们坐立时，痰液积存于肺底部，晚间躺卧时，由于体位改变，痰液流向别的支气管，便会引起剧烈的咳嗽和大量排痰。与此相似，当病人往没有病的健侧躺卧时，患病一侧的痰便因体位改变而流向健侧，也会引起剧烈咳嗽和排痰。

由于支气管在遭受破坏的过程中，会同时累及支气管上的血管，当血管破损时就会咯血。由于这种血管破损常在多处反复发生，所以支气管扩张病人容易反复咯血。少数病人较大的血管破损时，也可以发生大咯血，一次咯血量可达 400 毫升以上。

按中医辨证，支气管扩张咯血多为火邪致病。肺为娇脏，喜润恶燥，火邪灼肺，伤及肺络，络伤血溢则见咯血。火之生，或因外感，或由脏腑功能失调所致。实证多因外感燥热之邪，化火灼伤肺络；也有因嗜饮辛辣、醇酒以致痰热内生，化火乘金，或郁怒伤肝，木火刑金者。虚证多因久咳咯血，气血受伤，肺脾俱亏，气不摄血，以致肺络血渗，或肾阴亏损，虚火上炎，而致肺络损伤而血出。急者治其标，辛凉祛风，宣肺化痰，以中药汤剂为首选；虚者扶其本，宜用膏方调补。

已故名中医潘澄濂认为，支气管肺炎、肺结核、肺气肿等肺部疾病诱发的支气管扩张咯血症，是因肺为娇脏，久咳不止，肺气不敛，伤及血络，气血受伤，阴精内耗。其病标在肺，本在肾，以化痰敛肺、止血益肾为治法，取古方百合固金汤、补肺阿胶汤、丹溪咯血方等化裁，拟制敛肺止血膏，用于支气管扩张咯血的治疗。

## 膏方1

西洋参30克，人参须30克，北沙参45克，炙黄芪90克，
白术45克，山药90克，生地90克，麦冬45克，
煅石决明120克，白菊花45克，玉竹45克，炒黄芩45克，
元参45克，杏仁90克，川贝母60克，竹沥半夏45克，
海蛤壳120克，橘络30克，橘白30克，连翘90克，
侧柏炭45克，藕节90克，薏苡仁90克，燕窝90克，
茯神90克，阿胶250克，枇杷叶膏250克，冰糖250克。

本膏方为秦伯未治例，载《秦伯未医学名著全书》。案述：邹，1938年12月1日就诊。六年前得咯血症，近因醉酒劳力后感邪，咳呛又起，痰中带血，或点或丝，胸满气短，头胀且重，脉濡滑数，舌红苔少，投清气宁络之剂，诸症即告平静。肺为娇脏，不耐邪侵，阴分亏耗，痰热蕴肺，清肃失司，治节无权，势必旧创复发，拟益肺固金，清热化痰，佐以滋肾平肝，使子母得生养之助，拟膏俾可长期调理。

原方要求：燕窝作血燕窝，北沙参用元米炒，黄芪水炙。熬膏做法：将所用药物浓煎2次，滤汁去渣，西洋参、人参须另煎汁冲入，阿胶、枇杷叶膏、冰糖文火收膏。

## 膏方2

潞党参90克，百合120克，生地黄120克，诃子肉90克，
黛蛤散120克，花蕊石120克，旋覆花90克，竹沥半夏60克，
炙兜铃60克，麦冬90克，五味子30克，巴戟肉90克，
陈皮45克，炙甘草45克，阿胶150克，三七粉24克，
川贝粉45克，冰糖250克。

本膏方为潘澄濂治例，见《中医临床家潘澄濂》。案述：徐，男，53岁。干部。出差频繁，生活起居无规律，神疲乏力。X线摄片和支气管碘油造影摄片提示：右肺上叶浸润性肺结核，支气管扩张。经服西药，咳嗽减轻，但胸闷咯血未止。症见形体消瘦，素有胃病，面无华色，服抗结核

西药后胃纳锐减，神疲乏力，日晡潮热，大便溏薄，脘腹时胀。苔白腻，舌质淡，脉濡细。处方用药：丹参15克，黄芩9克，炙百部10克，山海螺15克，白术15克，山药15克，刘寄奴10克，炒白芍10克，制香附9克。上药加水煎取汁，每日2次，以药汁冲化敛肺止血膏2匙服下。

## 🌿 居家养护

谨防感冒，避免咳嗽引发咯血。

注意防治呼吸道疾病。支气管扩张往往是其他呼吸系统疾病的并发症或后遗症，因此预防和及早治疗这些疾病十分重要。

及时排出痰液。由于造成支气管扩张并使之加重的主要因素是痰液潴留和炎症感染，因此，将痰液充分排出，减少感染机会，是防治支气管扩张的有效措施。可以用改变体位，借助于痰液自身的重力而顺流排出。做法：将患病部位放在身体的最高位置，以利于痰液顺支气管树排出。由于支气管扩张多数发生在双肺下叶和背部，所以最常用的体位是病人俯卧在床上，腹部用枕头垫高，再将足部的床脚垫高，也可呈头低脚高位。顺位排痰时要深呼吸和轻咳，不必过分地用力咳痰。每次十多分钟，将痰充分排出即可停止。每晨起床和晚间就寝时各做1次。

严禁烟酒，饮食应富有营养，易于消化。咯血时宜半流质饮食，病情好转后再进普通饮食。

咯血时注意静养，平时加强锻炼。打太极拳、散步、慢跑、游泳、医疗体操、呼吸操等均可采用。

## 6 结核病

肺结核是肺部感染结核杆菌引起的常见慢性传染病，主要表现为咳嗽、咯血、潮热、盗汗、胸痛和消瘦。

本病初起，微有咳嗽，疲乏无力，逐渐消瘦，食欲缺乏，偶或痰中夹有少量血丝，继则咳嗽加剧，干咳少痰，或痰多黄白不一，午后发热，掌心尤甚，两颧红艳，唇红，口干多饮，或有形寒，时时咯血，甚则大量咯血，盗汗，失眠，胸部闷痛，心烦易怒，男子梦遗失精，女子月经不调或闭经。还可发展至大骨枯槁，大肉陷下，骨髓内消，发焦毛耸，肌肤甲错，音哑气喘，面唇发紫，大便溏泄，肢体水肿。

本病以阴虚为本质，病初起先袭肺卫，肺为娇脏，易中邪侵，热烁耗阴，失其滋润，表现为肺阴不足，故咳呛不爽，痰带鲜血；继则肺金累心，心火上炎，肾阴亦虚，故见失眠腰酸，多思焦虑，微热盗汗；或肺脾同病，而见午后低热，两颧潮红，烦咳易躁，心悸失寐，胃纳不馨，形体消瘦，神疲乏力，夜间盗汗诸症，出现气阴两虚。后期多可见阴虚及阳，终至阴阳两亏的危象，出现肺、脾、肾三脏亏损，低热耗津，肌肤甲错，形羸肌削的征象明显。

《章次公医案》载，朱某，三年前曾经大量咯血，现脉细数，形质消瘦，盗汗，潮热，痰中带血。用阿胶珠、五味子、炙紫菀、熟地、浮小麦、麦冬、百部、海蛤壳、核桃肉、北沙参、白芍、龟甲、生侧柏叶、当归、砂仁。另用川贝母末和入琼玉膏、两仪膏中，早晚各服1食匙。

 **膏方1**

> 炙黄芪100克，玉竹100克，薏苡仁100克，枇杷叶70克，
> 潞党参70克，白术70克，茯神70克，当归70克，
> 酸枣仁70克，炙紫菀50克，炙冬花50克，川贝母50克，
> 苏子30克，百部30克，炙远志30克，橘络30克，
> 北五味子30克，炙甘草15克，冰糖1500克。

本膏方为李聪甫治例。案述：男，35岁。咳嗽吐血，骨蒸潮热，盗汗失眠，背冷喜曝，饮食纳呆，肌肉瘦脱，面色枯索。诊视脉虚弦数，舌质淡红。病因肺气虚损，卫阳不足。"阳气者，若天与日"，背为阳，肺卫之阳不健，赖天日之阳以助，故喜曝背；吐血系阳络之伤，阳络伤，则血不营其肺，痰浓盗汗，阴血日损。法当固卫温肺，即"劳者温之，损者益之"之意。用炙黄芪、党参、川贝母等，咳减眠安，肺气颇得温养，精血渐滋，原方出入。三诊：背寒大减，盗汗亦收，卫固则营和，乃定膏方，益脾保肺，巩固疗效。

原方要求：玉竹、薏苡仁、白术、百部均蒸过用。熬膏做法：以上药味，熬取浓汁，过滤，用冰糖收膏。服用方法：每日早中晚各1次，用开水冲服。

## 膏方 2

炙鳖甲 120 克，青蒿 120 克，地骨皮 120 克，当归 120 克，
浙贝母 120 克，炙蛤蚧 2 对，太子参 150 克，山药 150 克，
茯苓 150 克，黄芪 150 克，白术 150 克，天冬 150 克，
麦冬 150 克，百合 150 克，北沙参 150 克，全瓜蒌 150 克，
仙鹤草 150 克，山萸肉 100 克，白及 100 克，炒鸡内金 100 克，
炙甘草 100 克，川贝粉 100 克，龙眼肉 100 克，冬虫夏草 30 克，
寿仙谷灵芝破壁孢子粉 60 克，五味子 60 克，山参 30 克，
西洋参 30 克，核桃肉 250 克，新鲜铁皮石斛 300 克，红枣 100 克，
龟甲胶 250 克，鹿角胶 150 克，冰糖 250 克。

本膏方为施仁潮治例。某，37 岁。2009 年 11 月 30 日就诊。一年前病肺结核，经规范治疗，现已停药。形体消瘦，面色苍白，神疲乏力，多有烦热，睡眠不实，多盗汗，口干，大便干涩，月经量少，经来腰酸，苔薄腻，舌红，脉弦细，拟补肾益肺，健脾培土。

熬膏做法：先煎炙鳖甲、炙蛤蚧 4 小时，再入余药煎两汁，浓缩；核桃肉捣烂，新鲜铁皮石斛榨汁，连同龙眼肉一并加入；川贝、山参、冬虫夏草研粉，与寿仙谷灵芝破壁孢子粉一并调入，龟甲胶、鹿角胶加黄酒煮烊，连同冰糖收膏。服用方法：每日 2 次，每次 1 匙，于空腹时用沸水冲化服下。

### 🌿 居家养护

发现有低热、盗汗、干咳、痰中带血、乏力、饮食减少等症状要及时到医院检查。

西医治疗本病十分规范并有确切疗效，一旦确诊，务必按诊治方案确定的疗程坚持用药，不可随意更改方案或无故随意停药，不可随意间断用药。

注意增加营养，宜食用营养丰富的高蛋白、高热量、含维生素类丰富的食物，忌吃辣椒等刺激性食物，慎食葱、姜、蒜、韭菜等热性食物。戒烟酒。

加强锻炼，多作导引吐纳，打太极拳，增强体质。

节制房事，保持心神愉快。

## 7. 慢性阻塞性肺病

慢性阻塞性肺病简称"慢阻肺",是一种破坏性的肺部疾病,是以不完全可逆的气流受限为特征的疾病,通常呈进行性发展,其病与肺对有害颗粒或气体的异常炎症反应有关。

慢性气流受阻,是气道疾病和肺实质破坏共同作用所致。肺实质破坏表现为肺气肿。因长期咳嗽咳痰,可以发展到胸部呈桶状,是在慢性阻塞性肺部疾病的基础上引起的终末细支气管远端的气腔膨胀和过度充气,持久性地扩大,从而破坏正常肺组织,导致弹性减退、容积增大等病理状态。

本病一般多由慢性支气管炎、支气管哮喘、支气管扩张、尘肺、肺结核等病引起,其中尤以慢性支气管炎最为常见。病人往往有多年的咳痰病史,吸烟者常在早晨发生阵咳,痰咳出后方停。以后随着肺气肿程度逐渐加重,气急亦日渐明显,一般早期仅在劳动中感觉气急,逐渐感到难以胜任工作,稍一活动就感到气急,发展到以后甚至休息时也感到气急,并伴有乏力,体重减轻,上腹部疼痛和胀满。如果天气寒冷,支气管分泌物增多时,阻塞更甚,可出现头痛、发绀、心动过速、嗜睡等。以后疾病进一步发展,可引起肺心病,导致心力衰竭和呼吸衰竭。

### 膏方1

黄芪 250 克,炒党参 250 克,防风 60 克,炒白术 150 克,
姜半夏 100 克,茯苓 150 克,陈皮 60 克,炙甘草 50 克,
杏仁 100 克,炒苏子 100 克,熟地 150 克,怀山药 150 克,
山茱萸 60 克,炒杜仲 300 克,炒川断 150 克,菟丝子 200 克,
沙苑蒺藜 200 克,淫羊藿 100 克,巴戟天 100 克,炙款冬花 100 克,
炙枇杷叶 150 克,枸杞子 300 克,炒狗脊 150 克,白前 100 克,
桑白皮 150 克,石斛 150 克,五味子 60 克,厚朴花 100 克,
炒麦芽 150 克,炒谷芽 150 克,佛手 60 克,玫瑰花 30 克,
绿梅花 100 克,淮小麦 300 克,阿胶 250 克,核桃肉 250 克,
鹿角胶 250 克,红枣 250 克,冰糖 500 克。

本膏方为杨少山治例，见《中华中医药学刊》。案述：于，男，60岁。2003年12月3日就诊。慢性支气管炎30年，慢性阻塞性肺气肿20年。三年前曾服用膏方，咳嗽、咳痰、气急症状减轻，急性发作次数也明显减少。近一年来服用长效茶碱类药物，咳嗽、咳痰加重，稍动即感气急明显，伴神疲，肢冷，腰酸，夜尿频多，小便清长，尿后余沥，大便稀溏，睡眠正常，性功能减退，舌质淡胖有齿痕，脉细滑。证属肺肾气虚，脾虚失运。拟益气健脾补肾，佐以降气化痰。

随访结果：一年后复诊，诉去年服用膏方一个月后，咳嗽、咳痰、气急较前明显减轻，今年急性发作次数明显减少，腰酸、夜尿频多、性功能减退诸症均改善，予前方续服两年，病情一直稳定。

### 膏方 2

黄芪250克，党参250克，天冬90克，麦冬90克，
甘草50克，姜半夏100克，茯苓150克，陈皮60克，
焦白术120克，防风60克，炙桑白皮150克，炒熟地黄150克，
当归120克，生白芍150克，炒川芎60克，桂枝45克，
五味子60克，杏仁90克，厚朴60克，丹参120克，
怀山药150克，山茱萸120克，地龙150克，淫羊藿100克，
巴戟天120克，薏苡仁300克，炙枇杷叶150克，南沙参120克，
北沙参120克，枸杞子120克，阿胶250克，鹿角胶250克，
冰糖250克，黄酒200克。

本膏方为王会仍治例，见《山东中医杂志》。案述：某，男，61岁。2003年11月12日就诊。慢阻肺近20年，三年前服用膏方，嗣后咳嗽、咳痰、气急诸症减轻，急性发作次数明显减少，目前偶尔咳嗽，时而头昏，并多神疲，肢冷，多动易气急，舌淡红，苔薄白，脉弦细。拟益气健脾补肾以治其本，佐以祛痰化瘀，宣肺平喘以治其标。

### 🌿 家庭养护

积极防治感冒。肺气肿病人的肺功能已经有显著的破坏，此种病人的

免疫功能低下，很容易引起呼吸道感染。特别在冬天，更是感冒不断，使病情更为加重，而每有一次呼吸道感染，病情就加重一步，肺功能更差。为防止病情进一步发展，应积极预防和治疗感冒。

调节精神情绪。精神愉快，情绪安定，避免不良精神刺激。

适当锻炼，增强体质。锻炼可促进血液循环和新陈代谢，改善呼吸功能，增强肌肉力量，提高机体对温度尤其是低温的适应能力，从而改善身体素质和提高机体的抗病能力。可打太极拳、散步、短程慢跑等，运动量应由小到大，逐渐增加。

冷水擦身。每天先用冷水摩擦全身，接着再用干毛巾摩擦全身至发热。此法应从夏天开始，逐渐适应，直至秋冬坚持下去。

饮食调理。多吃新鲜蔬菜和水果。适量食用瘦肉、动物肝脏、豆腐、豆浆等。辣椒、葱、蒜、胡椒、韭菜都助火而损伤津液，不宜食用。戒烟酒。

## 8. 高血压

正常的血压应为舒张压90mmHg以下，收缩压140mmHg以下。当舒张压大于90mmHg，收缩压大于140mmHg，即是高血压。界于正常血压与高血压之间，是正常高值，要引起重视，及早预防。

高血压根据不同的病因，有原发性高血压与继发性高血压之分；根据病情进展的快慢，又有缓进型高血压与急进型高血压之分。缓进型高血压较为多见，病程进展缓慢，半数病人可无症状，部分病人可有头痛、头晕、耳鸣、失眠、心悸、烦躁、无力、肢麻等。

临床上，高血压按其表现症状分为三期。第一期：血压达到确诊高血压水平，而无心、脑、肾并发症表现。第二期：血压达到确诊高血压水平，伴有左心室肥大、眼底动脉狭窄、蛋白尿或肌酐升高，其中之一项者。第三期：血压达到确诊高血压水平，伴有脑出血或高血压脑病、左心衰竭、肾衰竭、眼底出血或渗血，或视乳头水肿，其中之一项者。第一期尚无器官的损伤，而第三期损伤的器官已丧失功能，高血压患者如在第一期能够得到及时治疗，可控制病情的发展，或获痊愈。

按中医辨证，高血压多水亏木旺，治疗上既要养阴滋水，又要镇潜上亢之肝阳。颜德馨治陈某高血压案：日理万机，运筹帷幄，水亏木旺，肝家气火有余，胆失中正之司，生化无权，曾有血脂、尿酸及转氨酶偏高，头晕时作，皮肤瘙痒。脉弦数，舌唇紫，苔黑腻。治当平肝息风，化瘀泄热，借草木之精华，据胜复之法度，补其不足，删其有余，订养生之大计，俾寿而康，用膏方调治。

## 膏方 1

炙生地 150 克，党参 90 克，丹皮 60 克，菊花 30 克，
元参 60 克，白术 30 克，炒白芍 45 克，橘红 30 克，
竹沥半夏 45 克，生甘草 15 克，山萸肉 30 克，川石斛 90 克，
生牡蛎 120 克，茯苓 60 克，天花粉 45 克，川贝母 45 克，
海蛤粉 90 克，天冬 60 克，石决明 120 克，煨天麻 45 克，
玉竹 60 克，炒白蒺藜 90 克，泽泻 45 克，阿胶 120 克，
龟甲胶 120 克。

本膏方为张聿青治例，见《张聿青医案》。案述：薛，平素痰多，渐起眩晕，始清痰热，未能速效，继进育阴以潜阳气，眩晕才得退轻。盖脾为生痰之源，胃为贮痰之器，升降之机，肝合脾主左升，胆合胃，主右降。惟胃有蕴聚之痰，斯胆失下行之路。于是甲木生火，火即化风，久之而水源亦耗，所以育阴之剂，获效于后也，宜循经验之法调理。

原方菊花作滁菊花，白术作生于术，山萸肉用山萸肉炭；阿胶、龟甲胶用量原缺。熬膏做法：上药加水煎 3 次，去渣，再煎极浓，用阿胶、龟甲胶烊化冲入收膏。服用方法：每晨服 1 调羹，用开水冲服。

## 膏方 2

生地 150 克，西洋参 90 克，炒酸枣仁 60 克，杜仲 90 克，
茯神 60 克，熟地 90 克，党参 120 克，炒沙苑蒺藜 90 克，
炒樗白皮 45 克，制首乌 90 克，生白术 60 克，天冬 60 克，
川石斛 120 克，生山药 90 克，柏子仁 90 克，炙乌贼骨 120 克，

当归炭45克，丹皮45克，炒山萸肉60克，麦冬60克，旱莲草60克，菊花21克，地骨皮60克，炒白芍60克，黄芩45克，香附45克，黑豆衣90克，橘白21克，女贞子90克，生甘草120克，熟甘草120克，阿胶90克，龟甲胶90克。

---

本膏方为张聿青治例，见《张聿青医案》。案述：林，女。阴分久亏，木失涵养，肝强木燥，生火生风。阴血为热所迫，不能固藏，经水反多，甚至一月再至，营血由此更亏。阳气化风，上旋为头晕。撼扰神舍为心悸，为火升轰热，诸虚象杂陈。脉形弦细，左部涩弱，且有数意。阴弱阳强，急宜养血益阴，以配合阳气，庶不致因虚致损，因损不复耳。

熬膏做法：酸枣仁炒研，白芍酒炒，女贞子酒蒸，沙苑蒺藜盐水炒，香附用蜜水炒，黄芩用防风21克煎汁炒。上药加足量水煎3次，去渣再煎浓，加阿胶、龟甲胶收膏。服用方法：每晨服1匙，用开水冲服。

## 居家养护

合理膳食、适量运动、戒烟限酒、心理健康为心脏健康的"四大基石"，防治高血压需要加强自我保健，作好家庭养护。

常测血压：病情稳定，血压波动不大者，每周测一次；血压不稳定，处于药物调整阶段者，每天测一次；如有不适感，应及时测量。

注意休息：保证充足的睡眠，每天起居时间要规律，不要由于工作、社会活动、家庭琐事、娱乐而占用正常睡眠时间，避免过度紧张和劳累。

心情愉快：要保持开朗和乐观，尽量减少情绪上的大波动，遇事要保持克制，不发脾气。不宜久看电视，不宜看过于紧张和恐怖的影视剧。

适当锻炼：如散步、体操、太极拳、气功等，要循序渐进，根据个人情况制定切实可行的运动计划。

重视饮食保健：少食脂肪，尽可能清淡饮食为主，食盐量每日应控制在 4 克以下。食不过饱，戒烟戒酒。

多吃有降压作用的食物：如芹菜、荸荠、海蜇头、菠菜、绿豆等。

## 9. 冠心病

冠心病，即冠状动脉粥样硬化性心脏病。多见于 40 岁以上者，男性较女性多见，以脑力劳动者居多。

由于供应心肌血流的冠状动脉发生粥样硬化，使冠状动脉的内腔缩小，从而使由冠状动脉供给心肌的血流相对不足。其发病多表现为心绞痛和心肌梗死。心绞痛是心肌暂时缺血、缺氧，心肌梗死是冠状动脉闭塞，血流中断，局部心肌因缺血缺氧而发生坏死。两者均有发作性胸痛或胸闷不适，前者较短，约 3 ~5 分钟；后者往往大于 30 分钟。发病的常见诱因是体力活动、情绪激动、饱餐、饮酒及寒冷刺激，少数为心动过速、吸烟、低血糖状态、睡眠呼吸暂停等。常伴有高血压、高脂血症、糖尿病等。老年性冠心病患者心绞痛发作时，其特点是表现形式各种各样，很容易被人忽视，以致延误诊断与治疗，甚至造成严重的后果。

按中医辨证，本病多虚实夹杂，本虚标实。实，多寒凝、气滞、血瘀、痰阻；虚，表现为气血不足，阴阳亏虚。治标重在祛寒、豁痰、活血，治本宜温阳益气，滋阴养血。急则治其标，缓则治其本，或标本同治，使心胸之阳舒展，血脉运行畅通。

杨继荪认为，冠心病最基本的病机是正虚邪实，即发生在体虚基础上的虚中夹实之证。虚为心、肺、肝、脾、肾及气血阴阳亏虚，功能失调，迁延反复，日久之后，正气亦虚。虚证常见有心气不足证、心阳不足证和心阴不足证。

心气不足，可见心痛隐隐，憋闷不舒，不能平卧，且因劳累、运动或情绪变化而加重，心悸，神倦乏力，舌淡苔薄，脉细。心阳不足，多有心气不足的表现，同时兼见面色㿠白，肢冷发麻，神倦怯寒，气短自汗等。心阴不足，可见心烦寐少，或有烘热、口干，舌质偏红，脉弦细而数。治法益气温阳，滋阴养血。益气重在补心气，温阳兼顾脾肾，滋阴兼顾肝肾，养血兼以活瘀。

杨继荪经验，以生脉饮、参附汤为主方，阳虚为主者配用四逆汤，加桂枝、吴茱萸、细辛、黄芪、川芎；阴虚为主者配用六味地黄汤，加元参、黄精、首乌、丹参等；阴阳两虚者配用桂枝、甘草、元参、黄精、生地、黄芪、丹参、川芎等。痰湿阻滞的，用瓜蒌薤白半夏汤豁痰通络；血脉瘀阻的，用血府逐瘀汤活血化瘀；理气宽胸用四逆散，温通心阳用附子苡米散，化湿通络用平胃散，清化痰热用黄连温胆汤。

颜德馨老中医治钟某某，胸痹有年，甚则心痛，自进麝香中止，只求苟安，未得正治，遂致气虚血瘀，营卫之行涩而不畅，正虚邪实，脸色不华，形怯神委，腑行不实，脉细迟，舌淡而胖。颜老认为，冠心病心绞痛，正气渐虚而瘀血渐成，加之常服麝香，辛散走窜，更伤阳气，致而形成此阳虚阴凝之候，治之之法，在于通补阳气，温经活血。亟拟固本清源，拨乱反正，以膏代煎，祛病延年。膏方中用了附片、山参，意在离照当空，阴霾自去。

## 膏方1

黄芪 300 克，党参 300 克，炒白术 200 克，山药 150 克，制黄精 200 克，枸杞子 150 克，天冬 150 克，麦冬 150 克，益智仁 90 克，五味子 80 克，丹参 350 克，川芎 90 克，红花 50 克，葛根 150 克，炒杜仲 180 克，木香 90 克，炒楂肉 120 克，炒陈皮 90 克，制远志 60 克，红枣 150 克，阿胶 200 克，冰糖 400 克。

本膏方为杨继荪治例，见《中医临床家杨继荪》。案述：铁，男，75岁。1991年12月2日就诊。工作劳累偶有胸闷，有时咳嗽，胃纳可。心电图示：ST-T 改变。血压 130~140/90mmHg。诊查：精神可，形体略胖，偶胸闷、咳嗽、口干，纳可，大便日行 2 次、质中；舌质红，苔中略黄腻；脉细。辨证：心脾两虚，气阴不足。中医诊断：虚劳。西医诊断：冠心病。治则：益气健脾，养阴宁心，佐宽胸活血。

### 膏方2

党参 200 克，黄芪 150 克，麦冬 120 克，五味子 60 克，
生地 120 克，熟地 120 克，制黄精 200 克，制首乌 120 克，
山萸肉 100 克，枸杞子 120 克，炒酸枣仁 100 克，炒杜仲 150 克，
制远志 60 克，丹参 200 克，郁金 120 克，川芎 90 克，
红花 90 克，炒白术 100 克，泽泻 120 克，炒陈皮 90 克，
生山楂 120 克，红枣 100 克。阿胶 200 克，冰糖 200 克。

本膏方为杨继荪治例，见《中医临床家杨继荪》。案述：孙，男，76岁。1991 年 10 月 30 日就诊。反复胸闷气憋 3 年，近 3 年来反复胸闷、气憋。体检发现有心律不齐，动态心电图提示有室性期前收缩。血总胆固醇 7.28mmol/L，甘油三酯 1.21mmol/L。心电图示：T 波低平、双向、倒置，劳累后多发，服硝酸甘油片能缓解，平时常服消心痛（硝酸异山梨酯）、潘生丁（双嘧达莫）。未用过抗心律失常药。时有胃脘部疼痛。B超示：胆囊结石，有隐性糖尿病病史及前列腺肥大病史。诊查：时胸闷憋气，脘腹疼痛，胃纳可，大便正常，耳鸣，寐欠佳；舌质红，舌下瘀筋不明显；脉细。辨证：年事已高，劳倦内伤，气阴不足，精血暗耗，心肾亏虚，气滞血瘀。中医诊断：虚劳。西医诊断：冠心病、胆囊炎胆石症、隐性糖尿病、慢性胃炎。治则：益气阴，养精血，宁心神，行瘀滞。在服用膏方的同时，另配苏合香丸备用，必要时服。

### 🌿 居家养护

中年以后出现胸痛症状，切莫大意，一定要去医院做检查，及时确诊，争分夺秒救治。

家中备些如消心痛（硝酸异山梨酯）、速效救心丸等有效药物，特别是有过一次急性发作的患者，要掌握有效急救药的用法。

控制和消除产生冠心病的危险因素，如高脂血症、高血压、吸烟、肥胖、糖尿病等，是预防冠心病发生的根本措施。

避免暴饮暴食。避免进食过饱、晚餐过迟、食物过精、过食肥甘、饮食过咸、偏食挑食，少饮酒，禁烟。

讲究膳食平衡，做到各种食品搭配进食，注意多摄入低脂肪、低胆固醇饮食，荤素搭配，多吃新鲜蔬菜。

参加一些能使身心愉快和松弛的文娱活动，避免剧烈的运动。

保持乐观情绪，避免忧伤；控制激动和急躁情绪，消除紧张感。

## 10. 脑动脉硬化

脑动脉硬化是一种慢性退行性病变，多见于50岁以上者。该病与遗传、高血压、高血脂、吸烟、嗜酒，体内缺乏钙、镁及组蛋白等因素有关。

脑动脉硬化的早期精神症状主要表现在睡眠障碍、记忆力减退和性情异常，如情绪不稳，易兴奋激动，好发脾气，或感情脆弱，多愁善感，无故焦虑。本病的特点是病变范围较广，但发展缓慢，精神症状表现不一，且逐渐加重，最终可变成老年痴呆。

杨继荪对老年病的治疗有独到见解，强调补益脏腑功能低下之虚，祛除堆积滞留之瘀，其中用益气养阴、镇潜活血膏方调治脑动脉硬化，意在改善症状，以期达到康复益寿的目的。

### 膏方1

党参250克，黄芪150克，炒当归120克，制首乌150克，枸杞子120克，生地120克，熟地120克，葛根150克，炒杜仲150克，炒丹参180克，炒柏子仁120克，川芎120克，白菊花90克，生山楂120克，赤芍90克，制黄精150克，炒酸枣仁100克，紫贝齿150克，决明子150克，红枣100克，炒陈皮90克，阿胶200克，白糖200克。

本膏方为杨继荪治例，见《中医临床家杨继荪》。案述：田，女，68岁。1991年10月30日就诊。主诉：反复头晕头昏3年。病史：患者反复头晕头昏3年，有尿路感染史，第5、第6颈椎骨质增生。眼底检查示：眼底动脉硬化。自服维脑路通、复方丹参片、维生素类、首乌粉、杜仲泡煎等，症状仍存。诊查：头晕头昏，心烦易恼，寐差梦纷，手麻，便秘。

舌质红，苔薄白；脉细弦。血压 128/83mmHg。辨证：气阴不足，虚阳上越，血行欠畅。中医诊断：眩晕。西医诊断：脑动脉硬化，供血不足。治则益气养阴，镇潜活血，用药有党参、枸杞子、青龙齿、紫贝齿、白菊花等。二诊诉，服药后自感登楼时觉轻松，头昏、寐况、烦恼均有改善，大便亦不秘结，继以膏方调养。

**膏方 2**

黄芪 60 克，党参 30 克，沙参 60 克，生地 60 克，
当归 60 克，赤芍 60 克，白芍 60 克，阿胶 30 克，
黄芩 20 克，黄连 10 克，女贞子 30 克，旱莲草 60 克，
金樱子 60 克，五味子 60 克，远志 30 克，生牡蛎 80 克，
珍珠母 80 克，焦麦芽 60 克，鸡内金 60 克，桑葚 60 克，
鲜葡萄 2500 克，鲜苹果 400 克，蜂蜜 150 克，冰糖 60 克。

本膏方为赵绍琴治例，见《赵绍琴临证验案精选》。案载：孙，女，76 岁。因职业关系，用脑过度，年轻时即患神经衰弱，经常失眠，年老之后，渐渐严重。经常心慌怔忡，彻夜不眠，心烦不安，每晚必服镇静剂方能入睡。大便干结，常服麻仁丸始通。舌体瘦小，舌质红绛且干，脉象弦细小滑。此因思虑太过，耗伤心脾，年老之后，脏阴又亏，郁热内蕴。值此阴亏火旺之时，先用黄连阿胶鸡子黄汤滋阴降火，泻南补北，交通心肾。用药生地 20 克，熟地 20 克，黄连 3 克，旱莲草 12 克，女贞子 10 克。另用鸡子黄 2 枚，打碎搅匀，用煎成之药液乘热兑入；阿胶 12 克，分两次烊化兑入，搅匀温服。连服 7 剂后，心烦渐减，夜间已能入睡片刻，易醒心惊，神疲乏力，头晕健忘，纳食欠佳，舌绛已减，质红少苔，脉仍弦细且数。老年脏亏已久，阴阳俱衰，气血两亏，难求速效，宜用膏滋调养，为求本之法，为拟补心安神膏。

熬膏做法：上药除阿胶、葡萄、苹果、蜂蜜、冰糖外，余药水煎两次，每次约 2 小时，将所煎得药汁混合后加入鲜葡萄、鲜苹果，再煎至葡萄、苹果溶化，滤去核渣，将药液置文火上浓缩，同时加入蜂蜜、冰糖，并将阿胶另捣烊化后兑入，徐徐收膏，贮于瓶中。服用方法：每日早晚各服 2 匙，开水

冲服。随访结果：患者依法制药服用后，身体日渐好转，精力渐增，纳食增加，二便已调，心慌怔忡皆愈，多年的顽固失眠也显著好转，去掉了镇静药。

## 居家养护

注意饮食保健，做到粗细粮混吃，荤素搭配，多吃蔬菜、水果及海产品。

多喝开水，坚持睡前和清晨起床后饮 1 杯白开水，补充体内水分，有利于血容量的恢复，并能促进代谢，使废物排出体外。

注意精神调摄，乐观开朗，豁达大度。

坚持运动，改善心肺功能，促进脂质代谢，降低血液黏滞度，增加对脑部的供血。

注意气候的骤冷或突热变化，根据气候变化做好保健，防患于未然。

戒烟戒酒。

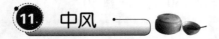

## 11 中风

中风即脑卒中，是一种突然起病的脑血液循环障碍性疾病。轻者口眼歪斜，半身不遂，重者可突然昏倒，不省人事，牙关紧闭，二便失禁，失语。

据《中国慢性病报告》，每 12 秒就有 1 位中风新发病者，每 21 秒钟就有 1 人死于中风。中风已成为我国第一大致残和第二大致死疾病。我国存活的中风患者中，约有 3/4 不同程度地丧失劳动能力，其中重度致残者约占 40%，给人类健康和生命造成极大威胁，并给家庭及社会带来沉重负担。

有一种情形称为小中风，它是短暂性脑供血不足的一种表现，患者可眩晕不适，但不会造成半身不遂的偏瘫。小中风往往是大中风的先兆，应加强防范。

遇中风发病，要立即拨打 120，等待救治。其间要保持镇静，将患者平卧，迅速松解衣领和腰带，将头偏向一侧，以防血液和呕吐物吸入气管。保持室内空气流通，热天要注意降温，用冷毛巾覆盖额部。经救治后，尽早配合康复锻炼，并用膏方调治。

《王旭高临证医案》载：费，类中之后，手足不遂，舌根牵强，风痰入络所致，防其复中。膏方处方：党参、生地、制南星、白芍、秦艽、白术、制首乌、羚羊角、当归、牛膝、海风藤、沙苑蒺藜、茯苓、酸枣仁、杜仲、生薏苡仁、陈皮、川贝、半夏、竹沥2茶杯，生姜汁20匙，白蜜2杯，阿胶120克。熬膏做法：上药煎浓3次，加竹沥、姜汁、白蜜、阿胶收膏。

## 膏方1

> 熟地120克，麦冬90克，白芍60克，龟甲60克，
> 洋参90克，秦艽60克，巴戟天60克，当归90克，
> 肉苁蓉60克，阿胶60克，鹿角胶60克，白蜜适量。

本膏方为江泽之治例，见《江泽之医案》。案述：某，头晕手麻舌强，皆由气血不足，已现风痰之象，迭进温补之剂，头眩渐清，舌强亦和，惟手足麻木乃痰湿瘀血凝结筋络之间。时或神志不清，此湿痰流于心包，致心志模糊；右脉滑数，痰生热也；左脉浮大，热生风也。法宜水火两补，使火归水中，则水能涵木，自不生风。《经》云，治痰先理气，气顺痰自消，治风先养血，血行风自灭，庶不致竟成类中也。

原方麦冬米炒，白芍、秦艽、巴戟天、当归均酒浸，另有虎骨胶30克。熬膏做法：白蜜收膏。服用方法：每次服6克，开水冲服。

## 膏方2

> 炙黄芪900克，广地龙90克，桃仁90克，赤芍90克，
> 当归90克，红花90克，潞党参150克，生蒲黄150克，
> 海藻90克，豨莶草150克，生紫菀90克，川芎90克，
> 菖蒲90克，郁金90克，水蛭30克，通草90克，
> 丹参150克，法半夏90克，橘红45克，橘络45克，
> 茯苓90克，千年健120克，功劳叶90克，续断90克，
> 杜仲90克，制大黄90克，白蒺藜150克，僵蚕90克，
> 明天麻90克，白芷90克，鸡血藤150克，威灵仙150克，
> 蚕砂90克，益母草300克，炙地鳖虫60克，煅牡蛎300克，
> 海风藤90克，伸筋草90克，鳖甲胶150克，桑枝膏150克，
> 白蜜500克。

本膏方为颜德馨治例。案述：张，男。庚辰春节前。中风后左侧肢体不用，步履维艰，言语謇涩，脉弦滑，舌紫苔薄。肝风夹痰，淤交滞脉络，阻于廉泉。王清任称半身不遂，元气已亏五成，殆指人生一小天地，日月周而复始，晨宿循环无端，可验者在气，可推者在血，若能还其初宗，天下之至颐存焉。冬令进补贵在气通血活耳。

原方郁金矾水炒。熬膏做法：上药共煎浓汁，文火熬糊，入鳖甲胶、桑枝膏溶化，加白蜜收膏。服用方法：每晨以沸水冲饮1匙。

## 🌿 居家养护

作好三级预防工作。一级预防即通过合理膳食，减少盐摄入，适当运动，控制体重，戒烟酒，积极控制高血压及糖尿病，防治高脂血症。二级预防是针对已发生过短暂性脑缺血发作或发生轻型卒中在短期内（3周）完全恢复者，防止发生完全性卒中，以控制病情，预防并发症发生。三级预防是发病后积极治疗，防止病情恶化，采取预防措施减少并发症和提高生活质量。

坚持营养均衡，多摄入水果和蔬菜、粗粮杂豆，少量饮用红酒，适量饮茶，补充维生素。

应尽早配合使用针灸、推拿。

做好偏瘫的康复训练，做好步行训练。

## 12. 慢性胃炎

慢性胃炎是指不同病因引起的胃黏膜的慢性炎症或萎缩性病变，其实质是胃黏膜上皮遭受反复损害后，由于黏膜特异的再生能力，以致黏膜发生改建，且最终导致不可逆的固有胃腺体的萎缩，甚至消失。

大多数慢性胃炎患者有不同程度的消化不良症状，包括上腹饱胀不适，多在餐后加重，无规律性的上中腹部疼痛，并有嗳气、反酸、恶心、呕吐等。

根据病理组织学改变和病变在胃的分布部位，结合可能病因，慢性胃炎可分为浅表性胃炎和萎缩性胃炎。

慢性浅表性胃炎：是指不伴有胃黏膜萎缩性改变，胃黏膜层见以淋巴细胞和浆细胞为主的慢性炎症细胞浸润的慢性炎症。根据炎症部位可分为胃窦胃炎、胃体胃炎和全胃炎。幽门螺杆菌感染首先发生胃窦胃炎，然后逐渐向胃近端扩展为全胃炎，全胃炎发展与否及发展快慢存在明显的个体差异和地区差异；自身免疫引起的慢性胃炎主要表现为胃体胃炎。

慢性萎缩性胃炎：是指胃黏膜已发生了萎缩性改变的慢性胃炎。又可再分为多灶萎缩性胃炎和自身免疫性胃炎两大类。前者萎缩性改变在胃内呈多灶性分布，以胃窦为主，多由幽门螺杆菌感染引起的慢性非萎缩性胃炎发展而来；后者萎缩改变主要位于胃体部，多由自身免疫引起的胃体胃炎发展而来。萎缩性胃炎曾被专家认为是胃癌的"癌前期病变"，尤需警惕。

按中医辨证，胃气虚弱，湿热久稽，气机失调，是慢性胃炎发病的重要病机。胃酸缺乏，妨及消化吸收，水谷不化精微，气血两虚；湿热久遏，热化伤津，导致胃阴耗伤。

胃气虚弱证，多见面唇苍白不泽，口淡纳差，时欲泛呕，或干噫食臭，脘腹痞满，间或出现疼痛，肠鸣，大便不调。舌苔白腻或黄白相兼带浊，脉濡细或滑。治法宜温中健胃，益气补血。

胃阴耗伤证，多见两颊轻度潮红，唇红，口干少津，干呕纳差，脘腹痞满，或胃中有灼热感，大便不畅。舌苔光薄或中剥、两侧薄腻，边尖质红，脉弦细或细数。治法宜益胃养阴，理气和血。

膏方调治，在温中益胃的同时，黏膜糜烂加蒲公英、香茶菜、紫地丁，气滞腹胀加厚朴、枳壳，胃痛加香附、延胡索、生白芍，胃黏膜充血加丹参、川芎，血虚加当归，伴有胃溃疡者加生白芍、延胡索，肠腺化生者加半枝莲、蛇舌草、藤梨根。

## 膏方 1

党参 300 克，麦冬 200 克，川石斛 120 克，制玉竹 200 克，生地 200 克，枸杞子 150 克，五味子 60 克，黄芪 300 克，炒当归 150 克，山萸肉 100 克，炒桑葚 100 克，全瓜蒌 120 克，炒枳壳 150 克，决明子 120 克，炒柏子仁 100 克，厚朴 100 克，生山楂 150 克，丹参 200 克，炒陈皮 120 克，佛手 60 克，红枣 150 克，阿胶 200 克，冰糖 400 克。

本膏方为杨继荪治例，见《中医临床家杨继荪》。案述：胡，男，51岁。1991年12月13日就诊。1970年起感胃脘部时痛，检查示：十二指肠球部溃疡。1978年时胃脘痛减少，但常感腹胀、口干。胃镜示：萎缩性胃炎（胃窦部）。1983年10月胃镜复查同前诊断。纳食不多，稍多食胃脘部即作胀，寐况欠佳，口干，便秘，苔黄根腻，脉细弦。辨证：气阴不足，胃之受纳腐熟功能减弱，胃不和则卧不安，脾气失运纳少，胃肠液少便秘。中医诊断：虚劳（脾胃阴虚）。西医诊断：萎缩性胃炎。治则：益胃健脾，滋阴润肠。

### 膏方2

太子参150克，杭白芍150克，炙甘草50克，炒白术100克，
茯苓150克，佛手60克，苏梗100克，炒黄连15克，
乌贼骨150克，藤梨根100克，熟地150克，山药150克，
明天麻60克，枸杞子300克，钩藤150克，绿梅花100克，
玫瑰花30克，煅瓦楞子150克，香茶菜100克，炒杜仲150克，
炒酸枣仁150克，夜交藤300克，无花果150克，槐米150克，
炒谷芽150克，炒麦芽150克，制香附100克，淮小麦300克，
厚朴花60克，佩兰100克，红枣250克，龟甲胶250克，
阿胶250克，冰糖500克。

本膏方为杨少山治例。案述：李，女，32岁，工人。2000年12月8日就诊。反复中脘胀痛伴反酸两年，平日不规则服用西药，症状时轻时重。近因与同事争吵后致诸症加重，胃镜病理报告："慢性重度萎缩性胃炎（活动性）伴中度不完全型肠化、异形增生，中度糜烂，HP＋＋＋"。口苦，胸闷，反酸，中脘嘈杂不舒，纳减，大便不畅，夜寐欠安，苔薄腻黄，脉弦。证属肝胃郁热，予四逆散合左金丸，配用疏肝理气和胃，解毒活血。治疗数月后，口苦、嘈杂不适感减轻，胃纳渐增，大便通畅，时感乏力、心烦，伴反酸，睡眠仍欠佳，脉弦，苔薄腻。予健脾理气、滋肾和胃之膏方调理。

　　熬膏做法：诸药煎浓汁，龟甲胶、阿胶、冰糖收膏。注意：重视情志

调节，忌肥甘厚味、酸辣、不易消化之物。随访结果：一年后复诊诉反酸、心烦、乏力较前明显减轻，胃纳正常，无明显口苦、嗳气、中脘嘈杂不适感，睡眠好转，大便正常，脉细弦，苔薄。改太子参300克，熟地250克，炒杜仲200克，余同前，续服。2002年3月复查胃镜示：慢性轻度萎缩性胃炎，HP（－）；病理：轻度完全型肠化，轻度异形增生，未见明显糜烂。后每年服用膏方调理，病情一直稳定，定期复查胃镜。至2005年8月复查胃镜示：慢性浅表性胃炎，HP（－）；病理未见明显肠化、异形增生。

### 居家养护

慢性胃炎一般病程较长，治疗上重在调养。饮食调养、菜肴的合理选用，对本病的康复十分重要。要特别重视饮食保健，山药、红枣、猪肚、香菇、蘑菇等能增强脾胃功能，可多食用。

重视疏导，切忌呆补。本病多气滞表现，轻则胀满，重则疼痛，可食用有疏导作用的香菜、萝卜、苦瓜、橘皮等；龟、鳖类食物性呆滞，有碍消化，要少吃。

凉润养胃，促进和通。胃喜和降，喜凉润，调治中要注意食用苦瓜、百合、芹菜、萝卜、白菜、猴头菇、海带等食物，以凉润养胃，促进和通，这类食物还有助于胃黏膜炎性病灶的改善，缩短康复周期。

避免刺激性太强的食物。胃黏膜层的炎性病变对食物的刺激较为敏感，要注意避免刺激性太强的食物。辣椒、生姜、大蒜等性温通而有助于止痛，但要注意对胃黏膜的刺激，不宜多吃。要避免菜肴的过酸、过咸、过烫、过冷。

宜食柔软易消化菜肴。选料时要避免坚硬、粗糙的食物，烹调上可采用炖、蒸、煮、焖及滑炒、软炒的方法，使作好的食物柔软。中、重度萎缩性胃炎胃酸分泌不足者，多吃能刺激胃酸分泌、提高胃酸浓度的食物，如山楂、苹果、橘子等。进食中尚可佐用少量食醋以助消化。

### 13 胃及十二指肠溃疡

胃及十二指肠溃疡以上腹部疼痛为主症，急性发作期多兼见嗳气、反酸、嘈杂、恶心、呕吐，尤其是恶心、呕吐，多反映了溃疡具有较高的活动程度。血管受到溃疡的侵蚀、破裂，还会引起出血，出现呕血、黑便。本病的缓解期各种症状较为轻浅，或仅见上腹部隐痛，其余症状不明显。

胃溃疡大多在饭后30分钟到2小时内发生疼痛，十二指肠溃疡往往在饭后2~4小时开始疼痛。疼痛的性质有隐痛、钝痛、胀痛或烧灼痛，也可表现为饥饿痛、刺痛、锐痛。疼痛的程度轻重不一。胃溃疡疼痛多偏左，十二指肠溃疡疼痛多偏右。

溃疡反复发作，所在的胃壁明显变薄，当胃内压力突然升高时，就可造成溃疡底部急性穿孔。溃疡病穿孔与精神、劳累等因素有关。当溃疡出现反酸、嘈杂等症状时，多属内热的反应，宜配合石斛清养。有报道，以健脾温肾、疏肝理气止痛为治疗原则，用膏方治疗消化性溃疡，总有效率达90%以上。

名中医杨继荪治张先生案，80岁，曾因胃溃疡行胃大部切除术，术后体力渐复，值冬令用膏方补益气血，滋阴养液。用药有党参、黄芪、炒白术、炒当归、生地、熟地、枸杞子、黄精、制首乌、玉竹、丹参、山萸肉、麦冬、山楂、陈皮、木香、牛膝、桑葚、红枣、阿胶、冰糖。

## 膏方 1

生地120克，炒当归60克，炒白芍60克，老山参90克，
炒党参120克，茯苓90克，炒白术90克，山药90克，
炒玉竹60克，炒枸杞子60克，制远志75克，核桃肉12个，
炒杜仲90克，狗脊120克，肉苁蓉60克，炒酸枣仁75克，
陈皮90克，木香30克，制香附75克，降香75克，
佛手75克，八月札75克，沙苑蒺藜90克，炒麦冬60克，
郁金75克，玫瑰花20朵，檀香90克，南枣60克，
龙眼肉60克，莲肉60克，阿胶60克，霞天胶75克，
冰糖720克。

本膏方为叶熙春治例，见《一代良医叶熙春》。案述：应，男，46

岁。上海。起于操持过劳，喜怒不节，饥饱失匀，偏积成患，水不涵木，木侮所胜，犯脾伐胃。侮脾则土郁不宽，消化为之不力，腹笥时或作胀，伐胃则气窒胃关而脘痛，痛无定时。甚则肝气分窜，循两胁，扰胸旷，或呕吐酸汁，或大便硬结，病症随作随隐，缠绵已有十余年之久，前进疏肝扶脾，补偏救弊之剂，胃纳已展，消化较力。惟兹亢悍之肝气与久虚之胃气尚未平和，是则膏剂滋之，不专在补，并却病也。

原方白术作于术，党参用潞党参；白术、党参、麦冬均用米炒；生地用砂仁24克拌炒，当归、枸杞子、杜仲用盐水炒，阿胶、霞天胶、冰糖于收膏时放入。方中霞天胶即黄牛肉熬制的胶，功同阿胶而略逊。

## 膏方2

> 生晒参150克，别直参30克，黄芪200克，山药250克，
> 茯苓250克，炒白术150克，薏苡仁300克，制半夏100克，
> 丹参200克，藤梨根300克，香茶菜300克，枸杞子250克，
> 浙贝母250克，炒鸡金150克，厚朴花100克，枫斗300克，
> 制军120克，丹皮炭120克，蒲黄炭120克，小蓟150克，
> 炒黄柏120克，知母120克，野生灵芝350克，西红花10克，
> 鹿角胶250克，龟甲胶200克，木糖醇250克

本膏方为施仁潮治例。邵，男，38岁。上虞。2011年12月2日就诊。胃病多年，2011年9月胃溃疡出血，经治诸症减轻，但仍有空腹胃胀不适，并有腰酸，尿隐血，尿蛋白。苔薄腻，舌红，脉细软。治法：健脾温胃，补肾益精，兼以理气化瘀。

熬膏做法：枫斗、野生灵芝先煎4小时，加余药煎两汁，浓缩；生晒参、别直参、西红花另煎加入，鹿角胶、龟甲胶、木糖醇收膏。服用方法：每日2次，每次1匙，用开水冲服。随访结果：2012年12月7日二诊，进服膏方后，尿隐血、尿蛋白消除，当年曾因进食不当，又有一次胃出血，但症情不重，原方出入再服一料。2013年11月29日三诊、2014年11月25日四诊均告知，未再发生胃出血，用膏方重在补脾益胃，补肾益精，保养健身。

**居家养护**

要注意放松心情，保持良好的情绪和心态，避免紧张。溃疡病患者在极度精神紧张的情况下，迷走神经过度兴奋，可使溃疡恶化，发生急性穿孔。

注意休息，保证睡眠质量。劳累和失眠可造成迷走神经的紧张度增加，使溃疡进一步发展而至穿孔。

饮食有节度，少食多餐，避免过粗、过硬食品，以及生冷酸辣等刺激性食物。

晚餐不能过饱。进食过饱或者饮用大量汽水可导致胃内压力突然增加，引起溃疡病穿孔。

戒烟，忌酒，避免喝浓茶。吸烟的烟雾可导致溃疡愈合延期，同时对溃疡面还有较强的刺激作用，促使穿孔发生。浓茶和酒可直接刺激溃疡面，加速溃疡的恶化，同时饮酒后胃内局部压力增加，导致溃疡穿孔。

提防药物刺激。溃疡病患者服用阿司匹林、激素、保泰松等可造成溃疡恶化甚至穿孔。

避免重体力活动。突然从事重体力活动，如举重物、提重物等也可导致胃内压力突然升高，引起穿孔。

坚持运动锻炼，多做摩腹保健。

## 14. 胃下垂

胃下垂是指胃的位置低于正常，胃小弯弧线最低点下降到髂嵴连线以下，胃的下缘下达盆腔。这是因为胃因重力作用而向下延伸移位的结果。瘦长体型、经产妇、消耗性疾病进行性消瘦者易于患病。

引起胃下垂的原因，主要是胃肠道平滑肌的张力和蠕动力低下。同时，腹壁肌肉软弱，不能保持腹内压力把内脏支持在正常位置。此外，明显消瘦，腹内脂肪过于减少也可以引起内脏下垂。久之，胃和横膈之间及周围脏器之间的韧带逐渐被拉松、拉长，使胃下垂进一步加重。而这些原因又与缺少体育运动或体力活动，造成全身肌肉软弱有关，也与长期患病，或病后健康水平下降以及分娩后或腹部手术后腹壁肌肉功能恢复不良等有关。X线检查可发现，胃下垂的胃小弯弧线最低点下降到髂嵴连线以下，胃的下缘下达盆腔。

本病多发于中老年人，一般以体型瘦长者较易发病。主要表现为胃脘及腹部胀满或疼痛，食后腹胀，平卧得减，嗳气、反酸，兼见饮食不馨，便秘或腹泻等。缓解期往往症状不明显，只是在吃流质饮食后有饱胀感及沉重感。X线钡餐透视胃小弯弧线最低点在髂嵴水平以下，胃的下缘下降到盆腔。

中医名方补中益气汤在增强人体体质、改善消瘦虚弱状态方面有着良好的作用，对改善胃下垂的症状及下垂程度方面有一定作用，可用作膏方的基本方。

### 膏方1

炙黄芪300克，党参200克，熟地120克，炒白术150克，
白茯苓150克，炙甘草40克，红枣100克，肉苁蓉150克，
山药200克，莲子肉200克，菟丝子100克，巴戟天150克，
女贞子150克，楮实子150克，枸杞子150克，炒当归120克，
制首乌100克，川芎120克，葛根120克，炒枳实40克，
炒枳壳40克，天麻200克，延胡索120克，制香附90克，
苏梗60克，青皮30克，炮山甲60克，夏枯草90克，
煅牡蛎300克，续断150克，炒杜仲100克，制狗脊120克，
桑寄生150克，焦山楂50克，焦六曲50克，佛手60克，
生晒参100克，红参30克，鹿角胶200克，龟甲胶200克，
冰糖250克。

本膏方为王庆其治例，见《王庆其医话医案集》。案述：陈，女，39岁。2004年12月8日就诊。有乳腺小叶增生及胃下垂病史，近两年来月经周期经常提前，每次6~7天方净，经行腹痛，经前乳房胀痛。饮食不慎则反酸，畏寒肢冷，大便艰，寐安，面色不华。舌淡，苔薄腻，脉细。治拟健脾和胃，调经益肾。

熬膏做法：诸药煎浓汁，生晒参、红参另煎，鹿角胶、龟甲胶、冰糖烊化收膏。随访结果：服膏方后，月经周期转至正常，痛经消除，胃中和。

## 膏方2

生晒参150克，山药250克，炙黄芪250克，生白术150克，
炒枳壳150克，茯苓200克，浙贝150克，炒柴胡150克，
炙升麻120克，炒苡仁250克，芡实250克，炙甘草100克，
大枣200克，炙百合200克，郁金150克，败酱草300克，
地锦草300克，五灵脂120克，枫斗250克，神曲150克，
野生灵芝300克，肉苁蓉200克，鸡内金200克，西红花10克，
龟甲胶200克，鹿角胶200克，木糖醇250克。

本膏方为施仁潮治例。汪，女，68岁。诸暨。2013年12月26日就诊。胃下垂，慢性胃炎，十二指肠炎，焦虑，肝回声密集，胰腺回声偏强，肝囊肿，肾囊肿，体瘦，手足不温，胃胀，大便不爽。苔薄舌黯红，脉细数。已于此前的10月17日、11月14日，用太子参、山药、炙黄芪、炒柴胡、炒枳壳、炙升麻、浙贝、败酱草等调治，诸症已有明显改善，改用膏方，重在健脾补气，疏肝和胃。

熬膏做法：枫斗、野生灵芝、大枣先煎4小时，入余药煎两汁，浓缩；生晒参、西红花另煎加入，龟甲胶、鹿角胶、木糖醇收膏。服用方法：每日2次，于食后用开水冲服。

## 居家养护

保持乐观情绪，注意心理调摄。

食用易消化、营养丰富的食品。避免进食生冷酸辣等刺激性食物。戒烟酒，禁肥甘、辛辣刺激之品。

少吃多餐，勿暴饮暴食。

加强体育锻炼，增强体质。可做有助于增强腹肌的体操运动。做法：仰卧，臀下垫一个30厘米厚软物，做局部腹肌运动，腹肌收缩然后放松，重复进行100次；屈腿腹肌运动，两腿以髋为轴屈膝向头部收起，臀部保

持在软物上，连做 50 次；屈膝轮动，如踩自行车动作，幅度尽量大，连做 100 次；抬臀起背运动，臀部和背部尽量抬高，两脚不移动，每次上抬至最高点保持 3 秒后再还原，连做 50 次。

## 15. 溃疡性结肠炎

溃疡性结肠炎按病情程度划分，有轻度、中度和重度的区别。重度溃疡性结肠炎，腹泻严重，每天在 6 次以上；轻度溃疡性结肠炎，腹泻每天 2 ~4 次；介于轻度与重度之间为中度。

按照病变分期，本病有活动期和缓解期的区分。活动期腹泻可每天 2 次以上，腹痛明显，粪便中可见到血，或出现黏液便，并有明显的里急后重、大便未净感、上腹部饱胀、厌食，常见恶心、呕吐、嗳气。缓解期一般腹泻每天 1 次至 2 次，或转为正常，腹痛偶尔发生，大便有时出现黏液，便后会有重垂感。

朱先生，38 岁，在银行工作。患慢性溃疡性结肠炎 10 余年，大便每日三四次，多气泡，有时见血，并有黏液，里急后重，少腹疼痛，便后痛减，但腹胀。经健脾养肝中药调治半年后，症情稳定，面色转红润，大便转正常，拟健脾益肾为主，兼清肠祛浊，用膏方调治。此后的几年里，朱先生都会在立冬前后服用膏方，用于强健胃肠功能，稳定病情。

### 膏方 1

党参 250 克，黄芪 250 克，炒白术 120 克，红藤 100 克，
老鹳草 100 克，厚朴 100 克，丹参 200 克，炒酸枣仁 120 克，
煨益智仁 100 克，炒石莲肉 100 克，煨诃子 120 克，
山药 150 克，枸杞子 120 克，制玉竹 120 克，熟地 150 克，
炒山楂 100 克，炒神曲 100 克，煨肉果 120 克，木香 9 克，
红枣 150 克，黄明胶 120 克，阿胶 120 克，冰糖 400 克，
黄酒 250 克。

本膏方为杨继荪治例，见《中医临床家杨继荪》。案述：王，男，65

岁。1991 年 12 月 19 日就诊。有慢性结肠炎、脑梗死及顽固性失眠病史。长期依赖安眠药入睡。肠镜检查示：慢性溃疡性结肠炎，在距肛门 13 厘米、25 厘米处各有一溃疡，黏液脓血便。经中药及激素灌肠后有好转。B超示：肝硬化。头颅 CT 示：脑梗死。时有黏液脓血便，寐差，面色黯滞，左侧颜面肌肉松弛，左侧鼻唇沟略变浅，口角略向右侧歪斜，伸舌尚正中不偏。舌质红，苔薄黄腻，脉弦。辨证：湿热滞于肠中，脉络受损，下痢赤白，迁延日久，气滞血瘀；又长期服安眠药，血行缓慢，经络痹阻，颜面麻木，口角歪斜。中医诊断：湿热痢、中风（中经络）、少寐。西医诊断：慢性溃疡性结肠炎、脑梗死、顽固性失眠、肝硬化。治则：益气健脾，清化湿热，活血行瘀，兼以宁神敛津。

## 膏方 2

山参 30 克，茯苓 200 克，炒白术 200 克，炒山药 200 克，炒薏苡仁 300 克，陈皮 90 克，煨干姜 60 克，炒扁豆 250 克，黄芪 150 克，当归 120 克，赤芍 120 克，白蒺藜 150 克，炒枳壳 150 克，肉豆蔻 90 克，诃子 120 克，炒地榆 200 克，赤石脂 200 克，白蔹 60 克，槟榔 120 克，秦皮 120 克，马鞭草 200 克，鸡血藤 300 克，仙鹤草 200 克，炒槐花 200 克，补骨脂 150 克，炒鸡内金 120 克，血余炭 120 克，砂仁 60 克，三七粉 30 克，枫斗 250 克，寿仙谷灵芝破壁孢子粉 50 克，龟甲胶 250 克，鹿角胶 250 克，冰糖 250 克。

本膏方为施仁潮治例。朱，男，38 岁，诸暨人。患慢性溃疡性结肠炎 10 余年，大便每日三四次，甚则十多次，多气泡，有时便血，并有黏液，里急后重，少腹疼痛，便后痛减，但腹胀。经健脾养肝中药调治半年后，症情稳定，面色转红润，大便转正常，只要不吃油腻生冷，不疲劳过度，症情多较稳定。拟健脾益肾，兼以清肠祛浊，用膏方调治。

**熬膏做法：**枫斗先煎 4 小时，入余药煎两汁，砂仁后入，浓缩；山参研粉，与三七粉、寿仙谷灵芝破壁孢子粉一并搅入，龟甲胶、鹿角胶、冰糖收膏。服用方法：每日 2 次，每次 1 匙，用开水冲服。随访结果：吃完膏方后，身体状况大有好转，要求再开一料，继续服用。此后连续三年，每年立冬后均服用膏方。

## 居家养护

重视精神调养。精神紧张或恼怒可引起交感神经兴奋，使胃肠蠕动增多，而致腹泻加重。节制烦恼，保持精神愉快，对促进肠胃功能的恢复十分重要。

注意保暖，勿贪凉露宿，或久卧湿地，冒雨涉水，避免受凉。

注意休息，特别是急性发作，应卧床休息，以减轻肠蠕动，减少体力消耗。待病情减轻后，可在治疗的同时，加强锻炼，增强体质，提高机体抗病能力，促进病体康复。

注意膳食调养，减少粗糙食物对溃疡面的刺激，以促进溃疡的愈合与防止复发。禁食豆类、萝卜、南瓜、甘薯、土豆和葱、蒜、辣椒、酒等产气和刺激性食品，以免加速肠蠕动，加剧腹泻。

要吃少渣、少油腻食物，可适量食用蛋类、瘦肉、鱼、豆制品等富含优质蛋白质的食物。多吃新鲜蔬菜，吃食用有补脾止泻作用的苹果、芡实、莲子、红枣等。

注意烹调方法，主食宜做成软烂的，肉类要经过充分的炖煮，烹调方法以蒸、煮、烩、炖为主，爆、炒、煎、炸的方法不适宜。蔬菜要尽量鲜嫩易熟，切得细碎，缩短加热时间。炒菜时放点醋，也有利于保护其中的维生素。

加强锻炼，可选择散步、慢跑等。可多作腹部自我按摩，两手相叠摩脐腹部，先由里向外按顺时针方向按摩，再由外向里按逆时针方向按摩；再用两掌从胸到腹，垂直推擦。

## 16. 便秘

便秘是临床常见的复杂症状，主要是指排便次数减少、粪便量减少、粪便干结、排便费力等。

上述症状同时存在两种以上时，可诊断为症状性便秘。通常以排便频率减少为主，一般每两三天或更长时间排便一次即为便秘。对一组健康人的调查结果表明，排便习惯多为每天 1~2 次或一两天 1 次（60％），粪便多为成型便或软便；少数健康人的排便次数可达一天 3 次（30％），或三天 1 次（10％），粪便半成型或呈腊肠样硬便。因此必须结合粪便的性状、本人平时排便习惯和排便有无困难作出有无便秘的判断。如超过 6 个月即为慢性便秘。

便秘可为肠道本身疾患所致，也可以是全身疾病所引起，还可因神经病变而发生。急性便秘由肠梗阻、肠麻痹、急性腹膜炎等急性疾病引起，慢性便秘病因较为复杂，一般无明显症状。

习惯性便秘还可以诱发脑卒中、气胸、心绞痛、心肌梗死、老年性疝气等疾病，同时由于粪便在肠内滞留过久，有毒物质刺激肠黏膜，还有可能导致肠癌的发生。

## 膏方 1

老山参 90 克，炒白术 60 克，炒党参 90 克，茯苓 90 克，
娑罗子 90 克，炒山药 90 克，姜半夏 60 克，炒菟丝子 90 克，
制巴戟 60 克，沙苑蒺藜 90 克，荜茇 75 克，黑姜炭 24 克，
炒补骨脂 90 克，陈皮 60 克，木瓜 90 克，炙佛手 75 克，
炙甘草 30 克，生地 120 克，玉竹 60 克，炒狗脊 90 克，
炒杜仲 60 克，炒当归 90 克，制香附 60 克，煨肉果 30 克，
炙红梅花 70 克，炙绿萼梅 70 克，桂枝 30 克，炒白芍 60 克，
枸杞子 60 克，煨木香 30 克，泽泻 90 克，玫瑰花 30 朵，
龙眼肉 120 克，南枣 120 克，莲子 120 克，阿胶 90 克，
霞天胶 75 克，冰糖 480 克。

本膏方为叶熙春治例，见《一代良医叶熙春》。案述：毛，男，61 岁。上海。胃称水谷之海，最能容物，今不能容，其来也渐，非朝夕之所能成。初起劳倦太过致中虚，复因饥饱不匀致脾馁，消化不良，食常停滞，大便秘结不畅，脘痛时作时微，痛甚上连胸胁，下及腰背。肝木乘隙而犯胃土，呕酸泛涎，亦间有之。脾主四肢，脾阳不振，形寒肢冷，足胫麻痹不仁。年届花甲，命火渐微，以致火虚不能蒸土，土虚不能化物，上

不能食，下不得便，阴枯而阳结，乃有关格之虞矣。

原方白术作于术，党参作潞党参。熬膏做法：白术、党参、山药米炒，杜仲盐水炒，生地用砂仁 15 克拌炒，阿胶、霞天胶、冰糖收膏时放入。

## 膏方 2

林下参 30 克，生白术 150 克，生白芍 150 克，生地 200 克，百合 150 克，茯苓 250 克，制半夏 90 克，炒陈皮 100 克，浙贝母 150 克，炒柴胡 120 克，合欢皮 150 克，炒枳壳 150 克，厚朴花 120 克，枫斗 150 克，野生灵芝 300 克，藤梨根 300 克，蛇舌草 250 克，炒鸡内金 150 克，肉苁蓉 150 克，山楂 150 克，火麻仁 150 克，桃仁 120 克，丹参 120 克，砂仁 30 克，枸杞子 250 克，阿胶 200 克，鹿角胶 200 克，饴糖 200 克。

本膏方为施仁潮治例。金，女，62 岁。诸暨。2013 年 1 月 16 日就诊。疣状胃炎伴糜烂伴胆汁反流，慢性萎缩性胃炎（中度）。1 月 17 日病理诊断示：胃角、胃窦中度慢性萎缩性胃炎（活动性）伴中度肠化。胃脘痞塞，嗳气时作，口干，便秘，大便一周一行。苔薄腻，边有齿龈，舌红，脉细。治法：养阴益胃，理气行瘀，先用一贯煎、失笑散为主方，调治两月，胃胀痛很少发作，大便每天一行，再予养阴润燥，疏肝活瘀膏方。

熬膏做法：枫斗、野生灵芝先煎 4 小时，入余药煎两汁，砂仁后入，去渣浓缩；林下参另煎取汁兑入，阿胶、鹿角胶、饴糖收膏。服用方法：每日 2 次，每次 1 匙，用开水冲服。随访结果：2013 年 11 月 6 日胃镜报告：慢性浅表性胃炎（中度）；2014 年 1 月 7 日病理诊断：胃窦轻度慢性浅表性胃炎。患者说，吃了膏方，症状明显改善，原来的便秘完全好了，每天一次，人很舒服，要求继续用膏方调补。

### 居家养护

养成定时大便的习惯。

保持精神舒畅，消除忧思郁怒等情绪影响。心理上的紧张可导致便秘，故宜放松精神，保持情绪稳定，及时消除忧思郁怒等情绪。

饮食有节，多吃清淡食物，如新鲜蔬菜等；饮食中必须有适量的纤维素，早晚空腹吃苹果1个，或每餐前吃香蕉1个，或晨起空腹喝1杯淡盐水或蜂蜜水，有助于排便。

进行适当的体力活动，加强运动锻炼，例如仰卧屈腿，深蹲起立，骑自行车等都能加强腹部的运动，促进胃肠蠕动，促进排便。

加强锻炼，可多做摩腹活动。常揉腹部，能加快腹部血液循环，促进胃肠平滑肌的收缩，使腹内蠕动加强。可顺着肠的蠕动方向，作顺时针方向的按摩，但注意在饭后半小时进行。

## ⑰ 慢性胆囊炎

胆囊炎是指胆囊的炎症病变，有急性与慢性的区分。根据临床表现，慢性胆囊炎又可以分为结石性慢性胆囊炎和非结石性慢性胆囊炎。

急性胆囊炎：不少患者在进食油腻晚餐后半夜发病，因高脂饮食能使胆囊加强收缩，而平卧又利于小胆石滑入并嵌顿于胆囊管。主要表现为右上腹持续性疼痛、阵发性加剧，可向右肩背放射；常伴发热、恶心呕吐，但寒战少见，黄疸轻。腹部检查发现右上腹饱满，胆囊区腹肌紧张，明显压痛、反跳痛。

慢性胆囊炎：症状、体征不典型，多数表现为胆源性消化不良，厌油腻食物、上腹部闷胀、嗳气、胃部灼热等，与溃疡病或慢性阑尾炎近似；有时因结石梗阻胆囊管，可呈急性发作，但当结石移动、梗阻解除，即迅速好转。体查，胆囊区可有轻度压痛或叩击痛；若胆囊积水较多，常能扪及圆形、光滑的囊性肿块。

急性胆囊炎一般采取药物疗法和手术疗法，在病变早期如急性水肿型胆囊炎先宜采用中西医结合药物进行治疗，在用中药的同时，西药给予解痉止痛，并适当使用抗生素。在药物治疗不能控制时，应及时进行手术。

非胆石性慢性胆囊炎可通过节制饮食及内科治疗而维持不发病，但疗效并不可靠。已伴有结石者急性发作的机会更多，且可引起一系列严重并发症。最佳的疗法是手术治疗，切除胆囊，能根本去除感染病灶。但症状轻微或长期未曾发作的患者，特别是年老并有其他严重器质性病变者，不主张手术，可用药物治疗，膏方宜于采用。

### 膏方1

党参 250 克，山药 150 克，炒扁豆 100 克，茯苓 100 克，
炒白术 200 克，生地 150 克，熟地 150 克，制黄精 150 克，
制玉竹 150 克，麦冬 150 克，山萸肉 100 克，丹参 200 克，
炒白芍 100 克，王不留行 90 克，芡实 150 克，山楂 120 克，
木香 60 克，炒陈皮 90 克，红枣 120 克，阿胶 200 克，
冰糖 250 克。

本膏方为杨继荪治例，见《中医临床家杨继荪》。案述：袁，男，49
岁。1991 年 12 月 10 日就诊。有胆囊炎病史，B 超示：慢性胆囊炎、胆
结石。右胁下时胀滞不舒，口干，大便偏烂。舌边尖红，苔薄白，脉细
弦。辨证：脾不健运，胃肠传化失常，致大便烂；脾虚不能化生精微，气
血来源不足，肝血虚而血不养肝，肝气郁滞，胆汁排泄不畅，久经煎熬，
结成砂石。中医诊断：虚劳（脾虚肝胆郁滞）、胁痛。西医诊断：慢性胆
囊炎、胆石症。治则：益气健脾，养肝血，疏郁滞。

### 膏方2

柴胡 100 克，枳实 60 克，白茯苓 100 克，焦白术 100 克，
炒当归 100 克，赤芍 100 克，白芍 100 克，金钱草 360 克，
鸡内金 150 克，炒麦芽 150 克，炒谷芽 150 克，薏苡仁 150 克，
郁金 150 克，制香附 150 克，山药 150 克，枸杞子 150 克，
党参 100 克，生黄芪 150 克，川芎 60 克，熟地 100 克，
吴茱萸 60 克，菟丝子 100 克，怀牛膝 100 克，杜仲 100 克，
续断 100 克，黄精 150 克，制首乌 150 克，灵芝 150 克，
天冬 100 克，麦冬 100 克，青皮 60 克，陈皮 60 克，
制半夏 100 克，木香 80 克，黄芩 100 克，黄连 30 克，
枳壳 60 克，干姜 30 克，生山楂 150 克，酸枣仁 100 克，
丹参 150 克，莪术 100 克，佛手 60 克，香橼皮 100 克，

三七粉 30 克，莲子肉 250 克，炒扁豆 250 克，红枣肉 250 克，鲜生姜 100 克，炙甘草 100 克，生晒参 100 克，枫斗 100 克，阿胶 250 克，龟甲胶 250 克，冰糖 400 克，麦芽糖 600 克。

本膏方为林真寿治例。案述：赵，女，35 岁。2006 年 12 月 6 日就诊。体质阴阳两虚，罹患胆囊炎、胆石症，左乳房小叶增生。症见右上腹胀痛时作，嗳气，肢软无力，精神倦怠，食欲不佳，大便微干，口苦咽干。舌红苔黄腻，脉弦细。证属肝郁脾虚，湿热内阻，气滞血运不畅。治拟疏肝健脾，清热祛湿，理气化石。

熬膏做法：上药粉碎和匀后浸泡一宿，武火煮沸后文火浓煎 2 小时，煎取二汁，再和煎浓至 1000 毫升，放入陈酒烊化的阿胶、龟甲胶和另煎的生晒参、枫斗及冰糖、麦芽糖，再用小火煎熬成黏稠滴水成珠为度。

### 🌿 居家养护

做好饮食保健：少吃高脂肪类食物。猪肉、牛肉、羊肉、奶油、黄油、油炸食物、动物内脏、鱼子，以及多油糕点等，会刺激胆囊收缩，分泌大量的胆汁，引起胆囊炎发作，要引起注意。

适当摄取优质蛋白质：如果长期不食用动物性食物，人体难免会不同程度地缺乏蛋白质和其他营养物质而发生营养不良，以致抵抗力下降，不利于胆囊炎患者的康复。可适量食用瘦肉、鸡鸭肉、鱼肉、蛋类、豆制品等。

忌食刺激性食物：胆囊炎患者在饮食上不仅要注意食物细软，易于消化，少食多餐，还要忌食辛辣、酒等刺激性食物，以减少或避免对胆囊的刺激。

注意心理调养，保持乐观的情绪、健康的心理，克服多愁善感、急躁易怒等不良心态。

慢性胆囊炎患者可选择太极拳、工间操等，活动肢体，增强胆囊肌肉的收缩力，防止胆汁在胆囊内滞留，这对于炎症的控制和康复有帮助。

### 18. 慢性肝炎

慢性肝炎是现代医学的病名，专指由肝炎病毒引起的慢性病症，根据肝炎病毒型别的不同，可分为甲型、乙型、丙型、丁型、戊型、庚型等，临床一般分为急性肝炎、慢性肝炎和重型肝炎。

急性肝炎没有得到很好的治疗，可发展成慢性肝炎。一般病程在半年以上者，即为慢性。慢性肝炎又可分为慢性活动性肝炎及慢性迁延性肝炎两种类型。慢性活动性肝炎表现为体力减退、厌食、腹胀、腹泻、头昏、低热、尿黄、多汗、失眠、肝区疼痛等，并有肝功能异常；慢性迁延性肝炎自觉症状不明显，肝功能基本正常或有小波动。

本病属于中医的"黄疸"、"臌胀"、"胁痛"范畴。无黄疸型肝炎颇似中医的"肝郁"、"胁痛"，调理肝脾是重要的治疗环节。

肝气郁结，表现为胁痛，或脘腹胀痛，神疲乏力，口燥且苦，大便燥秘。苔白腻，舌质红，脉弦。治法疏肝解郁。

脾胃湿阻，表现为胃脘痞满，胃纳显减，胁胀便溏，时有呕恶。苔白厚腻，舌质淡，脉濡细。治法运脾化湿，疏肝理气。

肝阴亏损，表现为头目眩晕，肝区及腰背酸痛，夜寐多梦，肝掌。男子阳痿，遗精；妇女带下多，或月经量少，经期腰酸。苔薄白，舌质鲜红。脉细数。治法宜滋养肾阴，柔肝安神。

名中医潘澄濂认为，慢性肝炎症状表现多不明显，往往只是有恶心、疲倦、肢酸等感觉，部分病人直观无黄疸，而肝功能血检才出现黄疸指数偏高。这是因为慢性患者机体抵抗力减弱，对病邪缺乏抗争能力，故症状反而不明显。这种病人大都存在气血亏损的情况，用药时不能一味投以清利祛邪之品，当兼顾扶正，可选用白术、黄芪、白芍、当归之类，也许更能促使黄疸的消退。个别患者黄疸退至一定程度，残留的黄疸可持续很长时间不能退净，对此应根据中医"久病入络"的理论，在处方中加入旋覆花、茜草、红花、桃仁、丹参或虫类等活血通络药物，有时可收到较好的效果。至于迁延性或慢性活动性肝炎的谷丙转氨酶及γ谷氨酰转酞酶的异常，以脾困为主的肝脾失调证，常规方中加苍术、山药、山萸肉以调整肝脾功能，则肝酶可逐渐下降；以肝郁瘀凝化热为主的阴虚证，常规方中加麦冬、枸杞子、丹皮、茜草以养阴活血而降酶。

关于血清白蛋白与球蛋白比例的不正常，一般情况下若白蛋白较正常低，可仿用《金匮要略》鳖甲煎丸意。若白蛋白正常而球蛋白偏高，应慎用鳖甲、水蛭、虻虫之类药物，可在方中重用白术、黄芪、猫人参、当归、莪术、地鳖虫等攻补兼施的方法。食欲缺乏，大便溏薄者，脾胃运化功能失调，先予调理脾胃功能。

新鲜铁皮石斛养阴，寿仙谷灵芝破壁孢子粉保肝，均宜于用作防治肝炎的膏方原料。

## 膏方1

炒柴胡120克，当归120克，炒赤芍120克，炒白芍120克，
川芎100克，生地黄120克，熟地120克，丹参150克，
焦白术120克，黄芪500克，炒党参300克，丹皮120克，
茵陈120克，焦山栀100克，猪苓120克，茯苓120克，
垂盆草150克，鸡骨草150克，蛇舌草120克，七叶一支花120克，
龙葵120克，马鞭草120克，六月雪120克，望江南120克，
刘寄奴120克，鬼箭羽120克，泽泻120克，西红花100克，
陈皮100克，苦参120克，生甘草50克，五味子100克，
紫草120克，灵芝120克，厚朴50克，木香100克，
薜荔果120克，土茯苓150克，绿萼梅30克，玫瑰花30克，
代代花30克，炙鸡金120克，炒谷芽120克，炒麦芽120克，
砂仁30克，白蔻仁30克，阿胶300克，鳖甲胶300克，
核桃肉120克，冰糖500克，陈酒500克。

本膏方为朱彬彬治例，见《冬令进补择膏方》。

案述：刘，男，12岁，学生。2007年11月15日就诊。父母有乙肝史，乙肝病毒HBV-M（+）。面色黄白少华，形体消瘦，腑气日一行，纳谷尚馨，唯感神疲乏力，不耐久劳，夜寐亦安。苔薄微黄，舌质黯红，舌边有齿痕，脉来沉、弦、小、滑。禀赋素虚，先天不足，后天失调，疫毒入侵，肝脾受损，气血两亏，湿热内蕴，治当清肝活血，扶正祛邪。时值冬令之际，当以膏方调治，缓缓图之。并嘱加强食疗，不宜过劳。

### 膏方 2

生地 250 克，熟地 250 克，山萸肉 150 克，西洋参 150 克，
山药 300 克，黄芪 250 克，枸杞子 250 克，五味子 120 克，
白芍 150 克，制黄精 250 克，天冬 150 克，麦冬 150 克，
炒当归 120 克，怀牛膝 200 克，茯苓 200 克，炒白术 150 克，
枫斗 350 克，铁皮石斛花 60 克，浙贝母 150 克，茵陈 200 克，
红枣 150 克，玫瑰花 100 克，杭白菊 150 克，厚朴花 120 克，
山楂 300 克，远志 120 克，野生灵芝 350 克，西红花 15 克，
制首乌 200 克，扁豆衣 150 克，炒谷芽 200 克，炒麦芽 200 克，
龟甲胶 200 克，鳖甲胶 250 克，木糖醇 200 克。

本膏方为施仁潮治例。方，男，51 岁。浦江人。2014 年 4 月 10 日就诊。从事服装厂管理，携带乙肝病毒三年，时有肝区不适，形体消瘦，易疲劳，腰酸，胫软，面色黯滞，耳鸣，时便溏，苔薄腻，舌淡红，脉弦细。早在两年前进服补肝肾、健脾胃膏方一料，效佳，体瘦，近劳累后多烦怒，遇劳、生气时肝区痛，眼干涩，怕热，手足心热，无盗汗，大便正常。在服用蜂皇浆，不时吃些红枣，睡眠可，口干，苔浊腻，舌底红，脉弦。拟补肝滋肾，健脾益气。

熬膏做法：枫斗、野生灵芝先煎 4 小时，入余药煎两汁，去渣取汁浓缩；西洋参、西红花另煎加入，龟甲胶、鳖甲胶、木糖醇收膏，铁皮石斛花凉开水浸透，收膏时搅入。服用方法：每日 2 次，每次 1 匙，用开水冲服。

### 🌿 居家养护

重视预防：起居有节，不要过劳，加强锻炼，增强抗病能力。

注意饮食卫生：勿进食不洁之品，勿恣食辛辣肥甘，勿嗜酒无度。

避免过度疲劳：急性发作期要注意卧床休息，以减少体力和热量的消耗，减轻因活动后糖原过多分解、蛋白质分解及乳酸形成而增加肝脏负担。同时卧床时肝血流量明显增加，提高了对肝脏的供氧和营养，利于肝组织损伤的修复。经过一段时间治疗病情好转后，可适当下床活动，但要避免重体力劳动或剧烈活动。

重视饮食营养平衡：以适口、清淡、新鲜且易消化的食物为佳，保证供给一定量的优质蛋白质、适量脂肪、碳水化合物和热能，同时辅以足量的维生素。多吃菌菇类食品，香菇、蘑菇、冬菇和黑木耳等菌菇类食品，所含的蛋白质较一般蔬菜为高，人体必需氨基酸的比例适宜，还含有多种微量元素。要求低脂肪、低糖、高蛋白饮食。高蛋白饮食包括植物和动物蛋白，如豆制品、牛肉、鸡肉、鱼肉等，动植物蛋白质要各半搭配。食量要恰当，肝病时消化功能减弱，进食过饱常导致消化不良，也加重肝脏负担。吃饭至八成饱最好，暴饮暴食对肝脏、胃肠功能都不利。

饮食要清淡：少放油，少食生冷、刺激性食品，戒烟戒酒。

重视精神调养：保持心情愉快，以利于病情的稳定和康复。

加强运动锻炼：可在室内散步，可选择舒缓的强身健体运动，如太极拳、静气功等，可随症状和肝功能的改善及体力的恢复，逐渐增加运动量和运动时间。运动量一般认为以运动后不觉疲劳为度。

## 19 肝硬化

肝硬化是一种慢性的、进行性的、具有广泛肝细胞损害以及纤维组织增生的疾病。临床表现以肝脾肿大为主，有时会出现腹水。

引起肝硬化的原因很多，在我国肝硬化主要是病毒性肝炎所致，尤其是慢性肝炎，其次还有血吸虫病、酒精中毒、药物或工业毒物、循环障碍、胆汁淤积、代谢紊乱。

本病早期可无明显症状，或仅有轻度的消化不良和轻度的肝功能损害；中期后肝功能损害明显，一般都可有脾大、出血倾向及脾功能亢进，有的病人可出现黄疸、腹水和腹壁静脉曲张等一系列症状。

中医对本病的辨证，重视肝郁、脾虚等证型表现进行论治。

肝郁血瘀证：可有肝脾区压痛，脘腹痞胀，食后加重，口苦，纳减，大便秘结或不畅，小便常黄赤，或有衄血。苔黄糙，舌边带紫，脉弦细或弦滑。治法活血调气，柔肝消痞。

脾虚气阻证：面色苍黄，可有肝脾区隐痛，乏力，纳差，厌油，脘腹胀满，食后更甚，肠鸣矢气，大便常溏，或伴有下肢轻度浮肿。苔白腻，舌边现齿痕，质淡或带灰，脉濡细。治以健脾疏肝，理气化湿。

脾虚水聚证：面色苍黄，神疲乏力，腹胀如鼓，动摇有水声，纳差，朝食不能暮食，大便多溏，小便短少，肢冷，或下肢浮肿。苔白腻，舌质淡或边带灰，脉细弱或濡细。血象可有白细胞减少，肝功能化验白、球蛋白比例明显倒置。治法健脾运中，分消利尿。

名中医潘澄濂认为，肝硬化以肝郁、脾虚、肾损为突出，除出现腹水外，治疗以柔肝、健脾、益肾为基本方法，可选用鳖甲、柴胡、桃仁、红花、水蛭、䗪虫、失笑散、莪术、丹参、当归、白芍等具有活血和消积作用的药物组成为柔肝药；党参、苍术、白术、黄芪、山药、茯苓、厚朴、木香、砂仁、枳壳、苏叶、香附等具有补气和理气作用的药物组成健脾药；地黄、制首乌、石斛、枸杞子、麦冬、菟丝子、山萸肉、肉桂、制附子等具有育阴或通阳作用的药物组成益肾药；黄连、黄柏、茵陈、大黄、岩柏草、白毛藤、白茅根、郁金等具有清热解毒、利胆渗湿作用的药物组成清湿热药。对于肝淤血瘀证或血瘀壅结证，以柔肝为主，辅以健脾，或配合利尿、止血；脾虚气阻证或脾虚水聚证，以健脾为主，辅以柔肝，或配合利尿、止血；肝肾衰竭证，偏阴虚者在育阴益肾的同时，辅以柔肝；阴阳两虚证，主以温阳育阴，辅以健脾。

## 膏方 1

炙黄芪 300 克，防风 100 克，炒白术 150 克，柴胡 50 克，绵茵陈 100 克，金钱草 100 克，虎杖根 150 克，郁金 100 克，鸡内金 50 克，赤芍药 100 克，炒白芍 100 克，菟丝子 100 克，枸杞子 100 克，石见穿 150 克，炙鳖甲 150 克，穿山甲 50 克，田基黄 150 克，垂盆草 150 克，鸡骨草 150 克，北五味子 50 克，焦山楂 100 克，焦神曲 100 克，怀牛膝 150 克，核桃肉 250 克，仙鹤草 150 克，百合 150 克，炒酸枣仁 100 克，合欢皮 150 克，灵芝 100 克，旱莲草 150 克，八月札 150 克，半枝莲 150 克，蛇舌草 150 克，红枣 250 克，高丽参 50 克，枫斗 50 克，鹿角胶 150 克，龟甲胶 150 克，阿胶 200 克，蜂蜜 250 克，冰糖 250 克。

本膏方为张春涛治例,见《冬令调补择膏方》。案述:李,女,61岁。2007年11月20日就诊。素体虚弱,先后患乳腺癌、子宫颈癌,经放疗及化疗,引发严重肝损害,发展为肝硬化。经中药调理后,病情有所好转,但仍有肝区不适,口干苦,夜寐不安,小便黄,并有出血倾向,舌淡苔腻,脉细弱。

**熬膏做法:**上药煎汁,用胶类药收膏。服用方法:每日2次,每次1勺,开水化服。

### 膏方2

炒当归120克,柴胡100克,茯苓120克,制香附120克,
炒白芍150克,炒赤芍150克,佛手120克,绿梅花100克,
砂仁90克,豆蔻90克,草果120克,炒苍术120克,
炒白术120克,丹参300克,生地黄120克,熟地120克,
郁金120克,川芎150克,王不留行120克,藤梨根300克,
薏苡仁300克,山药300克,山萸肉901克,丹皮150克,
垂盆草300克,金钱草300克,枳壳300克,泽泻120克,
炮山甲90克,皂角刺90克,山慈姑120克,石见穿120克,
制黄精300克,制首乌300克,炒杜仲120克,川续断120克,
菟丝子120克,决明子120克,生山楂300克,淫羊藿300克,
女贞子120克,青皮90克,陈皮90克,沙苑蒺藜120克,
白蒺藜120克,龟甲胶400克,鹿角胶100克,冰糖500克,
黄酒250克。

本膏方为徐志瑛治例,见《徐志瑛膏方经验》。案述:徐,男,45岁。杭州。2007年11月12日就诊。肝胆失司之体,邪犯肝络,疏泄条达失职,营阴暗耗,藏血亏乏,郁而化热,气滞血瘀,横逆犯脾,运化失司,聚精成湿,阻碍气血,致成肝硬化。平时湿阻中焦,经两年余治疗,湿浊已解,脾运未复,瘀阻尚存。症见易乏力,饮食不顺易出现腹泻,肝区胀、偶有刺痛,夜寐欠安,生化全套和B超复查均正常。舌质淡紫红,苔白根厚,脉沉弦。给予疏肝解郁,健脾理气,养血柔肝,益肾活血

之法。

熬膏做法：上药水煎浓缩，加入龟甲胶、鹿角胶、冰糖、黄酒收膏，冷藏。服用方法：早晚各服 1 次，每次 1 匙，用开水冲服。注意：外感或腹泻时停服。随访结果：2008 年 12 月 26 日二诊述，易乏力，饮食不顺易出现腹泻，肝区胀偶有刺痛，夜寐已安，再给膏方一料。

## 居家养护

重视精神调养，树立战胜疾病的信心，避免情绪激动和悲伤。居室中多摆放绿色植物，多听音乐，有利于减轻压抑、消极、悲观、抑郁、焦虑不安等负面情绪。

勿饥饱失度，勿嗜酒或过度肥甘。发病时采用低盐饮食，在尿量特别少的情况下，给予无盐饮食。

肝硬化代偿功能减退，并发腹水或感染时应绝对卧床休息。在代偿功能充沛、病情稳定期可做些轻松工作或适当活动，进行有益的体育锻炼，如散步、做保健操、打太极拳、练气功等。活动量以不感觉到疲劳为度。生活养成规律的作息习惯，早睡早起。

重视饮食调养，食物尽量多样化，食物烹调要软烂可口、容易消化。

由于肝硬化使肝脏调节血糖的能力降低，容易出现低血糖，因而应适量补充一些糖。可在餐间补充一些甜糕点，糖和糕点一次量不宜过多。

肝硬化的肝脏损伤较重，肝细胞的再生与修复则需要足量的蛋白质。因此，应适当食用瘦肉、鱼虾、乳类、禽蛋及豆制食品。

多种维生素直接参与肝脏的代谢，B 族维生素对促进消化，增进食欲，保护肝脏和防止脂肪肝有重要生理意义。维生素 C 可增加肝细胞的抵抗力，并能促进肝细胞的再生及肝糖原合成，改善新陈代谢，有利尿、解毒、消除黄疸及降低转氨酶等作用。所以肝硬化病人要经常多吃一些新鲜蔬菜和水果，以保证维生素的供给，满足机体的需要。

宜吃低脂肪饮食，如果过多的摄入脂肪类食物，不仅不容易消化吸收，而且过多的脂肪会直接加重病情，尤其是动物性脂肪应尽量少吃。

酒、胡椒等辛辣食物对肝脏的刺激和毒害较大，应当慎食。

肝硬化患者伴有食管静脉曲张时，饮食应细软、易消化。勿吃过热及含粗纤维过多的食物，如芹菜、黄豆芽等。禁吃带骨、刺及一切坚硬的食物，防止刺破食管血管而引起急性大出血。

## 20. 脂肪肝

正常的肝脏脂肪含量不超过5%，一旦肝脏内有过量脂肪沉积，就属病理状态，脂肪量超过5%为轻度脂肪肝，超过10%为中度脂肪肝，超过25%为重度脂肪肝。

脂肪肝是指由于各种原因引起的肝细胞内脂肪堆积过多的病变。其病因有酗酒、肥胖、糖尿病、妊娠、肝炎、药物（如皮质激素）或毒物损伤肝脏等。饮食中脂肪过多、运动过少也是使脂肪肝发病率上升的原因。

脂肪肝有多种类型，包括肥胖及血脂过高性脂肪肝、酒精中毒性脂肪肝、妊娠急性脂肪肝、中毒性脂肪肝、肝炎后脂肪肝、营养失调或不良性脂肪肝和糖尿病性脂肪肝。轻度脂肪肝多无临床症状，易被忽视。中度脂肪肝有类似慢性肝炎的表现，有疲乏、食欲缺乏、右季胁痛、恶心、腹胀等肝功能障碍症状；可伴腹痛，主要是右上腹痛，偶尔中上腹痛，伴压痛，严重时有反跳痛、发热，白细胞计数增高，似急腹症的表现。重症脂肪肝可合并门静脉高压症和消化道出血。由于维生素缺乏还可伴有贫血、舌炎、外周神经炎以及神经系统症状，可以有腹水和下肢水肿，其他还可有蜘蛛痣、男性乳房发育、睾丸萎缩、阳痿，女子有闭经、不孕等。

80%左右脂肪肝患者的血清肝功能检查都在正常范围以内，少部分患者的AST或ALT数值会稍微升高。

脂肪肝是一种常见的临床现象，而非一种独立的疾病。脂肪肝病正严重威胁国人的健康，成为仅次于病毒性肝炎的第二大肝病，已被公认为隐蔽性肝硬化的常见原因。一般而言，脂肪肝属可逆性疾病，早期诊断并及时调治常可恢复正常。

石斛、灵芝有养阴护肝的作用。阮先生，42岁，经商，肥胖5年，3年前发现有脂肪肝，易疲劳，头晕，遇冷风偏头痛，胃胀时作，睡眠质量下降，苔黄腻，舌质淡，脉沉细。每年服用以石斛、灵芝为主的膏方一料，因效显，连续三年服用膏方，体重、血脂得到控制。

### 膏方1

柴胡90克，白芍90克，枳壳90克，生地300克，
牛膝90克，桔梗60克，川芎90克，当归90克，
甘草45克，红花90克，桃仁90克，磁石300克，
黄连45克，菖蒲90克，远志90克，酸枣仁150克，
生蒲黄90克，苍术150克，白术150克，法半夏90克，
茯苓90克，青皮45克，陈皮45克，山楂150克，
灵芝90克，黄芪300克，枸杞子90克，丹参150克，
肉苁蓉90克，蛇床子90克，韭菜子90克，台乌药60克，
地锦草300克，郁金90克，知母150克，吉林人参60克，
西洋参60克，胎盘1具，龟甲胶90克，鹿角胶90克，
冰糖500克。

本膏方为颜德馨治例。案述：杨先生，戊寅冬订。明镜高悬，煞费心机，片言折狱，肝胆为瘁，秉性正直，荣卫乖违，气滞血瘀，脏腑失衡，少寐多梦，梦呓喃喃，面苍不华，耳鸣神萎，房事索然，胃呆口臭，血糖偏高，又有脂肪肝为患，脉弦细，舌紫苔腻。急为调其血气，令其条达而致和平，功在却病，不求峻补。

熬膏做法：灵芝先煎，吉林人参、西洋参另煎；胎盘煎取浓汁，文火熬成糊；龟甲胶、鹿角胶、冰糖烊化收膏。服用方法：每晨以沸水冲饮1匙。

### 膏方2

青皮150克，炒陈皮150克，姜半夏150克，苍术150克，
炒白术150克，茯苓250克，赤芍150克，鸡血藤250克，
狗脊120克，厚朴120克，薏苡仁300克，合欢皮150克，
石菖蒲150克，丹皮120克，丹参150克，九制首乌300克，
泽兰150克，桃仁150克，灵芝350克，新鲜铁皮石斛300克，

枸杞子 250 克，生地 250 克，山楂 250 克，炒当归 150 克，川芎 150 克，凌霄花 100 克，西红花 15 克，炒鸡金 150 克，红枣 250 克，益母草 300 克，鳖甲胶 250 克，龟甲胶 200 克，木糖醇 250 克。

本膏方为施仁潮治例。傅，女，43 岁。上虞。2012 年 12 月 11 日就诊。近 10 年来明显发胖，体重增了 12.5 千克，B 超示：中度脂肪肝。经常尿隐血，CA199：46.8U/ml，月经延后，甚则两月不至，并有卵巢囊肿，乳腺小叶增生。反复感冒，手足不温。苔薄，舌淡红，脉沉弦。治法：祛痰消脂，养血活血。用导痰汤合桃红四物汤为基础方，以膏方调治。

熬膏做法：灵芝、红枣先煎 4 小时，入余药煎两汁，浓缩；新鲜铁皮石斛榨汁，西红花另煎，鳖甲胶、龟甲胶、木糖醇烊化收膏。服用方法：每日 2 次，每次 1 匙，用开水冲服。随访结果：2013 年 11 月 29 日二诊，服用膏方后，体重未增加，一年未发感冒，手足暖和，上半年月经一直正常，CA199 指标也正常了；2014 年 9 月以来，因工作忙，又出现月经延后，手足又有不温，尿隐血。继前法，在原方基础上加减用药，膏方一料。

### 居家养护

控制总热量，以促使体内剩余脂肪氧化。多吃蔬菜，粗细粮混食。

摄入高蛋白质食物，可选用去脂牛奶、瘦猪肉、牛肉、鸡肉、鱼、虾等。

限制脂肪摄入，避免食用脑髓、鱼子、肥肉、动物内脏等。

禁用甜食，对含糖量较多的土豆、胡萝卜、芋头、山药等尽量少吃。

烹调时慎用煎、炸，可采用蒸、煮、炖、熬、凉拌等，尽量少用油或不用油。

### 21 糖尿病

糖尿病的典型症状为"三多一少"。多饮：一昼夜可饮 1~2 热水瓶；

多食：尿中丢糖过多，机体处于半饥饿状态，引起食欲亢进，食量增加；多尿：尿量昼夜达 3000～4000 毫升。一少是形体消瘦，体重减轻。

糖尿病的发病，是由于体内胰岛素分泌缺乏、绝对不足或者身体对胰岛素的需求增多，从而造成胰岛素的相对不足以及组织对胰岛素的敏感性降低。它是一种代谢性疾病，能造成体内各种代谢紊乱。除"三多一少"外，常伴有乏力，面色萎黄，皮肤瘙痒，女性多见外阴瘙痒及月经不调，小儿则毛发少泽、生长发育迟缓。

近年随着我国社会经济条件的改善，人民生活水平的不断提高，饮食结构的改变，劳动强度减低，人群平均寿命延长，应激状态增多，糖尿病患病率在逐渐上升。据初步统计我国糖尿病患者总数约 4000 万人，但我国居民糖尿病的知晓率、治疗率和控制率相对较低，糖尿病防治形势不容乐观。

诱发糖尿病的因素主要有遗传，父母是糖尿病患者，其子女罹患糖尿病的可能性比较大；高血压患者中大约 60％ 的人糖耐量异常，且这类人群比较容易患上心脑血管瘤和肾脏并发症；肥胖，有 80％～90％ 的 Ⅱ 型糖尿病患者是肥胖或超重人员，可能是在肥胖所致的不良环境下产生胰岛素抵抗，使 β 细胞功能有缺陷而发生糖尿病。

糖尿病的急性并发症有：①酮症酸中毒：血糖明显升高，尿中出现酮体，血气有酸中毒，严重者昏迷，抢救治疗不及时可危及生命；②低血糖反应：轻度时可有心慌、手抖、饥饿、出冷汗等表现，严重时可昏迷，甚至死亡。糖尿病的慢性并发症有大血管病变，微血管病变，神经病变，糖尿病足，及眼的其他病变等。

药物治疗、饮食控制和运动是医学界公认的治疗糖尿病的"三驾马车"。我国糖尿病研究专家强调，仅靠生活方式干预不能长期有效地控制血糖，建议所有患者一旦诊断为糖尿病，在肝功能允许的情况下首先考虑使用二甲双胍类药物进行治疗，并同时进行生活方式的干预，然后再根据疗效适时地加用其他糖尿病治疗药物。研究表明，糖尿病发病后 10 年，有 30％～40％ 的患者至少会发生一种并发症。因而早期控制血糖，预防并发症，是糖尿病治疗的关键。对于糖尿病，从"三消"论治，针对肺、胃、肾的病变，对证用药，有较好的治疗效果。

　　杭州张先生，糖尿病患者，自2005至2011年，连服7年膏方，收到了良好的调养效果。2005年12月11日初诊。68岁。糖尿病8年，多尿、多饮、多食，空腹血糖波动在8mmol/L左右，形体消瘦，大便溏泄、日两行，肌肤瘙痒、两下肢为甚，尿后有余沥，苔浊腻，舌黯，脉弦细。施仁潮主任中医师开出的是滋肾健脾、养阴润燥膏方。用药：生晒参、炙黄芪、山萸肉、山药、天花粉、制黄精、锁阳、淫羊藿、枸杞子、沙苑蒺藜、当归、丹参、红花、地龙、赤芍、白芍、丹皮、生山楂、陈皮、牛膝、地骨皮、砂仁、鹿角胶、木醇糖等，收到很好的治疗效果。

## 膏方1

　　生晒参50克，炙黄芪200克，生地150克，熟地150克，山萸肉150克，山药150克，天花粉200克，制黄精150克，菟丝子150克，锁阳150克，制首乌200克，玉竹200克，仙灵脾150克，枸杞子150克，旱莲草150克，楮实子150克，沙苑蒺藜150克，当归120克，丹参120克，红花100克，赤芍150克，白芍150克，益母草150克，丹皮150克，金银花150克，生山楂150克，陈皮120克，砂仁80克，阿胶120克，鹿角胶60克，黄酒100克。

　　本膏方为胡建华治例。案述：男，营业员。患消渴症四年余。初起多尿、多饮、多食，空腹血糖曾高达16.46mmol/L（294mg%），长期服用降糖西药及中药治疗。现"三多"症状并不明显，但见精神困倦，形体消瘦，视力减退，腰酸，阳痿，畏寒，头晕，口干，臀部有散在小疖疼痛，不能平坐。舌质淡尖红，苔薄腻，脉细弱略数。半月前复查空腹血糖9.74mmol/L（174mg%），外院诊断为糖尿病。现服D860 0.5g，日服2次，降糖灵25mg，日服2次。先服滋肾温阳、活血化瘀开路方：生熟地6~15克，山萸肉12克，制黄精15克，菟丝子12克，制首乌15克，肥玉竹15克，天花粉30克，炙黄芪15克，益母草12克，赤芍15克，白芍15克，金银花15克，生山楂12克。服上方7剂，精神略振，腰酸、畏寒、头晕、口干等症均见减轻，臀部小疖消退。原方去黄精，加山药

15克，续服7剂。续服膏滋方，从燥热之症迁延日久，阴损及阳，以致阴阳俱虚，血瘀阻络立论，拟培益肝肾，平补阴阳，活血化瘀。

熬膏做法：上药除生晒参外，余药均用清水隔宿浸泡，煎3汁，过滤去渣取汁。文火缓缓浓缩，加阿胶、鹿角胶、黄酒，兑少量清水炖烊，于收膏时将生晒参另煎浓汁冲入。服用方法：每早晚各服1匙，隔水蒸化。注意：遇感冒发热，伤食停滞，暂停服用。

## 膏方2

党参300克，黄芪300克，生地200克，山萸肉100克，
制黄精150克，枸杞子120克，郁金150克，制首乌200克，
炒酸枣仁150克，丹参250克，川芎150克，桑寄生150克，
决明子150克，白菊花150克，泽泻150克，炒枳壳120克，
生山楂120克，炒陈皮100克，炒杜仲150克，炒牛膝150克，
红枣150克，龟甲胶200克，木糖醇250克。

本膏方为杨继荪治例，见《中医临床家杨继荪》。案述：陈，女，60岁。1991年12月13日就诊。有冠心病、高血压及糖尿病病史。时有心慌、胸闷，头晕头昏，大便秘结，皮肤瘙痒。疲劳后心悸胸闷，寐况不佳，工作紧张时尤甚。血压偏高（166/95mmHg），控制饮食，血糖基本正常，全身皮肤均有瘙痒，遇热痒加剧，大便干结，数日一行。舌质红，苔薄白，脉细弦。辨证：气阴不足，心失所养，阴虚内热，阴血暗耗，血脉瘀阻，不能上荣诸窍。中医诊断：心悸、眩晕。西医诊断：冠心病、原发性高血压、糖尿病。治则：益气养阴，活血宁神，滋肾养肝。

## 居家养护

定期监测血糖：保持医患沟通，由于血糖可变性大，应经常监测（如有条件应监测三餐前后血糖），以便观察药物疗效，及时调整药物治疗方案。

控制总热量的摄入。膳食总热量的计算：

日需膳食总热量＝标准体重×每千克体重所需热量。年龄超过50岁

患者，年龄每增加10岁，每日需要总热量酌情减少10%左右。

其中男性标准体重千克数＝身高厘米－105；女性标准体重千克数＝（身高厘米－100）×0.9。

重视运动干预。总的原则是适量、经常性和个性化；因人而异，量力而行；自监自控，负荷适宜；循序渐进，持之以恒。

运动方式的选择：有氧运动，常见有氧运动包括步行、慢跑、自行车、跳绳、跳舞、游泳、爬山、各种球类等。

依据患者平时运动习惯，最好不受季节、场合等因素限制；提倡步行；适当增加力量性锻炼。最好的运动是步行，步行能增强心、肺功能，有利于维持健康体重，能促进体内血糖、血脂代谢正常化，有助于延缓和防止骨质疏松及退行性关节变化，可缓解神经肌肉的紧张。

糖尿病运动量（推荐）：每周3~5天、每天累计不少于30分钟中等强度体力活动。每天运动量可分解进行，但单次连续运动不少于10分钟。运动时心率不超过170－年龄。

食用有降血糖作用的食物。主要有南瓜、山药、苦瓜、胡萝卜、番薯叶、洋葱、魔芋、薤菜、柚、猪胰、黄鳝、鱼、海带等。

## 22. 高脂血症

高脂血症是指各种原因导致的血浆中胆固醇和甘油三酯水平升高。

血浆中的脂质除胆固醇和甘油三酯外，还包括磷脂、糖脂、固醇和类固醇，广泛存在于人体各组织中，它们是生命细胞的基础代谢必需物质。当血脂过高时，可使胆固醇之类的物质沉积于大、中动脉管壁内，逐渐形成动脉粥样硬化。

血脂是血浆脂质的总称，包括一切属于脂肪的成分，但以胆固醇和甘油三酯为主体。总胆固醇（TC）和甘油三酯（TG）测定结果，如 TC > 5.2mmol/L（220mg/dl），即可诊断为高脂血症。

本病分为原发性和继发性两大类。原发性高脂血症是与遗传基因的缺陷或缺失有关，继发性高脂血症是由于饮酒、疾病（包括糖尿病、甲状腺功能减退、肾病等）所致。

根据程度不同，高血脂的表现不一，一般表现为头晕、神疲乏力、失眠健忘、肢体麻木、胸闷、心悸等，还会与其他疾病的临床症状相混淆，有的患者血脂高但无症状，常常是在体检化验血液时发现高脂血症。

高脂血症较重时会出现头晕目眩、头痛、胸闷、气短、心慌、胸痛、乏力、口角歪斜、不能说话、肢体麻木等症状，最终会导致冠心病、脑中风等严重疾病，并出现相应表现。

高脂血症往往伴随着体重超重与肥胖。长期血脂高，脂质在血管内皮沉积所引起的动脉粥样硬化，会引起冠心病和周围动脉疾病等，表现为心绞痛、心肌梗死、脑卒中和间歇性跛行。

中医药治疗高脂血症不仅能降低血脂水平，而且能通过整体调节来改善机体状态。名老中医颜德馨喜用膏方调治高脂血症，认为其病多因饮食不节，过食肥甘厚味，少劳过逸，脏腑功能失调，致使浊脂留滞于血脉所致，多表现为本虚标实，其本为肝脾肾三脏之虚，其实为气滞、痰湿、血瘀。治疗上重视从补益肝肾、运脾化痰、气血双调三方面进行论治，并注重祛瘀化浊、通气活血。

## 膏方1

制首乌300克，黑芝麻300克，钩藤300克，葛根300克，天麻150克，枸杞子150克，珍珠母300克，杜仲150克，生地150克，龟甲150克，炙百部100克，元参150克，菊花150克，沙苑蒺藜150克，麦冬150克，灵芝150克，泽泻100克，决明子150克，荷叶100克，虎杖150克，生黄芪150克，川牛膝100克，石斛100克，石决明300克，冬虫夏草5克，阿胶300克，冰糖500克。

本膏方为张云鹏治例，见《中医文献杂志》2004年第4期。案述：杨，男，43岁。2003年11月22日就诊。《素问·上古天真论》曰："丈夫五八，肾气衰。"操劳烦心，则肾气更惫，肾阴不足，必阳亢无疑，血压随之升高；肥者令人内热，甘者令人中满，高血脂、脂肪肝伴之而来，腰酸、颈部不适，易疲劳，皆肾虚之故，干咳咽痒，肺金之病，舌质尖红，苔薄腻，湿邪内蕴也，脉细则虚证为主。治拟补益为主，化湿为佐，补益以养肾为先，化湿以轻宣为法，扶正不助邪，祛邪不伤正，两全其美。

熬膏做法：上药煎3次取汁，冬虫夏草另煎，和入上药汁中，加阿胶烊化，冰糖收膏。随访结果：服膏方后，血压见平，咳停脂降，精力充沛。

### 膏方2

> 熟地250克，生晒参150克，山药250克，茯苓300克，
> 丹皮150克，泽泻120克，怀牛膝150克，枸杞子250克，
> 炒续断200克，狗脊200克，淫羊藿150克，补骨脂150克，
> 炒薏苡仁300克，炮山甲90克，益智仁200克，石菖蒲150克，
> 浙贝母150克，虎杖200克，黄芪250克，西红花15克，
> 鸡内金150克，制军100克，炮附片150克，生龙骨350克，
> 菟丝子250克，车前子150克，鹿角胶200克，龟甲胶200克，
> 木糖醇250克。

本膏方为施仁潮治例。曹，男，44岁。天台。2013年11月21日就诊。高脂血症、脂肪肝、2型糖尿病、反流性食管炎、前列腺增大、腰椎间盘突出、血尿氮增高，多病缠身，面色灰黯，易疲劳，腰酸痛，右髋关节酸胀明显，有时连及右腿酸痛。苔薄白腻，舌红、质润，脉弦细。治法：温肾补脾，消脂泄浊，以《金匮要略》肾气丸为基础方，用膏方调治。

熬膏做法：炮附片、龙骨、炮山甲先煎4小时，入余药煎两汁，浓缩；生晒参、西红花另煎加入，鹿角胶、龟甲胶、木糖醇收膏。服用方法：每日早晚空腹时用开水冲服1食匙。随访结果：2014年1月14日开第二料膏方，诉服用膏方后，餐后血糖从原来的11.97mmol/L降至7.61mmol/L，精神气色好多了，胃中舒服，睡眠也好。

### 居家养护

45岁以上的肥胖者、有高脂血症家族史者、经常参加应酬者、精神

高度紧张者，都属高发人群，建议每年检查一次血脂。

坚持体育锻炼。人体内的胆固醇是与脂蛋白结合在一起的。脂蛋白一般可分为高密度脂蛋白（HDL）和低密度脂蛋白（LDL）两类。低密度脂蛋白把胆固醇堆积在血管壁上，形成动脉粥样硬化斑块，而高密度脂蛋白能把动脉粥样硬化斑上的胆固醇转移走。在血管里，高密度脂蛋白和低密度脂蛋白对胆固醇有竞争作用。人体高密度脂蛋白含量多，就能够防止动脉粥样硬化。爱锻炼者血液中高密度脂蛋白含量就多。如果每日慢跑半小时，几个月后高密度脂蛋白就会比原来高10%以上。

注意饮食习惯。要少吃甜食点心、糖类及含糖量较高的水果，长期摄入糖量过多与高脂血症的发病率有密切关系。要少吃肥肉、蛋类及油炸品等富含胆固醇的食物，多吃富含多链不饱和脂肪酸的食物，如核桃、大豆油、玉米油、芝麻油等。多链不饱和脂肪酸可促进肝内胆固醇氧化为胆酸而排出，且与胆固醇结合成酯而向血管外转移，又可形成磷脂而稳定脂蛋白分子，防止胆固醇及其酯化物沉积。

控制饮食。高脂血症的饮食原则是"四低一高"，即低热量、低脂肪、低胆固醇、低糖和高纤维膳食。控制热量的摄入，每人每天的热量摄入应控制在294卡/千克体重内，控制动物脂肪和胆固醇的摄入量也应十分严格，不吃或少吃动物内脏，蛋类每天不超过1个，提倡吃含有花生油的植物油，宜多选用奶类、鱼类、豆类、瘦肉、海产品、蔬菜、水果等。限盐，不要饮酒，晚饭不吃得过饱，不吃零食。

## 23 贫血

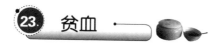

贫血是指在单位容积的循环血液中血红蛋白量（Hgb）、红细胞数（RBC）及（或）血细胞比容（Hct）低于正常参考值最低值。

据国内的调查资料，成年男性Hgb低于120g/L、RBC低于$4 \times 10^{12}$/L或Hct低于40%；成年女性Hgb低于110g/L、RBC低于$3.5 \times 10^{12}$/L或Hct低于35%时，可以诊断贫血。

贫血是全身各系统中许多种不同性质疾病的一个共同症状或病理现象。各系统疾病均可发生贫血，而引起贫血的原因又可以多种多样。因此，对每一个贫血的病例，必须对其引发贫血的原因作出正确的诊断，才对贫血的预防和治疗有实际意义。按病因和发病机制分类，贫血多分为红细胞生成减少为主的贫血、红细胞破坏过多为主的贫血即溶血性贫血和失血三大类，血红蛋白减少使皮肤、黏膜苍白是各种贫血的共同特征。其他症状，组织缺氧机体通过心血管和肺的代偿，使心跳加速、增加心搏出量、呼吸增快增深，尤其在体力活动后感心悸、气急加重；肌肉组织和神经系统缺氧使患者感困倦乏力、易疲劳、头晕、眼花、耳鸣、眩晕、嗜睡、失眠、记忆力减退、思想不集中或情绪淡漠、易激动等；也可出现食欲减退、恶心、腹胀、腹泻、便秘、舌质改变等消化道症状；以及月经失调、闭经、不育、性功能减低和多尿、蛋白尿、镜下血尿等泌尿生殖系统症状。

贫血多属于中医的血虚范畴。按中医理论，在气的推动下，血对人体各脏腑、组织、器官起到濡养的作用。形成血虚的主要因素有，禀赋不足，或脾胃虚弱，营养不良，或各种急慢性出血，或久病不愈，或思虑过度，精神紧张，或肠道寄生虫等。血虚需补血，代表方有当归养血汤、四物汤等。

### 膏方 1

生地 100 克，熟地 100 克，当归 150 克，白芍 100 克，
九制首乌 150 克，杜仲 150 克，北沙参 150 克，麦冬 75 克，
炒酸枣仁 100 克，制远志 75 克，炒党参 150 克，鸡血藤 150 克，
化橘红 100 克，生石决明 200 克，杏仁 150 克，阿胶 200 克，
冰糖 600 克。

本膏方为史沛棠治例，见《中医临床家史沛棠》。案述：沈，女，25岁。阴血本虚，心肝阳旺，肺反薄弱，是以动辄咳嗽，夜间少寐，心悸，腰酸，两脉细小，苔薄白。产后哺乳至今，已有四月，血分更亏，八脉失养。须知人体阴阳贵得其平，血本阴也，阴分不足则阳动，故欲补阴必先补血，欲和其阳，必须养阴，务使阴平阳秘则身体自臻健康，拟宗此意立方。

熬膏做法：上药水浸 24 小时，煎煮 3 次，去渣滤净，取全部药液，浓缩成 1000 毫升。另用阿胶，加陈酒适量，烊化后，加冰糖溶入药液内，文火煎熬，缓缓搅拌，令稀稠所得，冷却后成膏。服用方法：每晨于空腹时，取 1 羹匙，用沸水调服。

### 膏方 2

吉林参 50 克，炙黄芪 120 克，焦白术 60 克，杭白芍 90 克，

生地 90 克，熟地 90 克，当归 120 克，川芎 50 克，

木香 60 克，广陈皮 60 克，五味子 60 克，炒酸枣仁 90 克，

朱茯苓 120 克，制首乌 120 克，煅龙骨 200 克，煅牡蛎 200 克，

淮小麦 200 克，制黄精 150 克，柏子仁 120 克，合欢皮 120 克，

元参 90 克，天冬 90 克，麦冬 90 克，丹皮 90 克，

川牛膝 90 克，续断 90 克，桑寄生 120 克，焦山楂 90 克，

焦神曲 90 克，鸡血藤 150 克，阿胶 100 克，鹿角胶 60 克，

湘莲 60 克，核桃肉 90 克，龙眼肉 60 克，冰糖 750 克，

陈酒 240 克。

本膏方为朱南孙治例。案述：许，女，31 岁。1984 年 11 月 22 日就诊。心主血而藏神，脾统血而藏意，二经专司阴血。思虑烦劳，伤及心脾，营血涸亏，而气分亦弱，乃致长期贫血，神疲乏力，面色萎黄。营血亏虚不能上奉、滋养于心，心神不安，彻夜不眠；营血不能上达，则咽干、肢麻；气虚则脾不统血，血无所归；上逆而致齿衄，下陷而致经注。苔薄，舌黯红、边有瘀紫，脉细弦。幸其纳可便调，冬令之际，投以健脾养血，宁心安神之品，预卜来年，气血充盛，精力增进。朱南孙强调，在服膏期间，如遇感冒杂症暂停，须俟调理后再服。

### 🌿 居家养护

在工作或生活环境中，许多有害化学物质如工业中的苯及其衍生物、染料、农业中的农药、杀虫剂，以及放射性物质等都可引起贫血，需要作好劳动保护。

　　贫血患者的饮食原则，主要是提供足够的造血原料，以使血内红细胞和血红蛋白含量恢复正常。饮食首先要采用含铁质丰富的动物肝脏和其他内脏；其次是瘦肉、蛋黄和豆类，蔬菜中含铁较多的有莴苣、菠菜、芹菜、油菜、萝卜缨、苋菜、荠菜、番茄等，水果中以杏、桃、李、葡萄干、红枣、樱桃等含铁较多。要多吃新鲜蔬菜，补充维生素类物质，促进铁质的吸收和利用。

　　贫血患者往往有胃酸缺乏、食欲缺乏、消化不良等症状。因此在饮食烹调上要做到色、香、味俱全，促进食欲。对消化力差的病人，可制成肉末、肉汤、豆腐脑、蛋羹、菜泥、果汁等，以便更好地吸收膳食中所提供的必需营养物质。

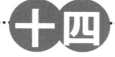

# 十四
# 调治风湿及骨关节病

## 1. 类风湿关节炎

类风湿关节炎是一种以关节病变为主的慢性全身性自身免疫性疾病。

本病初起多以小关节对称性疼痛肿胀，多发于指关节或背脊，晨僵，活动不利。起病缓慢，反复迁延不愈，逐渐形体消瘦。常因感受风寒湿邪而反复发作。病久受累关节呈梭形肿胀，压痛拒按，活动时疼痛。晚期则发展为关节畸形僵硬，形体瘦削，严重者丧失劳动能力或生活不能自理，甚至终身残废。

类风湿关节炎的发病与遗传因素、免疫反应等因素有关，促发因素有感染、气候、环境等。

中医证候诊断分为湿热痹阻、寒湿痹阻、肾气虚寒、肝肾阴虚和瘀血痹阻等不同证型。

湿热痹阻证：关节肿痛而热，发热，关节屈伸不利，晨僵，关节畸形，口渴，汗出，小便黄，大便干。寒湿痹阻证：关节冷痛而肿，遇寒痛增，得热痛减，关节屈伸不利，晨僵，关节畸形，口淡不渴，恶风寒，阴雨天加重，肢体沉重。肾气虚寒证：关节冷痛而肿，肢冷不温，关节屈伸不利，晨僵，关节畸形，面色㿠白，精神疲惫，腰膝酸软。肝肾阴虚证：关节肿胀疼痛或酸痛，关节屈伸不利，晨僵，关节畸形，腰膝酸软，头晕目眩，五心烦热，咽干，潮热。瘀血痹阻证：关节肿胀刺痛，或疼痛夜甚，关节屈伸不利，晨僵，关节畸形，皮下硬节，关节局部肤色晦黯，肌肤干燥无光泽，或肌肤甲错，妇女月经量少或闭经。

本病治疗中，要重视湿热、寒湿的祛除，症情稳定后，采用膏方补肾温经，补益肝肾，养血化瘀。

### 膏方1

桂枝 90 克，炒白芍 120 克，丹参 120 克，知母 120 克，

赤芍 60 克，丹皮 60 克，续断 120 克，桑寄生 240 克，

狗脊 120 克，补骨脂 120 克，杜仲 120 克，红花 60 克，

郁金 120 克，太子参 150 克，炙黄芪 150 克，炒当归 120 克，

桑葚 120 克，怀牛膝 120 克，片姜黄 90 克，大蜈蚣 20 条，

蜂房 120 克，地龙 120 克，全蝎 30 克，泽兰 120 克，

炙甲片 90 克，虎杖 120 克，夏枯草 120 克，陈皮 60 克，

木香 30 克，石楠叶 120 克，秦艽 120 克，防风 60 克，

泽泻 120 克，河车粉 100 克，田七粉 100 克，鳖甲胶 150 克，

阿胶 250 克，鹿角胶 100 克，冰糖 250 克。

本膏方载沈庆法、沈峥嵘编《中医膏方》一书。案述：林，女，47 岁。1999 年 10 月 16 日就诊。四肢关节疼痛两年，手甚于足，以末端为主，两手麻木疼痛，手指肿胀肥大明显，难以握拳持物。经化验检查，诊断为类风湿关节炎。近一周手指关节肿胀疼痛明显，下肢不耐久立，夜寐不安，纳食减少，且有胃脘不适，大便干燥，舌质瘀紫，脉象细弦。病属风寒湿邪袭于经络，气血痹阻，脉络凝滞，正气衰而邪恋不去。治拟祛风散寒化湿，活血化瘀通络。用药桂枝、赤芍、知母、元胡、当归、红花、桃仁、制草乌、威灵仙、伸筋草、生薏苡仁、制大黄、炒枳实、陈皮、焦谷芽、焦麦芽。连服 14 剂，肢节疼痛稍减，纳食稍馨。初病在经在气，久病入络入血，气血痹阻，瘀阻脉络之病，非虫蚁搜剔邪不能从深处自拔。上方去元胡、伸筋草、生薏苡仁，加全蝎、地龙、蜈蚣、蜂房。又服 14 剂，肢节酸痛明显减轻，余症亦减，要求用膏方进行调治。因虑其脾胃薄弱，用上方加健脾和胃之品。

**熬膏做法：**上方浓煎 3 次，取汁去渣，另入河车粉、田七粉调匀，取鳖甲胶、阿胶、鹿角胶、冰糖烊化收膏。服用方法：每日早晚各服 1 匙，

开水冲服。

### 膏方 2

生地黄 200 克，生白芍 200 克，土茯苓 250 克，黄芪 150 克，
忍冬藤 300 克，蚤休 150 克，海风藤 200 克，地龙 120 克，
虎杖 200 克，木防己 120 克，羌活 120 克，独活 200 克，
秦艽 150 克，白鲜皮 150 克，苍术 150 克，桂枝 90 克，
炒山药 250 克，薏苡仁 250 克，枫斗 250 克，藤梨根 300 克，
川牛膝 120 克，川萆薢 120 克，陈皮 100 克，蜈蚣 30 条，
炮山甲 120 克，车前子 120 克，鸡内金 150 克，白蒺藜 150 克，
西红花 10 克，枸杞子 200 克，九制首乌 200 克，鹿角胶 150 克，
龟甲胶 250 克，黄酒 200 克，木糖醇 250 克

本膏方为施仁潮治例。安，男，42 岁。天台。2009 年 11 月 29 日就
诊。类风湿关节炎四年，多个手指关节肿胀肥大，两手握捏不利，晨起尤
甚，多烦热，时盗汗，大便干燥，舌质瘀紫，脉象细弦。类风湿因子：
233KIU/L，血沉：4015mm/4015mm/h。拟养阴清热，祛风化瘀。

熬膏做法：枫斗、炮山甲先煎 4 小时，再入余药共煎两汁，去渣取汁
浓缩；西红花另煎加入，鹿角胶、龟甲胶用黄酒浸软烊化，连同木糖醇及
三七粉调入收膏。服用方法：每日 2 次，每次 1 匙，开水冲化服用。随访
结果：2011 年 6 月 15 日复诊，服膏方后，症情稳定，右踝关节、腕关
节、膝关节时有肿痛，但较前为轻，类风湿因子：105KIU/L，续以上药
出入，制丸再服。

### 🌿 居家养护

起居有常，关节疼痛剧烈，并有发热者，应注意卧床休息。

避免寒冷、潮湿、感染、外伤、精神刺激等诱发因素。

注意保暖，提防冻伤，不要贪凉露宿，睡卧当风，避免暴雨浇淋、水
中作业、汗出入水。

配合热敷、理疗、按摩。

多游泳。游泳可减轻大关节的负重，减少关节由于过度锻炼而造成的损伤。

打太极拳。可减轻肌肉萎缩、延迟关节的僵硬和畸形。

## ❷ 强直性脊柱炎

强直性脊柱炎是一种以骶髂关节和脊柱慢性炎症为主，可累及内脏及其他组织的周身性风湿病。

本病的临床表现有脊柱表现、脊柱以外的关节炎、呼吸及全身症状等。其特征性病理改变是肌腱、韧带附着点炎。其特点为几乎全部累及骶髂关节，常发生椎间盘纤维环及其附近韧带钙化和骨性强直。

本病多发病于 20~40 岁的男性，男女之比为 10∶1，多为隐袭性、逐渐进展性起病。先为腰椎和骶髂关节受累，患者感到腰骶部发板、疼痛和不适。疼痛可放射到一侧或两侧臀部、大腿、小腿后外侧，表现为坐骨神经痛。在腰骶部疼痛的同时，活动明显受限。可见骶髂关节及腰椎、椎旁肌压痛或叩痛。椎旁肌痉挛，腰椎生理曲度消失，"4"字试验阳性。

脊柱炎向上发展，可波及到胸椎和颈椎。胸椎受累会感到胸背痛、胸肋关节痛、胸廓扩张运动受限，呼吸时腹部活动度加大，胸廓活动度明显减少，剧烈运动时可有呼吸困难。病情逐渐发展，可出现驼背畸形。颈椎受累表现为颈部疼痛，活动受限。可有根性痛，肩臂手放射性疼痛和麻木，最后颈椎可强直，各方向活动均受限，转颈时需连同身体一起转动。脊柱炎有上行性和下行性两种。多数为上行性，由腰骶椎开始，向上发展到胸椎、颈椎。少数为下行性，表现为胸椎先受累，向下发展到腰椎和骶髂关节。

本病多自然缓解和复发相交替，因其病情发展缓慢、持续。如不能控制，一般经过 10~20 年，会发展为脊柱强直。预后约有 85% 的患者较好，其中 65% 的病人经过恰当治疗，能坚持正常生活和工作；有少数病人病情重笃，畸形严重，可造成残疾，但除非有并发症，通常很少有死亡情况。

中医证候诊断标准将本病分为湿热痹阻、寒湿痹阻、瘀血痹阻、肾阳亏虚和肝肾不足证。治疗上重视祛湿热、温寒湿、行瘀阻，症情稳定后，采用膏方补肾温经，补益肝肾，同时注意祛湿化瘀，收效较好。

　　许多强直性脊柱炎患者，对治疗往往信心不足，吕先生是施仁潮主任中医师向患者介绍的成功范例。海宁姑娘琼，28 岁，五年前腰背酸痛，髋关节痛，B27 检查阳性，CT 提示：双侧骶髂关节面骨质改变，诊为强直性脊柱炎。为此经常从海宁跑到杭州，请施仁潮主任中医师开中药。几次下来，病情得到很好控制，后来改用膏方调治，症情稳定，自感没有任何不适而停药。一年后诉述，与男朋友相处一年了，俩人感情蛮好，就在商谈婚嫁时，男友父母知道了她的病，不同意俩人在一起。理由是这病会遗传影响到下一代。问这病遗传的概率到底有多大？她希望了解实情后去说服男友父母。听了有效病例的治疗经历介绍，让她和家人打消了顾虑，有情人终成眷属。

## 膏方 1

　　熟地 250 克，山萸肉 150 克，炒杜仲 200 克，狗脊 150 克，
独活 200 克，桑寄生 200 克，赤芍 200 克，川芎 200 克，
当归 150 克，土茯苓 250 克，炒薏苡仁 300 克，苍术 150 克，
白术 150 克，怀牛膝 150 克，炮山甲 100 克，新鲜铁皮石斛 300 克，
西红花 10 克，炙黄芪 250 克，姜黄 120 克，麻黄 60 克，
细辛 30 克，白芥子 150 克，淫羊藿 150 克，枸杞子 250 克，
补骨脂 150 克，蕲蛇 100 克，九制首乌 200 克，鹿角霜 150 克，
车前子 120 克，浙贝母 150 克，核桃肉 250 克，鹿角胶 250 克，
龟甲胶 200 克，冰糖 250 克。

　　本膏方为施仁潮治例。徐，女，59 岁。患强直性脊柱炎 20 多年，曾在多家三甲医院接受治疗，病症反复发作，并有加重。2013 年 11 月开始服用中药，中西药同用，连服三周后，停用西药，用中药维持，证情稳定，2014 年 1 月 12 日开始膏方门诊。晨起腰背痛，僵硬感明显，肩颈酸胀，面色萎黄，神疲乏力，睡眠差，多梦，口干，大便干涩，苔浊腻，舌黯红，脉弦细数。辨证：痹证日久，寒湿阻滞，气血亏虚，肝肾不足。治

法：散寒除湿，补益气血，温养肝肾。

熬膏做法：上药炮山甲、鹿角霜先煎 4 小时，入余药煎两汁，浓缩；西红花、新鲜铁皮石斛另煎加入，鹿角胶、龟甲胶烊化，连同冰糖收膏。服用方法：每日 2 次，每次 1 匙，开水冲化服用。随访结果：两个月后述，服用膏方期间，疼痛明显减轻，晨僵消除，能安然入睡，大便畅解。

### 膏方 2

炒薏苡仁 300 克，鹿角霜 250 克，熟地 250 克，枸杞子 250 克，山药 250 克，茯苓 250 克，炒杜仲 200 克，独活 200 克，桑寄生 200 克，怀牛膝 200 克，黄芪 200 克，白芍 200 克，白芥子 200 克，川芎 150 克，淫羊藿 150 克，蕲蛇 150 克，狗脊 150 克，骨碎补 150 克，白鲜皮 150 克，地骨皮 150 克，炮山甲 120 克，山萸肉 120 克，丹皮 120 克，炒当归 120 克，苍术 120 克，生白术 120 克，补骨脂 120 克，青皮 120 克，陈皮 120 克，车前子 100 克，水蛭 60 克，蜈蚣 15 条，新鲜铁皮石斛 300 克，西红花 30 克，核桃肉 250 克，鹿角胶 150 克，龟甲胶 200 克，黄酒 200 克，冰糖 250 克。

本膏方为施仁潮治例。吕，男，31 岁。杭州。2008 年 12 月 6 日就诊。两年前在某三甲综合性医院诊断为强直性脊柱炎，在服用柳氮磺吡啶过程中，精神疲乏，腰部及两髋关节酸痛，晨起尤甚，常在早上五六点钟因疼痛而醒来，劳累后加重，右肩臂酸痛，手足不温。苔薄黄腻，质胖边有齿龈，舌黯红，脉沉细数。拟补肾壮督，益气补精，搜风活瘀。

熬膏做法：鹿角霜、炮山甲先煎 4 小时，入余药用中火煎两汁，去渣取清汁浓缩；新鲜铁皮石斛榨汁，西红花研粉，一并加入；鹿角胶、龟甲胶用黄酒烊化，与冰糖一并收膏，待凉透后装瓶贮存。服用方法：每日 2 次，每次 1 匙，于食后 1 小时用开水冲服。随访结果：2009 年 11 月 23 日要求续开膏方，说去年吃后效果很好，西药已经停服，病情没有大的反复。

## 居家养护

注意心理调摄，既不能急于求成，也不必恐慌失措，解除精神压力，树立战胜疾病的信心。

注意保暖，避免风寒湿邪的侵袭，以缓解疼痛，使痉挛的肌肉放松。

强直性脊柱炎急性发作期，应卧床休息，以减少体力消耗，减轻疼痛，延缓关节破坏。除了病情严重者外，大多数患者并不需要完全、长期的休息。

要适度运动，坚持活动及各种锻炼，以免关节强直和肌肉萎缩。

注意起居坐卧。要保持良好的工作体位，如工作必须弯腰，应更换工作。站立时应尽量挺胸收腹。

睡眠时忌用高枕，睡木板床有助于缓解腰痛，防止屈曲状体位。宜采用俯卧的姿势睡觉，以预防驼背及髋、膝关节屈曲畸形。对畸形发展较快者，应选用胸、背、腰支架进行外固定，必要时使用有衬垫的石膏背心。对中度和严重畸形者，当其关节突关节及各韧带尚未骨化之前，经俯卧位或仰卧位未矫正时，可考虑用下肢牵引或骨盆牵引矫正。有的患者通过大重量牵引可望将大部分的畸形矫正。

## 3. 干燥综合征

干燥综合征为一种慢性炎症自身免疫性疾病，主要侵犯唾液腺和泪腺，临床上以眼干、口腔干燥为主要表现。

发病以女性为多见。男女患病比例为1∶9。发病年龄多数为40～60岁，但青少年也可发病。

眼干表现为干燥性角、结膜炎。患者常有眼内异物感、灼热感，并有眼痒、眼干，随着病情发展，视物逐渐模糊，眼红、眼痛，晨起时睁眼困难，严重时，在异物刺激或情绪激动时也不能产生泪液。

口腔干燥，先是唾液不足，口干或口中发黏，继之在进食时唾液缺少，味觉减退，舌及口角碎裂疼痛，咀嚼和吞咽困难等，夜间可因口干而致醒。随着病情发展，干燥性改变可累及耳、鼻、喉部位分泌黏液的黏膜，因而引起鼻出血、鼻腔干燥结痂、黏膜萎缩、嗅觉不灵，喉咙干燥疼痛不适、声音嘶哑。

本病的多数患者可有关节症状，表现为关节疼痛、肿胀，少数有关节腔积液，有时也可出现关节周围肌肉疼痛与肌肉萎缩。关节肿痛大多先于干燥症状出现数月甚至数年，也可先有口眼干燥，而在多年之后出现关节症状。

中医学认为，本病多由阴虚体质，或热盛津伤，或汗下津液损伤，导致内燥蕴毒，煎灼津液，故治疗上重视养阴润燥。

## 膏方 1

> 生地黄 200 克，白芍 150 克，北沙参 200 克，麦冬 200 克，
> 山萸肉 100 克，山药 200 克，黄芪 150 克，忍冬藤 250 克，
> 海风藤 150 克，丹皮 100 克，薏苡仁 200 克，野荞麦根 300 克，
> 鸡血藤 250 克，桑寄生 150 克，灵芝 250 克，炒杜仲 200 克，
> 丹参 200 克，怀牛膝 150 克，枸杞子 150 克，炒当归 120 克，
> 乌梢蛇 120 克，紫菀 120 克，白鲜皮 150 克，炮山甲 100 克，
> 乌蛇肉 100 克，地龙 100 克，蜂房 100 克，红花 60 克，
> 甘草 100 克，陈皮 60 克，川贝粉 60 克，新鲜铁皮石斛 350 克，
> 龟甲胶 250 克，鹿角胶 200 克，冰糖 200 克。

本膏方为施仁潮治例。吴，女，59 岁。慢性支气管炎 30 年，干燥综合征 10 余年。每年冬天多发气管炎、咽喉炎，咳嗽，咳吐痰涎；今年以来，两膝关节肿痛，局部恶风，晨僵，腰酸痛，颈项板滞，手足冷，口唇、肌肤、鼻腔干燥；慢性萎缩性胃炎 20 年，吃冷食即胃痛，胃胀，嗳气，反酸；30 多年来，睡眠甚差，每天仅能睡两三个小时，耳鸣时作。苔浊腻，质胖，舌黯红，脉弦细数。拟益气养阴，补益肺肾，健脾养胃，搜风遂痹。

熬膏做法：灵芝、炮山甲先煎 4 小时，入余药煎两汁，浓缩；新鲜铁皮石斛榨汁，与川贝粉一并搅入；阿胶、鹿角胶、冰糖烊化收膏，凉透后装瓶贮存。服用方法：每日 2 次，每次 1 匙，于食后用开水冲服。

## 膏方2

生地黄 300 克，熟地 90 克，元参 300 克，麦冬 150 克，
太子参 300 克，南沙参 300 克，北沙参 300 克，青葙子 300 克，
千里光 300 克，密蒙花 120 克，决明子 150 克，枸杞子 150 克，
生首乌 300 克，忍冬藤 300 克，生龙骨 300 克，生牡蛎 300 克，
郁金 300 克，玉竹 300 克，山药 150 克，薏苡仁 300 克，
五味子 150 克，酸枣仁 120 克，柏子仁 120 克，生蒲黄 150 克，
茯苓 120 克，猪苓 120 克，陈皮 60 克，佛手 60 克，
生甘草 60 克，红枣 30 克，枫斗 200 克，西红花 10 克，
羚羊角粉 6 克，龟甲胶 500 克，核桃肉 250 克，黑芝麻 250 克，
饴糖 250 克，冰糖 250 克，黄酒 500 克。

本膏方为苏晓治例，见《冬令调补择膏方》。案述：傅，女，50 岁。2006 年 11 月 30 日就诊。干燥综合征 5 年，口眼干燥，频频饮水渴不得解，口干以夜间为甚，每进干食需以汤水送下，眼干无泪，双眼艰涩，如有沙入眼感。夜寐欠安，偶觉心慌心悸，食欲正常，尿黄赤，大便干结，两日一行。舌光红少苔，边见瘀斑，脉细涩。拟补益肝肾，养阴清热，活血生津。

### 🌿 居家养护

禁烟酒，慎辛辣温热食物。

少用或不用碱性肥皂，选用中性肥皂。

将室内湿度控制在 50%～60%，温度保持在 18～21℃，可以缓解呼吸道黏膜干燥所致的干咳等，并可预防感染。

解除忧虑情绪，消除悲观心理和精神负担，以积极态度对待疾病。

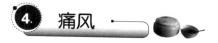

## ④ 痛风

痛风是一种由嘌呤代谢异常、血中尿酸增高而引起的全身性疾病。临床以反复发作的急性关节炎，合并痛风结石，血尿酸浓度增高、关节畸形

及肾脏病变等为特征。反复发作的患者，在关节、皮下及其他组织可见痛风石。常伴有肥胖、高脂血症、冠心病、糖尿病及肾脏损害等。

痛风的发病与人们生活水平的提高密切相关。据统计，较15年前，痛风患者增加了15~30倍。痛风在任何年龄都可以发生，而以30岁以上的男性为多，男、女的比例大约是20∶1。遗传是痛风的重要原因之一，15%~25%以上的痛风患者有家族史。超重会增加发展为高尿酸血症和痛风的风险，因为超重意味着有更多的人体组织会降解嘌呤而导致过量的尿酸产生。饮酒过量会引发高尿酸血症，因为摄入的酒精会干扰人体对尿酸的清除过程。食用过量的富含嘌呤食物能导致痛风或使痛风病情加重。有时候，与环境中的铅接触能导致痛风。肾功能不全或肾的清除代谢废物能力缺陷，是老年痛风患者的常见病因。

痛风发展往往有4个阶段。第一阶段是无症状的高尿酸血症，人体血液内的尿酸含量升高，但是没有其他的症状。第二阶段是急性痛风或者急性痛风性关节炎，高尿酸血症已经导致尿酸晶体在关节间隙内沉积，会导致关节内剧痛的突然出现和关节肿胀，肿胀处还可能会感觉温热和很痛。第三阶段是间隔性痛风，即急性症状发作的间隔时期。第四阶段是慢性痛风石性痛风，是患处失去活动能力的痛风阶段，该阶段通常是经过长期患病，已经导致患处关节损害，有时还会导致肾脏永久性的损伤。

元代名医朱丹溪从"热血得寒，污浊凝涩，所以作痛，夜则痛甚"的角度论治痛风，倡导用上中下痛风方治疗痛风。用药组成：制南星、苍术、酒黄柏、川芎、炒神曲、白芷、桃仁、防己、威灵仙、羌活、桂枝、酒红花、龙胆草。其方重在祛风湿，行痰瘀，温散通利，清泄蕴热，使上中下诸痛消除。

现代研究表明，痛风在发病过程中多伴有炎性反应，血尿酸增高，而川芎、防己、威灵仙、桃仁、红花、南星有抗炎解热镇痛作用，苍术、黄柏、龙胆草有抗炎作用，并能降血尿酸。

按中医证候分类，本病有湿热蕴结、瘀热阻滞、痰浊阻滞和肝肾阴虚证等。治疗中，重视湿热、痰浊的祛除，瘀阻的疏通，使血行无壅滞。急性期先用中药治疗，使关节肿胀消退，疼痛缓解，再用膏方调治。

## 膏方1

苍术150克，炒黄柏120克，土茯苓250克，桂枝100克，姜半夏150克，炒陈皮150克，赤芍150克，川芎150克，川牛膝150克，虎杖250克，泽兰150克，炒薏苡仁250克，炒鸡内金250克，厚朴150克，蒲黄炭120克，地龙120克，炒山楂300克，胆南星150克，西红花15克，威灵仙200克，炮山甲120克，制首乌250克，桃仁150克，车前子150克，豆蔻50克，龟甲胶150克，鳖甲胶250克，木糖醇250克。

本膏方为施仁潮治例。吴，男，25岁，体肥胖（身高168厘米，体重90千克）。痛风发病10天，先是右足背疼痛，三天后左踝关节出现肿痛。检查报告：尿酸：552.8μmol/L，谷丙转氨酶：43IU/L，谷氨酰转肽酶：92IU/L，C反应蛋白：44.1mg/L。服用美洛昔康片疼痛减轻，要求膏方调治。平时少运动，往往睡到中午11点钟，饮食不知控制，面色黯滞，大便不爽。苔白腻厚浊，舌淡，脉弦滑。治法：祛痰湿，行瘀浊。并嘱多运动，控制饮食，注意保暖，防止关节劳损。

熬膏做法：炮山甲先煎4小时，再入余药同煎两汁，浓缩；西红花另煎加入，龟甲胶、鳖甲胶、木糖醇烊化收膏。服用方法：每日2次，于食后取1匙，用开水冲化服用。

## 膏方2

炙黄芪300克，潞党参300克，白术200克，茯苓200克，陈皮100克，姜半夏100克，蔻仁50克，苏梗100克，生山楂100克，山萸肉150克，黄精200克，灵芝100克，淫羊藿150克，肉苁蓉150克，生地黄200克，山慈姑100克，薏苡仁150克，夏枯草100克，菊花50克，苦丁茶100克，核桃肉250克，红枣200克，莲心150克，枸杞子150克，阿胶250克，鳖甲胶150克，西洋参100克，生晒参200克，饴糖250克，冰糖350克。

本膏方为唐汉钧治例，见 2007 年第 1 期《上海中医药杂志》。案述：朱，男，50 岁。癸未年冬日。痛风 6 年，每年发 2~3 次，高血压病史十余年。嗜食肥甘，形体丰腴，肢软无力，虚汗频频，胃脘易胀，性急易怒，面红目赤，口苦，大便偏干。血脂、血黏度、血尿酸高于正常值。舌红，苔薄，脉弦细。天命之年，气血渐衰，形丰之体，易酿痰湿，脾弱则运化少权，水亏则不能涵木，治当健脾益气，益肾泄浊，佐以清火平肝。

熬膏做法：蔻仁后下，菊花用滁菊花，依法制膏。服用方法：每日晨起，用沸水冲服 1 匙。注意：药饵之外还应素食养性。随访结果：经过治疗，肝火上炎诸症消除，来年痛风未发，前方加减再服一料巩固，疗效满意。

## 🌿 居家养护

限制高嘌呤食物的摄入，海鲜类中的沙丁鱼、虾，动物内脏，酒类，蔬菜中的豆类、干香菇、菠菜、蘑菇、黄花菜、花生等，嘌呤的含量很高，发作期应禁忌，稳定期要控制。

少糖、少盐、低脂肪饮食。每天食盐量应限制在 5 克以内；痛风并发高脂血症者，脂肪摄取应控制在总热量的 25% 以内。

多喝水，每日应喝 2500~3000 毫升，促进尿酸排泄。饮水当以普通开水、淡茶水、矿泉水、汽水和果汁等为宜。

多吃碱性食物，马铃薯、甘薯、奶类等在体内氧化生成碱性氧化物，称为碱性食物。水果如柑橘等经体内代谢后留下丰富的碱性元素钾故亦为碱性食品。这类食物可以多吃，有利于降低血清和尿酸的酸度，使尿液呈碱性，从而增加尿酸在尿中的可溶性。

少吃火锅。海鲜、蘑菇、牛羊肉等含嘌呤较多，在汤液中持久地加热，嘌呤物质会大量地溶解于汤中，即使吃火锅时已经少吃或不吃，但喝汤同样会摄取大量嘌呤，引发痛风。

补充营养，摄取高蛋白食物，补充维生素。

消除应激状态，避免紧张、过度疲劳、局部受凉，以及焦虑、强烈的精神创伤。

# 5 颈椎病

颈椎病又称颈椎综合征，是发病率较高的常见病。本病属于退行性骨质疾病，是由于长期低头工作，过度劳累且不注意保健，致使颈椎骨椎间盘退化，椎体骨质增生，压迫神经根、脊髓，影响动脉供血所引起的一种疾病。

长期伏案低头工作者，如从事刺绣、缝纫、微机操作、打字、编辑、雕刻、写作、绘图、仪表修理、化验等，易造成颈后部的肌肉、韧带劳损，椎管的内外平衡紊乱，椎间盘受力不均，从而加速发病。经常从事头颈部朝一个方向旋转职业的人，如射击运动员、教师、交通警察、纺织工等，亦易引起颈椎劳损，发生颈椎病。

颈椎的退行性病变，压迫血管、神经，即可产生枕颈部隐痛、酸痛，兼见头痛头晕、恶心、失眠、肩背酸痛、上肢麻木无力等种种症状。拍 X 线颈椎正侧位片即可确诊，临床上病变多见于第 4、第 5、第 6 颈椎。

主要表现有经常性头晕，常出现在颈部活动时，特别是突然转头时会感到眩晕，轻者数秒即愈，重者可持续数日或更长时间。这是因为颈椎如经常处于一个固定位置，易造成颈部组织的劳损，继而影响颈椎的稳定，引起椎基底动脉的痉挛，导致暂时性的脑供血不足。

另有手指发麻、无力，肩部发酸。长期低头伏案、颈部受力而造成颈后肌群、韧带等组织劳损，颈肩肌过度疲劳，颈部发生退行性改变，刺激神经根而造成。

此外，还有反复落枕、经常性偏头痛、恶心、耳鸣、听力减退、心慌、胸闷等。

## 膏方 1

生黄芪 300 克，制黄精 150 克，当归 150 克，川芎 300 克，
炒白芍 150 克，丹皮 150 克，熟地 200 克，杭白芍 200 克，
桃仁 100 克，红花 60 克，川牛膝 150 克，桔梗 60 克，
炒枳壳 100 克，醋柴胡 60 克，炙甘草 60 克，炙地龙 100 克，

土鳖虫 100 克，全蝎 30 克，丹参 300 克，明天麻 150 克，
乌梢蛇 100 克，白术 200 克，泽泻 300 克，胆南星 100 克，
炒陈皮 100 克，茯苓 150 克，制首乌 120 克，姜竹茹 100 克，
炒枳实 100 克，石菖蒲 100 克，郁金 100 克，宣木瓜 100 克，
粉葛根 200 克，秦艽 60 克，白芷 100 克，钩藤 300 克，
枸杞子 120 克，红枣 200 克，制半夏 100 克，羌活 120 克，
独活 120 克，龟甲胶 100 克，鹿角胶 50 克，木香 100 克，
西砂仁 30 克，冰糖 100 克，陈黄酒 500 克。

本膏方为陈崇羔治例，见《冬令调补择膏方》。案述：胡，男，58
岁。2007 年 9 月 16 日就诊。近三年来眩晕反复发作，多随体位变动而加
剧，甚则天昏地转，泛泛欲呕，时有神疲乏力，心神不宁，夜寐不安。舌
苔薄白，舌质略胖偏红黯，脉细弦数。血压：144/92mmHg，CT：$C_3$ ~
$C_6$ 颈椎肥大；TCD 检查：椎-基底动脉供血不足。证属气血两虚，久之血
瘀，风痰上扰。治拟益气养血，活血化瘀，镇肝息风，化痰清热。

**熬膏做法：**上药依法熬膏。**服用方法：**分 30 天服用。

**膏方 2**

羌活 150 克，白术 150 克，天麻 150 克，姜半夏 120 克，
茯苓 250 克，葛根 300 克，川芎 200 克，威灵仙 150 克，
黄芪 200 克，赤芍 150 克，白芍 150 克，炒当归 120 克，
薏苡仁 300 克，山参 50 克，西洋参 50 克，新鲜铁皮石斛 300 克，
丹皮 120 克，炮山甲 120 克，三七粉 30 克，桃仁 120 克，
西红花 20 克，海马 90 克，蕲蛇 150 克，炒山楂 200 克，
炒枳壳 150 克，炒续断 150 克，枸杞子 250 克，制首乌 200 克，
浙贝母 150 克，龟甲胶 200 克，鹿角胶 200 克，黄酒 200 克，
冰糖 250 克。

本膏方为施仁潮治例。蒋，男，51 岁，嘉兴。2008 年 12 月 25 日就
诊。高血压（150/100mmHg），颈椎病，$C_3/C_4$、$C_4/C_5$ 椎间盘明显突

出，伴椎管狭窄及 $C_4/C_5$ 段脊髓变性；$C_5/C_6$、$C_6/C_7$ 椎间盘轻微突出；$C_4/C_5$、$C_5/C_6$ 椎体骨质增生。脑电图提示：大脑缺血，曾有剧烈头痛，平卧后减轻。C 反应蛋白：11.2mg/L，抗链"O"：319IU/ml。右上臂时有胀痛，手指时麻，面色黯滞，胃胀，大便干涩。苔薄腻，舌红，脉弦。治法：搜风祛湿，补肾化瘀。

熬膏做法：炮山甲、海马先煎 4 小时，入余药煎两汁，浓缩；山参、西洋参、西红花另煎，新鲜铁皮石斛榨汁，一并搅入；龟甲胶、鹿角胶用黄酒烊化，冰糖收膏。服用方法：每日 2 次，每次 1 匙，用开水冲服。随访结果：2009 年 4 月 18 日二诊述，服用膏方，配用西药降压药，血压稳定，颈椎、肩臂酸痛减轻，指麻、活动不利好转。

## 居家养护

注意休息，一般伏案工作 1 小时左右，即应起身活动 5~10 分钟。颈部肌肉放松，能减轻肌肉痉挛和头部重量对椎间盘的压力，促进组织受压水肿的消退，有助于病情恢复。

多做防治保健操，可做摇头屈颈、左顾右盼、扩胸旋肩、推肩拿肘、挥臂扣球等自由动作。动作宜缓慢、轻柔，时间可长可短，短则 5 分钟，长则 20 分钟。

常做颈部后伸位锻炼。具体做法：取站位或坐位，双手交叉紧抵后枕部，头颈朝后伸，双手用力向相反方向阻之，项臂持续用力相抗，片刻后，放松还原，共做 6~8 次。可早晚各锻炼一次，共 30 分钟。两手于头枕部相握，两前臂紧夹两侧颈部，头颈用劲左转，同时左前臂用力向相反方向阻之，项臂持续相抗片刻后，放松还原，然后再反方向同样操作，各做 6~8 次，体位同上，早晚各锻炼一次，共 30 分钟。取俯卧位，仰头，双手、双腿后伸锻炼，每天 30 分钟。

使用颈椎病防治枕头。理想的枕头应是符合颈椎生理曲度要求的，质地柔软，透气性好，以中间低、两端高的元宝形为佳。因为这种形状可利用中间的凹陷部来维持颈椎的生理曲度，也可以对头颈部起到相对制动与固定作用，可减少在睡眠中头颈部的异常活动。

要避免颈部的剧烈转动。注意保暖，防止受寒及着凉。

## 6. 肩周炎

肩周炎即肩关节周围炎，又称粘连性关节囊炎，俗称凝肩症。因为本病的患者多为五十岁左右的中年患者，所以又叫"五十肩"。

本病是肩周肌肉、肌腱、滑囊和关节囊等软组织的慢性炎症，形成关节内外粘连，从而妨碍了肩的活动。临床表现主要是肩部疼痛，多为酸痛或钝痛，可向上臂外侧及前臂放射，肩关节活动明显受限，以外展外旋为主，有些患者甚至无法穿衣或梳头。严重患者肩部肌肉可萎缩，以三角肌为最明显。X线检查一般无特殊发现。

肩周炎的疼痛特点，多在肩部，夜晚疼痛明显，持续性的酸痛和胀痛，肩部活动受限。主要诱发因素有肩关节活动减少，肩关节内在病变，邻近部位的疾病，神经系统疾病，内分泌系统疾病，免疫功能方面的改变，姿势失调，心理因素等。

### 膏方 1

羌活 150 克，独活 150 克，威灵仙 150 克，桂枝 90 克，
葛根 350 克，赤芍 200 克，白芍 200 克，川芎 150 克，
当归 150 克，生地 200 克，黄芪 250 克，茯苓 300 克，
海风藤 200 克，姜黄 150 克，秦艽 150 克，红花 100 克，
枫斗 200 克，枸杞子 250 克，熟地 250 克，五味子 100 克，
炒杜仲 150 克，炮山甲 100 克，浙贝母 250 克，姜半夏 120 克，
柴胡 120 克，制香附 200 克，炒鸡内金 150 克，三七粉 30 克，
石菖蒲 200 克，远志 150 克，核桃肉 250 克，鹿角胶 350 克，
龟甲胶 150 克，冰糖 250 克。

本膏方为施仁潮治例。葛，女，47 岁。天台。2010 年 11 月 13 日就诊。左肩关节冷痛，肩颈后背板滞，腰部酸痛，偏左侧为甚；胃窦炎，胃脘痞塞；睡眠差，多梦。苔黄燥质干，舌红，脉濡细。拟养血祛风，健脾益胃。

熬膏做法：先煎枫斗、炮山甲4小时，入余药用中火浓煎两汁，去渣取汁浓缩；鹿角胶、龟甲胶、冰糖，连同三七粉收膏，待凉透后贮存。服用方法：每日2次，每次1匙，用开水冲服。

### 膏方2

明天麻150克，钩藤150克，枸杞子200克，菊花200克，
石决明300克，灵磁石300克，川芎150克，葛根150克，
当归200克，赤芍150克，白芍150克，红花150克，
丹参200克，炒桑枝150克，阿胶200克，蜂蜜300克。

本膏方为戴慈德治例，见《冬令调补择膏方》。应，女，52岁。2006年12月27日就诊。颈项痛引及肩背，为时已久，有低头位工作史。体检：C₅、C₆压痛，压颈试验（＋），臂丛牵拉试验（＋），旋颈试验（＋）；肌力正常，腱反射存在；神经系统检查无异常。X线片示：颈椎生理弧度减小，C₅、C₆骨质增生，小关节突退变。脉弦细，苔薄质略紫。辨证：肝阳上扰，髓海失养，少阳经瘀血内阻，经脉运行受阻；治法：平肝潜阳，佐以活血化瘀。

熬膏做法：上药除阿胶、蜂蜜外，余药煎汁滤渣浓缩成膏，阿胶炖烊入膏调匀，再加蜂蜜调匀收膏。服用方法：每日2次，每次20克，用开水调服。

### 🌿 居家养护

慎防受风寒，避免劳损，防止肩关节外伤。

重视功能锻炼。选择屈肘甩手、手指爬墙、体后拉手、展翅、后伸摸脊椎、梳头、屈肘擦额、头枕双手、旋肩等动作，进行功能锻炼，每天3~5次，每个动作做30~50次。

### 7. 腰椎间盘突出症

腰椎间盘突出症简称"腰突症"，是常见的腰腿痛疾患，好发于20~

50 岁的青壮年，男多于女，体力劳动者多发。

腰椎间盘由外周的纤维环和中央的髓核构成，腰椎间盘突出症是纤维环破裂和髓核突出。

患腰椎间盘突出症的患者可因髓核突出的部位、大小、病程长短、有无明显外伤史及个体差异的不同而表现出各种各样的临床症状。腰腿痛是腰椎间盘突出症的主要症状。据统计约一半患者表现为先腰痛后腿痛，约 1/3 的患者表现为腰痛和腿痛同时发生，另外 1/6 的患者表现为先腿痛后腰痛。

一部分患者不明原因突然发生腰痛，一部分患者则在某次较为明显的腰部外伤之后出现腰痛。持续时间短则数天，长则数月，甚至可达数年之久。腰部疼痛的范围较广泛，主要表现在下腰部及腰骶臀部。腰痛有时候较轻，有时候较重，疼痛严重时可发生剧痛，腰部不能动、不能翻身、不能起床，严重影响生活和工作。一般平卧时疼痛可减轻，站立及行走后疼痛加重。

臀腿痛多为逐渐发生，疼痛主要沿臀部、大腿后外侧、小腿外侧至足跟部或足背。站立或久行后疼痛加重，严重者不能卧床睡觉。

还会有腰部活动度改变；感觉减退，大多数为患者主观上感觉小腿外侧、足背及外侧麻木感；腱反射改变，患侧的膝反射及跟腱反射可以减弱或消失；直腿抬高试验阳性，检查时患者仰卧，医者一手握住患者踝部，另一手置于大腿前方，使膝关节保持于伸直位。抬高肢体到一定角度，患者感到疼痛或抬高有阻力时为阳性；踇趾背伸无力。

本病常有压痛点，压痛的部位基本上与椎间盘突出的椎节相一致，即压痛点多在病变椎节间隙的棘突旁。

治疗上，要重视推拿、牵引、针灸等外治法的应用。可用膏药贴敷，也可用乳剂外涂。痛甚者在医生指导下选服止痛药。

### 膏方1

炙黄芪 120 克，当归 90 克，川芎 100 克，干地黄 120 克，炒白芍 100 克，柴胡 90 克，炒白术 90 克，茯苓 120 克，炙甘草 90 克，炒防风 120 克，北细辛 90 克，羌活 90 克，

独活 90 克，秦艽 90 克，杜仲 120 克，桑寄生 100 克，
肉桂心 60 克，川牛膝 120 克，明天麻 100 克，钩藤 100 克，
生石决明 200 克，炒黄芩 90 克，炒山栀 90 克，益母草 120 克，
枸杞子 100 克，夜交藤 150 克，广木香 90 克，陈皮 90 克，
大腹皮 100 克，蜈蚣 30 克，姜半夏 90 克，全瓜蒌 120 克，
酸枣仁 90 克，灵芝 100 克，吉林参 150 克，西洋参 90 克，
铁皮枫斗 90 克，紫河车 90 克，鹿角胶 150 克，龟甲胶 150 克，
核桃肉 250 克，红枣 250 克，饴糖 250 克，冰糖 150 克，
陈年黄酒 500 克。

本膏方为施杞治例。沈，女，58 岁。2008 年 12 月 8 日就诊。往昔备受劳役之累，复感风寒，又失防护，近年体弱，精神少振，颈腰疼痛缠绵不已，每有头晕手麻，两膝酸楚略肿，口干便燥，脘腹作胀，入寐艰难，时有胸闷心烦。苔薄根腻，质紫尖红，有齿痕，脉细弦，两尺沉弱。磁共振诊断：颈腰椎退变、骨质增生、骨质疏松，$C_4/C_5$、$C_5/C_6$ 及 $L_4/L_5$、$L_5/S_1$ 椎间盘突出，黄韧带轻度增生。岁近花甲，天癸已竭，气阴两亏，坎离失济，心神易动，肾精先失，骨髓空虚，复加经脉痹阻，故有诸恙叠见，遂遵"谨守病机，必先五胜，疏其气血，而致和平"之经旨，取千金独活寄生之意加味，相契运用，病证合参，扶正祛邪，以冀培元固本，而得冬令收藏之功。用益元养身煎合天麻钩藤饮加味。

熬膏做法：上药如法制膏。服用方法：冬至日开始服用，每晨、晚各 1 匙，开水烊化服用。注意：外感暂停数日，忌生冷辛辣。随访结果：2009 年 12 月 7 日复诊：去岁冬令膏滋调摄，诸恙均瘥，全年颈腰酸楚偶有再现，亦无外感，精神渐振，惟入秋后时有晨起咳痰不爽，唾为白沫，胸闷心悸未见，苔薄质淡，脉细，再宗前法缓缓图治，以冀巩固。原方加炙麻黄 60 克，炙苏子 90 克，全蛤蚧 1 对，川贝粉 50 克。2010 年 12 月 10 日三诊：连续两年冬令调摄，全年颈腰疼痛少有再现，两膝肿胀已消、酸楚亦少、手麻已瘥，二便调和，夜寐已宁，胃脘尚有时胀，偶见反酸，苔薄质略紫，脉细弦。气血虽和，肝气未疏，再予原方进益，以 2009 年方加煅瓦楞 200 克。

## 膏方2

熟地 250 克，砂仁 30 克，山萸肉 150 克，鹿角霜 200 克，
生黄芪 250 克，炮山甲 90 克，茯苓 250 克，山药 250 克，
炒续断 200 克，怀牛膝 150 克，羌活 150 克，独活 200 克，
炒薏苡仁 300 克，车前子 120 克，鸡血藤 250 克，升麻 150 克，
枸杞子 250 克，炒酸枣仁 300 克，远志 120 克，九节菖蒲 150 克，
新鲜铁皮石斛 250 克，九制首乌 250 克，益智仁 200 克，
桃仁 150 克，地榆 250 克，槐花 150 克，秦艽 150 克，
核桃肉 250 克，红枣 200 克，鹿角胶 200 克，龟甲胶 250 克，
木糖醇 250 克。

本膏方为施仁潮治例。郑，女，57 岁。杭州。2013 年 12 月 29 日就诊。面色萎黄，腰椎间盘突出症，经常腰痛，牵及腿部，影响弯腰和走路。同时有肩周炎，肩颈酸胀，下雨天胀痛难忍，失眠，有时到夜里两三点钟还不能入睡，面色萎黄，手足不温，痔疮出血。苔浊腻，舌黯红，脉细弱。肾精亏损，血行阻滞，治法补肾益精，搜风化瘀。

熬膏做法：先煎鹿角霜、炮山甲 4 小时，入余药用中火浓煎两汁，砂仁后入，去渣取汁浓缩；新鲜铁皮石斛榨汁加入，核桃肉捣烂，连同鹿角胶、龟甲胶、木糖醇收膏，待凉透后贮存。服用方法：每日 2 次，每次 1 匙，用开水冲服。

### 🌿 居家养护

卧床休息。选用木板床，上铺厚垫，仰卧位休息；疼痛较轻、病程较长患者，可不必整日卧床休息，每天可短时间下床活动 2～3 次，活动时用腰围保护。

减轻椎间盘受压，使患部静止，加速炎症消退。配合牵引可使椎间隙增大、后部张开，造成间盘空隙成为真空，使后纵韧带紧张，由此可使突出的椎间盘组织还纳，同时使椎间孔变大，减轻对神经根的挤压。

加强腰背肌锻炼，可选择拱桥式或飞燕式锻炼方法。

注意避免积累性损伤。改变不良的用力姿势，避免强力举重。避免一侧负重过度。

阴雨天易受寒湿，易发病。要注意居处的干燥、保暖。

注意戒烟。吸烟可使体内小血管收缩、痉挛，影响椎间盘的营养供应，并诱发慢性支气管炎而引起长期咳嗽、哮喘，使椎管内及椎间盘内压力升高，促使椎间盘退变而发生腰椎间盘突出症。

不要穿高跟鞋，避免骨盆前倾及腰肌劳损，导致发生腰椎间盘突出症。

## 8. 骨性关节病

骨性关节病是一种慢性疾病，又称骨关节炎、增生性关节炎、肥大性关节炎和退行性关节病等。

本病可分为原发性与继发性两类。原发性增生性关节病发病原因不明，继发性增生性关节病多由关节外伤、变形，血运障碍，关节炎等原因而引起。肾主骨生髓，髓居骨中，骨赖髓以充养。年老肾精亏虚，无力充养骨髓，导致关节功能退变。此外，长时间承受超强度或一时性超强度的外力劳损，如扭伤、挫伤、撞伤、跌伤等，导致筋骨损伤，久而久之出现退变；感受风寒湿邪，如着凉，久居潮湿之地，冒雨涉水，外邪侵袭筋骨，也会导致增生性关节病的发生。

骨性关节病的诊断标准：多见于中老年；多累及负重关节，如膝、髋、踝、脊柱等；受累关节隐痛，活动或劳累后加重，休息能减轻，进而持续疼痛，伴关节僵硬、活动后见好转，或有关节积液，后期关节肿胀增大，活动受限，有畸形，但无强直；X线证实为退行性关节炎。

膝关节骨性关节病：原发性的较多见于女性，继发性者多见于半月板损伤，严重时关节肿胀，中等度积液，久之滑膜增厚，骨质增生，活动时可及摩擦感。

髋关节骨性关节病：常见于先天性髋脱位，髋臼发育不良，股骨头无菌性坏死，骨折脱位和炎症之后等。主要症状是活动或承重时，腹股沟处有胀痛，并向大腿及膝关节前内侧放射。

指间关节骨性关节炎：多见于远侧指间关节，常多关节受累。可见骨端粗大，关节背侧隆起，为增生的骨刺和膨出的关节囊所致。久之关节轻度屈曲畸形，胀痛和活动受限。

腕关节骨性关节病：腕关节活动多见于常年劳累的妇女，长时间应用锤和钻的工人。患者腕关节酸胀痛和活动受限。

肘关节骨性关节炎：多与肘关节活动最多的工种有关。关节内可有游离体。

踝关节骨性关节炎：往往发生于肥胖超重的老妇。

脊柱骨性关节病：原发性者多见于中年以后椎间盘退行性改变，脊柱活动量大的部位为好发节段，如颈椎的 $C_5/C_6$ 和 $C_4/C_5$ 间隙，腰椎的 $L_4/L_5$ 和 $L_5/S_1$ 间隙受的应力最大，容易发生本病。颈段严重者增生的骨刺可压迫脊髓，腰骶段压迫或挤压神经根，则可出现坐骨神经症状。脊柱的继发性骨性关节多为脊柱先天性畸形，骨折和炎症的后遗症。

## 膏方1

女贞子 90 克，生甘草 15 克，麦冬 60 克，生白芍 45 克，枸杞子 90 克，生地 30 克，当归 45 克，怀牛膝 90 克，天冬 60 克，熟地 120 克，肉苁蓉 45 克，炒菟丝子 90 克，茯苓 90 克，炒山萸肉 30 克，泽泻 30 克，炒沙苑蒺藜 90 克，丹皮 60 克，川石斛 120 克，杜仲 90 克，西洋参 60 克，黑豆衣 60 克，党参 90 克，元参 45 克，肥知母 60 克，玉竹 45 克，炒木瓜 30 克，阿胶 90 克，龟甲胶 60 克，鹿角胶 60 克。

本膏方为张聿青治例，见《张聿青医案》。案述：经，女。节骹作痛，两膝尤甚，背腧板胀，必得捶久方舒。人之一身，必赖气血营养，惟营血不足，络隧空虚，而诸病俱作。背腧为诸脉所辖。皆由木旺水亏，少阴之真阴愈少，则少阳之木火愈盛，逼液为涕，烁金则暗。其病虽殊，其源则一。

原方中女贞子酒蒸，怀牛膝酒炒，沙苑蒺藜、菟丝子盐水炒；并有虎胫骨，酥炙用。熬膏做法：诸药加水煎取汁，浓缩后，将阿胶、龟甲胶、鹿角胶溶化收膏。

## 膏方2

肉苁蓉150克，酸枣仁150克，生地150克，熟地150克，五味子30克，枸杞子120克，远志90克，炒延胡60克，姜半夏120克，制首乌150克，当归90克，川楝子90克，紫菀120克，杜仲120克，生黄芪180克，柴胡60克，杏仁120克，怀牛膝210克，白芍90克，干姜30克，葛根90克，枳实60克，竹茹90克，冰糖240克，阿胶90克，龟甲胶30克，鹿角胶60克。

本膏方为陆渊雷治例。案述：邬，男。12月12日就诊。向苦肩背强痛，治之已痊愈，今惟髋骨部或时少不活络。劳心阶级用脑太多，睡眠不能甚酣，醒起后往往疲倦。每入冬又常咳嗽，大便较难，血压稍高。舌不红，根有腻苔，脉弦而短。拟补肾为主，养血辅之，兼治咳，健胃肠。

熬膏做法：上药皆选道地，煎成去滓，加冰糖、阿胶、龟甲胶、鹿角胶，文火收膏，磁罐盛贮。服用方法：每日晚开水冲服1小匙，渐加至1匙。注意：感冒时停服。

## 家庭养护

作好预防工作，可延缓关节软骨组织随着年龄的增长而老化的进程，减轻其退行性改变的程度。

体胖超重的中、老年人：宜控制饮食，适当进行体育活动，减肥可防止下肢各承重关节长时间超负荷。

要注意保暖和防止过度疲劳：受累关节要妥加保护，勿再损伤。

节制饮食：肥胖者宜节制饮食，配合运动来控制体重，以减轻承重关节的负担，由此可减轻和推迟骨性关节炎的发生。

重视按摩：根据病情部位分别采用不同的按摩方法。

膝关节：宜在患侧关节周围采用捏拿的方法，以广泛放松关节的韧带、肌肉等软组织。点按患侧膝关节周围的疼痛点或膝眼穴 1～2 分钟。

腰背：宜双手握虚拳，反手用力敲打腰背部，每日数次，每次 5～10 分钟。此外，还可练习倒着走路，即在平坦的马路上或宽敞的庭院里，倒退着走路。

足跟：按压足跟部，找到压痛点，用木槌对准压痛点轻轻敲打 3～5 次，用力要适当，再在压痛点的周围轻轻敲打，并反复揉搓足跟及小腿肚。每周治疗 2 次，再配合用热水烫脚，效果更好。

手指：双手互相按揉，每次按揉半小时，每日 1 次，按揉应用力，局部可有酸胀感和发热感。

全身放松，缓慢步行，高踢腿行走。

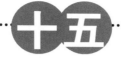

# 十五

# 调治肿瘤

## 1. 乳腺癌

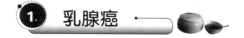

乳腺癌是女性最常见的恶性肿瘤之一，通常发生在乳腺上皮组织，严重影响着妇女身心健康。约1%~2%的乳腺患者是男性。

本病主要分为非浸润性癌、早期浸润性癌、浸润性特殊癌、浸润性非特殊癌、其他罕见癌或特殊类型乳腺癌。其中非浸润性癌、早期浸润性癌属于早期乳腺癌类型，预后较好。浸润性特殊癌分化较高，预后尚好。浸润性非特殊癌是乳腺癌中最常见的类型，约占70%~80%，此型分化较低，预后较差。其他罕见癌或特殊类型乳腺癌的分化程度低，预后差。

常见症状与体征有肿块、疼痛、皮肤改变等。

肿块是乳腺癌的首发症状。国外报道，多数肿块位于乳房的外上象限，其次是内上及乳头乳晕区，下方较少。肿块大小不一，以2~3cm比较常见，多为单发，偶可多发。肿块多呈圆形或卵圆形，边界欠清，一般都为硬结，活动度都较差。

疼痛：部分病人表现为乳腺刺痛、胀痛或隐痛，如癌周伴有乳腺囊性增生也可出现周期性疼痛。但是，多数乳腺癌患者疼痛不显，这也是乳腺癌不易被早期发现的原因，要引起重视。

乳房皮肤改变：乳腺组织被位于皮下的浅筋膜所包绕，深浅筋膜之间由Cooper韧带相连。由于浅筋膜与皮肤相连，当乳腺癌侵及乳腺间的Cooper韧带使之缩短时，会牵拉皮肤，使局部皮肤凹陷，如同酒窝，称之为"酒窝征"。另外肿瘤直接与皮肤粘连也可能造成此种情况。酒窝征在乳腺癌较早时即可出现，在患侧手臂上下活动时更为明显。

乳腺轮廓改变：当肿块较大时，乳腺可有局部隆起，乳腺增大。当肿瘤累及皮肤或胸肌时，可使乳房变硬、缩小。病人端坐时，患侧乳腺可提高。

乳头乳晕改变：包括乳头回缩及朝向改变、乳头的湿疹样改变。乳头溢液，乳头溢液伴肿块者，乳腺癌所占的比例较大。溢液可以是无色、乳白色、淡黄色、棕色、血性等；可以呈水样、血样、浆液性或脓性。

区域淋巴结肿大：其中以腋淋巴结、锁骨上淋巴结肿大较为常见。

中医辨证，本病的主要原因是正气不足，气血亏虚，复为七情所困，脏腑功能失衡，经络运行受阻，湿、热、痰、浊、瘀、毒不得消弥，积聚于胸乳，致生癌瘤。乳腺癌手术后气血更加亏虚，放、化疗等复伤元气，治法在于扶正为主，兼以攻邪。

施仁潮主任中医师治例：天台陈女士，35 岁。2004 年行左乳切除术，经放化疗，2008 年 11 月用中药调治，治法益气养阴，兼祛热毒，行瘀滞。用药生晒参、黄芪、薏苡仁、北沙参、当归、川芎、漏芦、厚朴花、蛇舌草等，随访 6 年，生活质量良好。

德清吴女士，47 岁。2011 年 12 月 30 日在上海行右乳房手术治疗，后在浙江医科大学附属第二人民医院放疗。曾有背部遇冷痛症状，手术后遇热即痛，化纤衣服刺激、卧沙发久了也会痛，多烦热，盗汗出，口干，喉间有痰。苔浊腻质胖，舌黯，脉沉弦。治法补益气阴，疏肝理气，用药黄芪、山药、北沙参、柴胡、浙贝母、新鲜铁皮石斛、炒黄芩、炒山栀、瓜蒌皮、野生灵芝等。2015 年 1 月 22 日电话随访：一切都好。

诸暨张女士，51 岁。2013 年 1 月行左乳腺癌手术治疗，经 17 次靶向治疗，口干，大便溏，易感冒，手足心热，苔薄，舌红，脉细。2014 年 1 月膏方门诊，治法补肺滋肾，养阴疏肝，用药生地、麦冬、北沙参、黄芪、山药、白芍、炒柴胡、炒枳壳、姜半夏、漏芦、制香附、薏苡仁、浙贝母、野生灵芝、龟甲胶、鳖甲胶等。2015 年 1 月 22 日电话随访：吃膏方时胃中有点不适，后来蛮好。

**膏方1**

西洋参 150 克，生晒参 150 克，生黄芪 250 克，百合 250 克，
茯苓 250 克，山药 250 克，生薏苡仁 300 克，沙参 150 克，
天冬 120 克，麦冬 120 克，蛇舌草 300 克，川贝粉 60 克，
新鲜铁皮石斛 350 克，当归 150 克，川芎 150 克，红枣 250 克，
灵芝 350 克，威灵仙 150 克，丝瓜络 150 克，野葡萄根 300 克，
漏芦 150 克，炮山甲 120 克，皂角刺 150 克，山海螺 250 克，
藤梨根 250 克，制香附 150 克，厚朴花 120 克，炒谷芽 250 克，
炒麦芽 250 克，西红花 10 克，阿胶 120 克，鳖甲胶 250 克，
木糖醇 200 克。

本膏方为施仁潮治例。郑，女，52 岁。仙居。2012 年 11 月 12 日就诊。9 月 17 日在台州医院行右乳肿瘤手术治疗，在化疗中。掉发，手麻，心悸，胃脘痞塞，口干，咽红，大便畅解，苔白腻质胖，舌红，脉沉弦细。拟益气阴不足，祛热毒余邪。

熬膏做法：上药炮山甲先煎 3 小时，入余药煎两汁，浓缩；西洋参、生晒参、西红花另煎加入，新鲜铁皮石斛榨汁，连同川贝粉、阿胶、鳖甲胶、冰糖收膏。服用方法：每日 2 次，每次 1 匙，用开水冲服。随访结果：2015 年 1 月 22 日电话随访，吃膏方后，未再服药，一切都蛮好。

**膏方2**

炙黄芪 300 克，潞党参 200 克，白术 200 克，茯苓 200 克，
陈皮 100 克，砂仁 30 克，苏梗 100 克，佛手 100 克，
当归 300 克，白芍 200 克，生地黄 200 克，熟地 200 克，
川芎 100 克，首乌 300 克，山萸肉 150 克，黄精 200 克，
灵芝 100 克，淫羊藿 150 克，肉苁蓉 150 克，杜仲 200 克，
桑寄生 200 克，天冬 200 克，枸杞子 100 克，远志 150 克，
五味子 100 克，酸枣仁 150 克，薏苡仁 150 克，莪术 300 克，
干蟾皮 30 克，核桃肉 250 克，红枣 200 克，西洋参 200 克，
生晒参 200 克，阿胶 500 克，饴糖 100 克，冰糖 400 克。

本膏方为唐汉钧治例，见 2007 年第 1 期《上海中医药杂志》。案述：乔，女，48 岁。辛巳年初冬日。2000 年 8 月 15 日在某肿瘤医院行右乳腺肿瘤扩大根治术。病理：浸润性导管癌，右腋下淋巴结 20/20（＋），雌激素受体 ER（＋＋＋），孕激素受体 PR（＋＋）。术后化疗 CEF 方案 6 次。化疗结束采用三苯氧胺内分泌治疗方法。头晕目眩，面色㿠白，心悸气短，神疲乏力，腰膝酸软，寐差易醒，头发稀少，右中颈部小淋巴结肿大。血常规：白细胞：$4.1 \times 10^9$/L，红细胞：$3.76 \times 10^{12}$/L，血红蛋白：114g/L，血小板：$196 \times 10^9$/L；B 超示：脂肪肝，左乳小叶增生，部分导管扩张。舌质黯，边有齿痕，脉濡。证属正虚邪滞，脾肾两虚，心失所养，治拟健脾益肾、养心安神以扶正，解毒化浊以祛邪。嘱养心惜力，保持心情愉快。

**熬膏做法**：砂仁后下，依法制膏。服用方法：每日晨起或睡前，用沸水冲饮 1 匙。随访结果：服膏方后面色红润，精神振作，发乌寐佳，颈部淋巴结消失，重返工作岗位。后再用中药调治，并于冬至到立春期间加服膏方培补，续服两料。随访 5 年，始终保持良好的精神状态和工作状态，定期复查各项相关指标均正常。

### 🌱 居家养护

注意乳房的日常护理，保持良好的生活习惯和心态。

讲究饮食多样化，荤素搭配，酸碱平衡，注意色、香、味的搭配。厌食者可适当吃一些山楂、萝卜、橘子等健胃食品，增加患者食欲。

营养要充足，适当增加蛋白质、糖分的摄入，如瘦猪肉、牛肉、鸡肉或鱼肉等，少吃高脂肪、高胆固醇类食物。

吃新鲜水果，如西瓜、猕猴桃、杏、苹果、梨、草莓等，含有丰富的维生素 C、维生素 B 等物质，具有一定的抗癌作用。

红枣对化疗引起的白细胞降低、血小板减少有治疗作用，化疗期间可经常食用。

忌食油炸类食物，少吃盐渍食品，严禁食用刺激性强的调味品。

注意定期到医院复查，防止癌细胞扩散转移。癌症术后的辅助治疗至关重要，很多患者都是因为术后癌细胞卷土重来，致使病情恶化。

## ② 宫颈癌

宫颈癌是妇女最常见的恶性肿瘤之一。本病临床以白带增多、阴道不规则出血、下腹疼痛等为主，并可见尿路、直肠受累及贫血，消瘦等全身症状。

宫颈癌以鳞状细胞癌为主，高发年龄为 50～55 岁。其发病与高危型人乳头瘤病毒的持续感染相关。其病因还涉及性生活过早，不洁性生活，细菌病毒感染，性传播疾病等。

宫颈癌的宫颈上皮内瘤变及镜下早期浸润癌一般无症状，多在普查中发现。Ⅰb 期和以后各期最早表现为性交后或双合诊检查后少量出血，称接触性出血。及阴道少量白色或淡黄色，无臭味排液。晚期病灶较大时则表现为多量出血，甚至因较大血管被侵蚀而引起致命大出血。随着癌组织破溃和继发感染，阴道可排出大量米汤样、脓性或脓血性液体，伴恶臭。

宫颈黏液性腺癌患者，由于癌灶分泌大量黏液，常诉大量水样或黏液样阴道排液。若癌瘤侵犯盆腔结缔组织，压迫膀胱、直肠和坐骨神经以及影响淋巴和静脉回流时，可出现尿频、尿急、肛门坠胀、便秘、下腹痛、坐骨神经痛、下肢肿痛等。癌瘤压迫或侵犯输尿管，可出现肾盂积水、尿毒症。

治疗上，手术适用于Ⅰb 期及Ⅱa 期宫颈癌，采用广泛性子宫切除术和盆腔淋巴结清除术。患者过度肥胖、年老体弱以及有心肺等慢性疾病为手术禁忌，应考虑放疗。放疗是治疗宫颈癌的主要方法，适用于Ⅰb 期及其以后各期患者，即使对Ⅳ期也能起到姑息作用。化学治疗：术前新辅助化疗适用于Ⅰb2 期及Ⅱa2 期癌灶大者，或者年轻的Ⅱb 期希望手术，保留卵巢功能的患者，缩小病灶后再行手术；术后辅助治疗以放疗为主。

### 膏方1

生晒参50克，西洋参50克，炙黄芪120克，党参120克，
炒白术90克，炒白芍90克，当归120克，川芎60克，
熟地90克，白茯苓90克，覆盆子120克，女贞子120克，
旱莲草120克，桑葚90克，菟丝子120克，补骨脂120克，
炒续断120克，杜仲120克，益智仁90克，桑螵蛸120克，
海螵蛸120克，夜交藤150克，合欢皮120克，青皮60克，
陈皮60克，制香附90克，炒丹皮90克，芡实90克，
白莲须90克，枸杞子90克，金樱子120克，蛇舌草200克，
焦山楂90克，神曲90克，炒谷芽90克，炒麦芽90克，
蒲公英300克，水线草150克，石见穿90克，炙甘草60克，
阿胶400克，黑芝麻120克，莲子肉120克，红枣120克，
龙眼肉90克，核桃肉120克，冰糖500克，白蜜250克，
陈酒500克。

本膏方为胡国华治例。案述：孟，女，34岁。2001年10月18日就诊。肾气赋虚，婚后生育一胎。年初患子宫颈癌行全子宫切除，术后小便失禁，咳则尿出。面色萎黄，夜寐欠安，纳平便畅，舌淡苔薄腻，脉细软。《经》云"肾者，封藏之本"，虚则膀胱失约也。证属邪祛正虚，肾亏脾虚。时值隆冬之际，治以补肾缩尿，健脾养血，佐防癌之品，膏以代煎，以冀恙平康复。

熬膏做法：生晒参、西洋参另煎，待收膏时兑入。随访结果：二诊述，经中药调治及膏方代煎，症情好转，已能恢复工作。刻下偶有小便失禁，夜寐欠安，纳平，面色萎黄。苔薄腻，舌淡边尖有齿印，脉沉细软。证属肾虚固摄乏力，膀胱失约，治以补肾缩尿、健脾养血扶正为法，原膏方出入。

### 膏方2

生地150克，熟地150克，山萸肉120克，山药200克，
苍术150克，白术250克，黄芪150克，土茯苓200克，

川芎 150 克，丹参 250 克，炒杜仲 200 克，牡丹皮 150 克，山楂 250 克，厚朴花 120 克，合欢花 150 克，枸杞子 200 克，红花 60 克，地骨皮 150 克，制首乌 200 克，炒枳实 150 克，益母草 200 克，鸡血藤 300 克，菟丝子 200 克，石斛 200 克，败酱草 250 克，蛇舌草 20 克，藤梨根 250 克，炒鸡内金 150 克，炙鳖甲 250 克，谷芽 300 克，麦芽 300 克，龟甲胶 200 克，鹿角胶 150 克，黄酒 150 克，冰糖 250 克。

本膏方为施仁潮治例。许，女，54 岁。天台。2009 年 11 月 14 日就诊。三年前行子宫切除术，后多胃脘痞塞，腹中饱胀，大便干结，神疲乏力，腰膝酸软，苔薄腻，舌黯红，脉弦细。拟补肾益精，健脾消痞。

熬膏做法：上药石斛、炙鳖甲先煎 4 小时，入余药煎两汁，取汁浓缩；核桃肉捣烂，连同龟甲胶、鹿角胶、冰糖收膏。服用方法：每日 2 次，每次 1 匙，开水冲服。随访结果：2010 年 11 月 13 日再次要求开膏方，述一切均可，希望再用膏方调补。

### 居家养护

定期进行防癌普查，做到早期发现、早期治疗。

平时注意个人卫生，保持外阴清洁，避免感染。

日常饮食中应注意补充维生素，适当注意补充含锌、硒元素的食物。

积极预防并治疗宫颈糜烂和慢性子宫颈炎等症。分娩时注意避免宫颈裂伤，如有裂伤，应及时修补。

注意性卫生和经期卫生。适当节制性生活，月经期和产褥期不宜性交，注意清洁卫生，性交时戴安全套，杜绝多个性伴侣。

### 3. 脑肿瘤

脑肿瘤系指生长于颅内的肿瘤，可发生在任何年龄，成人好发于小脑幕上部位，常为大脑半球的额叶胶质瘤、额顶部脑膜瘤、垂体腺瘤及听神经瘤等；儿童好发于小脑幕下部位，如小脑星形细胞瘤、小脑中线的髓母细胞瘤等。

由于脑肿瘤的发生部位、病理类型、生长速度及个体差异不同，其临床表现也各种各样，一般可分为颅内压增高症状和局部症状两类。颅内压增高可表现为头痛、呕吐、视觉障碍，局部症状随脑组织受损部位的不同而异。

脑肿瘤中有部分患者表现为肝肾阴虚或阴津不足，可配合采用石斛。

### 膏方 1

黄芪 250 克，生地黄 200 克，川芎 200 克，当归 150 克，
赤芍 150 克，天麻 120 克，制南星 150 克，姜半夏 150 克，
石菖蒲 120 克，郁金 120 克，夏枯草 150 克，炙鳖甲 250 克，
炙僵蚕 120 克，地龙 150 克，白芥子 120 克，山楂 250 克，
桃仁 200 克，知母 100 克，钩藤 100 克，元参 150 克，
红枣 150 克，陈皮 100 克，蜈蚣 20 条，炮山甲 90 克，
西红花 15 克，煅牡蛎 300 克，海蛤壳 300 克，山慈姑 120 克，
海藻 200 克，昆布 200 克，三七粉 30 克，全蝎 30 克，
新鲜铁皮石斛 300 克，寿仙谷灵芝破壁孢子粉 60 克，
川贝粉 60 克，鳖甲胶 200 克，鹿角胶 200 克，黄酒 250 克。

本膏方为施仁潮治例。赵，女，70 岁。诸暨。2014 年 12 月 7 日就诊。2012 年 9 月在浙江医科大学附属第二人民医院神经外科做左侧颞顶部脑膜瘤手术治疗，2014 年 11 月 26 日诸暨人民医院报告：颅脑肿瘤术后改变，左侧顶叶囊实性占位，较前片明显。症见头晕，目糊，耳鸣，偏右手足麻，喉间有痰，多说即舌转动不利，时呕恶，口苦，晨起即便，日两三行，苔浊腻，舌黯红，脉沉细实，拟搜风活瘀。

熬膏方法：上药炙鳖甲、炮山甲、煅牡蛎、海蛤壳先煎 4 小时，入余药煎两汁，取汁浓缩；西红花、全蝎研粉，新鲜铁皮石斛榨汁，连同三七粉、鳖甲胶、鹿角胶收膏。服用方法：每日 2 次，每次 1 匙，用开水冲

服。随访结果：三个月后复诊，身体状况有所好转，头晕目糊、手足麻减轻，痰、呕少见。改用丸药调治，主要用药：川芎、黄芪、石菖蒲、郁金、沉香、蜈蚣、全蝎、地龙、水蛭、炮山甲、西红花、制南星、枫斗、桃仁、远志、制大黄、寿仙谷灵芝破壁孢子粉等。

## 膏方2

半边莲 150 克，太子参 150 克，僵蚕 150 克，黄芪 300 克，枸杞子 150 克，川芎 100 克，白芷 100 克，酸枣仁 150 克，柏子仁 100 克，元胡 100 克，羌活 100 克，水红花子 300 克，淫羊藿 100 克，木瓜 100 克，天麻 100 克，钩藤 100 克，炒枳壳 100 克，菟丝子 150 克，夏枯草 150 克，琥珀 100 克，鳖甲胶 200 克，龟甲胶 200 克，冰糖 200 克。

本膏方为谢怡庄治例。王，18 岁。杭州。2006 年 11 月因癫痫发作摔倒，到相关医院经做 CT 等检查，诊断左额叶脑胶质瘤，进行手术治疗，术后求诊。畏寒，头痛，鼻多清涕，睡眠差，胃纳差，经来腹痛腹胀。少苔，舌质红，尖有芒刺，脉细。治法：益气养阴，平肝通络，理气通滞，佐以安神开胃。熬膏做法：上药煎两汁，合并药汁浓缩，用鳖甲胶、龟甲胶、冰糖收膏。服用方法：每日 2 次，食后用开水冲服。随访结果：服用膏方后，体质状况明显改善，改用汤药调理。随访 9 年，生活质量良好。

## 🌿 居家养护

作好情志调摄，保持愉快心情。

注意休息，避免用脑过度。

饮食有规律，不要暴饮暴食，注意饮食卫生，养成良好的排便习惯。

调整饮食结构，摄取营养丰富、全面的食物，保证每天有一定量的新鲜蔬菜。多吃有利于排毒和解毒的食物，如绿豆、赤小豆、冬瓜、西瓜等促使毒物排泄。

不吃生冷、坚硬的食物。戒烟、戒酒。

## 4. 鼻咽癌

鼻咽癌是鼻咽部黏膜上皮发生的癌肿，多发于 30~60 岁之间，以男性为多见，主要症状有鼻塞、鼻出血、耳鸣耳聋、头痛、颈部淋巴结肿大等。

鼻咽癌的发病，遗传是基础，病毒是关键，环境促癌物是帮凶。由于鼻咽癌发病部位隐秘，又与眼、耳、鼻、咽喉、颅底骨和脑神经等重要器官相邻，且易于向淋巴结扩散，所以症状多不明显，初起时常被人们所忽视。在疾病发展阶段，原发病灶可以向周围任何一处的解剖结构发生浸润和压迫，向上破坏颅底骨质，侵犯多对颅神经、海绵窦和蝶窦，出现头痛症状；向下伸延至口咽，甚至喉咽，出现咽喉疼痛、声音嘶哑症状，甚至吞咽困难；向前突入鼻腔、筛窦、上颌窦、眼眶，出现鼻塞、鼻出血、疼痛、视物昏花症状，甚至失明；向后可侵犯第 1、第 2 颈椎，造成相应损害；局部淋巴结转移以颈淋巴结为多见，数量逐渐增多，逐步融合成巨大肿块，活动度逐步受限；病灶也可由淋巴结进入静脉，造成全身扩散、转移，远处转移可至全身各个部位，但以骨、肺、肝居多。

要重视治疗头颈部及五官的感染灶，如毛囊炎、疖肿、副鼻窦炎、口腔炎、咽喉炎、中耳炎等。对于反复出现治疗效果不佳的鼻塞、鼻出血、流涕等症状不要轻视，应尽早就诊检查。

鼻咽癌高发地区和有鼻咽癌家族史的人，应重视鼻咽癌普查。对于鼻咽癌患者应密切注意相应症状体征，重视定期检查，以便及时发现异常，实施相应的对症治疗，减少疾病带来的损害。

放射治疗是鼻咽癌最行之有效的治疗方法，但在治疗过程中及治疗后，不可避免地会产生不良反应。膏方调治是有效的防治措施。鼻咽癌多属于阴津亏耗，新鲜铁皮石斛、西洋参、北沙参等性凉补阴生津，宜于用作主药。

## 膏方 1

西洋参 150 克，生晒参 150 克，北沙参 150 克，元参 150 克，
新鲜铁皮石斛 400 克，黄芪 250 克，山药 250 克，麦冬 150 克，
山萸肉 120 克，芦根 300 克，玉竹 200 克，天花粉 250 克，
苡仁 200 克，生白术 200 克，浙贝母 150 克，制半夏 100 克，
白芷 100 克，五味子 60 克，蛇舌草 250 克，制首乌 200 克，
枸杞子 200 克，地骨皮 150 克，旱莲草 200 克，鸡内金 150 克，
白蒺藜 120 克，寿仙谷灵芝破壁孢子粉 50 克，鳖甲胶 150 克，
龟甲胶 150 克，冰糖 250 克。

本膏方为施仁潮治例。姚，女，36 岁。台州。2008 年 11 月 19 日就诊。2005 年诊为鼻咽癌，曾接受放化疗，此后未用药。精神疲软，时有潮热，多盗汗出，劳作后头痛，右侧头时麻，颈后时有胀痛，口鼻干燥，时有鼻血，鼻涕及痰中常有少量血丝，口干，耳鸣，月经量少，带下，苔薄腻，舌红，脉细。治法：养阴生津，补肺益气。

熬膏做法：上药加水浸 3 小时，煎两汁，浓缩；西洋参、生晒参另煎，新鲜铁皮石斛榨汁，连同寿仙谷灵芝破壁孢子粉、鳖甲胶、龟甲胶、冰糖收膏。服用方法：每日 2 次，每次 1 匙，用开水冲服。

## 膏方 2

黄芪 300 克，桑葚 200 克，太子参 200 克，生地 100 克，
桃仁 100 克，元参 100 克，百合 100 克，乌梅 100 克，
菊花 100 克，枸杞子 100 克，新鲜铁皮石斛 200 克，三七花 100 克，
谷精草 100 克，菊花 100 克，淫羊藿 100 克，木瓜 100 克，
九节菖蒲 100 克，制黄精 100 克，夏枯草 100 克，山萸肉 100 克，
金银花 100 克，阿胶 200 克，龟甲膏 200 克，冰糖 200 克。

本膏方为谢怡庄治例。案述：曾，男，68 岁。苍南。鼻咽癌放疗后，白细胞下降，体消瘦，口干纳差，目糊，耳鸣，大便干结，舌质紫瘀斑，

脉细弦。放疗后阴虚液涸，肠燥血瘀，治法：养阴润燥，活血通便。随访结果：服用膏方一料后，白细胞升高，口干改善，胃纳好转，耳鸣、目糊减轻，大便通畅，体质明显改善。

### 居家养护

保持心情舒畅，避免忧郁、思虑等过度的精神刺激；消除恐惧心理，树立治疗信心，与疾病做斗争。

注意饮食卫生，少吃咸鱼、腌肉等食品，避免过食辛辣炙煿食物，忌烟酒。

讲究口腔及鼻咽部清洁，多用含漱液漱口，用滴鼻剂滴鼻或冲洗鼻腔。

鼻咽癌患者放疗后由于咀嚼肌及颞颌关节纤维化，导致开口困难，影响进食，会减少营养的摄入，降低体力，并为检查增加难度。因此，应经常对面颊部及颞颌关节处肌肉做运动性训练和按摩，多做张口训练有可能减轻这方面的放射性损伤。对颞颌关节已有固定的仍要坚持锻炼，用牙齿咬住物体，并逐渐增大，以改善张口困难。

## 5. 甲状腺癌

甲状腺癌即甲状腺组织的癌变。它是近 20 多年发病率增长最快的实体恶性肿瘤，年均增长 6.2％。

本病一般分为分化型甲状腺癌包括甲状腺乳头状（微小）癌和甲状腺滤泡状癌，低分化型甲状腺癌如髓样癌和未分化型甲状腺癌，还有一些少见的恶性肿瘤，如甲状腺淋巴瘤，甲状腺转移癌及甲状腺鳞癌等。其中，甲状腺乳头状癌的比例约为 90％，甲状腺滤泡状癌的比例约为 5％，甲状腺髓样癌的比例约为 4％，其余为甲状腺未分化癌等其他恶性肿瘤。

甲状腺癌早期临床表现不明显，多是偶然发现颈部甲状腺有质硬而高低不平的肿块，肿块往往为非对称性硬块，甲状腺结节肿块可逐渐增大，随吞咽上下活动，并可侵犯气管而固定。肿块易较早产生压迫症状，如伴有声音嘶哑，呼吸不畅，吞咽困难，或局部压痛等压迫症状，颈静脉受压时，可出现患侧静脉怒张与面部水肿等体征。

目前对本病的治疗，一是手术治疗，除8%左右的未分化癌外，其余类型的甲状腺癌均应进行手术治疗。二是非手术治疗，包括碘 $[^{131}I]$、内分泌治疗、放疗、化疗，均不宜作为甲状腺癌根治手段，多被作为手术治疗的辅助方案。而其中都可配合膏方调治。

## 膏方1

生晒参250克，制首乌300克，夏枯草600克，紫河车150克，山萸肉150克，淡海藻600克，生黄芪600克，旱莲草300克，干蟾皮200克，大熟地200克，女贞子300克，杭白芍500克，桑葚300克，七叶一支花600克，当归300克，枸杞子300克，地锦草600克，党参300克，麦冬200克，金钱草600克，茯苓300克，炒酸枣仁250克，绵茵陈600克，炒白术300克，柏子仁300克，玉米须600克，甘松200克，焦山栀200克，制黄精300克，薏苡仁600克，绿萼梅100克，砂仁60克，蔻仁60克，蜈蚣60克，龟甲胶500克，鳖甲胶500克，阿胶500克，冰糖500克，麦芽糖1000克。

本膏方为王羲明治例，见《冬令调补择膏方》。案述：吴，女，44岁。2005年11月18日就诊。病症有三：一是甲状腺癌术后；二是乙肝病毒携带者为大三阳；三是有胆结石疼痛史。脉细弦，苔薄腻，证属邪衰正虚，肝胆失疏，治拟扶正祛邪，疏肝利胆。熬膏做法：上药浓煎3次，如法熬制，砂仁、蔻仁、蜈蚣研粉，膏成后下；收膏时放入龟甲胶、鳖甲胶、阿胶、冰糖、麦芽糖。服用方法：每日早晚各1匙，用开水冲服。注意：如遇感冒、发热、咳嗽时，暂停服用。随访结果：膏方治疗后，多次化验、CT复查，均未见转移复发，血压渐增，血糖渐降，诸症均无。

膏方 2

西洋参 150 克，生晒参 150 克，北沙参 150 克，元参 150 克，
天冬 150 克，麦冬 150 克，黄芪 250 克，百合 250 克，
山药 250 克，薏苡仁 300 克，浙贝母 150 克，夏枯草 150 克，
胆南星 150 克，炒枳壳 150 克，茯苓 250 克，桔梗 100 克，
生白芍 150 克，川芎 150 克，炒蛤壳 300 克，女贞子 150 克，
仙鹤草 300 克，制香附 150 克，牡蛎 300 克，新鲜铁皮石斛 300 克，
三七 60 克，野生灵芝 350 克，野荞麦根 300 克，炒苏子 120 克，
炙鳖甲 200 克，炙龟甲 200 克，炮山甲 100 克，地骨皮 150 克，
丹皮 150 克，九节菖蒲 150 克，远志 120 克，炒酸枣仁 300 克，
龟甲胶 200 克，鳖甲胶 200 克，木糖醇 250 克。

本膏方为施仁潮治例。杨，女，54 岁。余杭。2011 年 1 月 22 日就
诊。1993 年左侧甲状腺癌手术治疗，经放化疗，形体消瘦，面色㿠白，
神疲乏力，口干，入睡困难，乱梦纷扰，盗汗出，汗出怕风，腰痛膝软，
苔光剥，舌鲜红，脉细滑数。拟养阴益气，祛痰化瘀。

**熬膏做法：**上药牡蛎、炙鳖甲、炙龟甲、炮山甲、炒蛤壳、野生灵芝
先煎 4 小时，入余药浓煎两汁，滤汁去渣浓缩；西洋参、生晒参、新鲜铁
皮石斛另煎加入，龟甲胶、鳖甲胶、木糖醇收膏。服用方法：每日早晚各
1 次，用开水冲服 1 食匙。随访结果：2011 年 10 月 30 日二诊，服膏方
后，诸症减轻，体质大有好转。

### 居家养护

保持精神愉快，防止情志内伤，是预防本病发生的重要方面。
应吃富于营养的食物及新鲜蔬菜，避免肥腻。
积极锻炼身体，提高抗病能力。
避免应用雌激素，以免促发本病。
对甲状腺增生性疾病及良性肿瘤应到医院进行积极治疗。

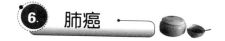

# 6. 肺癌

肺癌是最常见的肺部原发性恶性肿瘤之一，绝大多数的肺癌起源于支气管黏膜上皮，故称支气管肺癌。肺癌的发病通常与吸烟、污染、肺部慢性疾病、职业因素，以及人体内在因素如家族遗传、内分泌代谢失调等密切相关。

肺癌早期表现为干咳或刺激性呛咳，或咳白色黏痰，或间断性反复痰中带血，发热等。咳嗽是因肺癌长在支气管及肺组织上，产生呼吸道刺激症状而引起，表现为刺激性咳嗽。轻者低热，重者则有高热，用药后可暂时好转，但很快又会复发。痰血，肿瘤炎症致坏死、毛细血管破损时会有少量出血，往往与痰混合在一起，呈间歇或断续出现。

晚期可出现气急喘促，胸背剧痛，声音嘶哑，伴食欲缺乏、消瘦等，或上腔静脉压迫综合征（头颈部粗张，颈胸部静脉怒张），胸腔积液，锁骨上淋巴结转移，以及脑、肝、骨等多处转移，可出现相应的征象。胸痛，早期主要表现为闷痛、隐痛；癌症累及胸膜，可持续胀痛。声音嘶哑，是肺癌转移灶压迫喉神经，使声带肌麻痹所致。

肺癌多发于 40 岁以上，随着年龄的增长，肺癌的发病率明显上升，男性尤为明显。近期发生的呛咳、顽固性干咳持续数周不愈，或反复咯血痰，或不明原因的顽固性胸痛、气急、发热，或伴消瘦、疲乏等，特别是年龄在 40 岁以上，有长期吸烟史的男性，要引起重视。

目前治疗肺癌主要手段包括手术治疗、放射治疗、化疗以及分子靶向治疗等。在手术后，以及放化疗过程中，都可配用膏方调治。

中医治疗要重视益气阴，清热毒，行结滞。而肺癌经手术后，由于麻醉、出血及开胸手术创伤，及一些手术后并发症，造成气血双亏，或气阴两伤，或营卫失和，或脾胃失调，相应的辨证治疗，对于机体康复，并为必要的放疗、化疗做好准备是有帮助的。

名医秦伯未治肺癌膏方，立法扶正祛邪，处方中西洋参、别直参同用，还用了冬虫夏草一类补品。

## 膏方1

西洋参30克，别直参30克，冬虫夏草60克，紫河车60克，
清炙黄芪90克，川百合90克，茯苓90克，山药90克，
生苡米90克，南沙参60克，北沙参60克，天冬60克，
麦冬60克，五味子60克，川贝母60克，浙贝母60克，
熟地90克，仙鹤草60克，橘白30克，橘络30克，
旱莲草60克，炙僵蚕30克，生牡蛎60克，京元参60克，
阿胶60克，鹿角胶60克，鳖甲胶60克，冰糖240克。

本膏方为秦伯未治例。案述：某，经确诊为肺癌，形体消瘦，精神委
靡，懒于言语，面色青黑，眼睑、颊部、颈项部皆肿胀，肿处皮肤不变
色，胸部常有压迫感，动则气喘、咳嗽，痰量不多，鼻涕及痰液中常有血
丝，口干舌燥，纳食无味，心慌，心悸，夜寐多梦，大便无论干稀均感排
出困难。舌光绛无苔，脉沉细弱。经化疗后，白细胞下降，治当扶正
祛邪。

原方熟地用砂仁24克拌。熬膏做法：各药浸透，浓煎两次，滤汁去
渣，再加诸胶、冰糖，西洋参、别直参另炖汁冲入收膏，冬虫夏草另煎冲
入，用文火收膏。服用方法：每日早晚空腹，用开水冲服1匙。随访结
果：经服用一个冬季后，诸症明显好转，精神振作，稍动而不喘，咳嗽大
减，痰中已去血丝，纳增眠安，白细胞回升。

## 膏方2

生晒参200克，生黄芪300克，生薏苡仁300克，山药300克，
茯苓300克，猪苓300克，浙贝母250克，陈皮150克，
姜半夏150克，半枝莲300克，蛇舌草300克，炒鸡内金150克，
山楂300克，桃仁150克，冬瓜仁300克，山海螺300克，
炮山甲120克，枫斗120克，西洋参30克，冬虫夏草20克，
西红花10克，寿仙谷灵芝破壁孢子粉90克，龟甲胶350克。

本膏方为施仁潮治例。沈，男，54岁。黄岩。2012年10月2日就

诊。十年前行左肺下叶切除术，神疲乏力，头晕耳鸣，喉间多痰，口干、多有异味，易发口腔溃疡；关节时痛，脂肪肝，高脂血症，高尿酸，前列腺增生，尿不净。苔薄黄腻，舌黯红，脉细。拟补肺益气阴以助肃气机，健脾助运化以资消痰湿。

熬膏做法：上药炮山甲先煎4小时，入余药连煎两汁，用文火浓缩；龟甲胶用黄酒烊化收膏。另将枫斗、西洋参、冬虫夏草、西红花一并加工成细粉，过筛后存贮。服用方法：每日2次，每次取膏1匙，调入粉末1.5克，冲入沸水搅和，候温，调入寿仙谷灵芝破壁孢子粉1克服用。

### 🌿 居家养护

吸烟与肺癌的发生关系密切，应提倡戒烟。

少吃生葱、生蒜及过咸食品，多吃新鲜水果及蔬菜；禁烟酒。

保持日常生活的规律性，安定情绪，避免消极悲观，切忌急躁或暴怒。

保持居室流通，呼吸新鲜空气；注意保暖，防止伤风感冒。

适当参加户外活动，包括散步及力所能及的气功、体操等活动。手术后应及时进行肺功能锻炼，加深呼吸深度，加大肺活量，改善呼吸和心脏功能。

## 7. 食管癌

食管癌是发生在食管上皮组织的恶性肿瘤，占所有恶性肿瘤的2%。我国是食管癌高发区，因食管癌死亡者仅次于胃癌居第2位，发病年龄多在40岁以上，男性多于女性。

早期的临床症状不明显，多是因局部病灶刺激食管蠕动异常或痉挛，或因局部炎症、糜烂、表浅溃疡、肿瘤浸润所致，常持续数年。主要特征性症状为胸骨后不适或咽下痛。疼痛呈烧灼样、针刺样或牵拉摩擦样疼痛，尤其是进食粗糙、过热或有刺激性的食物时显著。食物通过缓慢并有轻度哽噎感，大部分进展缓慢。其他少见症状有胸骨后闷胀，咽部干燥发紧等。

中期食管癌的典型症状是进行性吞咽困难。由于食管壁有良好的弹性及扩张能力，在癌未累及食管全周一半以上时，吞咽困难症状尚不显著。咽下困难的程度与病理类型有关，缩窄型和髓质型较其他类型为严重。约10％的病例症状或初发症状不是咽下困难占20％~40％，往往因此而造成诊断延误。部分患者在吞咽食物时有胸骨后或肩胛间疼痛。下胸段肿瘤引起的疼痛可以发生在剑突下或上腹部。食管癌可反射性地引起食管腺和唾液腺分泌增加，经食管逆蠕动，可引起呛咳和肺炎。

晚期食管癌的症状，多因压迫及并发症引起，并可发生淋巴及血行转移。食管病变段有溃疡、炎症或是肿瘤外侵，则产生胸骨后或背部持续性隐痛。癌肿淋巴结转移常在锁骨上部胸锁乳突肌的附着部后方，左侧多于右侧，如压迫喉返神经，出现声音嘶哑；因吸入性炎症引起的喉炎也可造成声音嘶哑，通过间接喉镜检查有助于鉴别。癌肿压迫气管，可出现咳嗽及呼吸困难，有时由于食管高度梗阻，产生逆蠕动使食管内容物误吸入气道造成感染。

食管癌的发生与亚硝胺慢性刺激，炎症与创伤，遗传因素以及水、食物中的微量元素含量有关。

## 膏方1

生晒参100克，北沙参150克，黄芪150克，茯苓250克，
炒白术150克，山药250克，薏苡仁300克，白芍300克，
陈皮120克，当归120克，枫斗200克，灵芝250克，
藤梨根300克，香茶菜250克，蛇舌草250克，威灵仙150克，
炒山楂250克，炒枳壳200克，炒谷芽300克，炒麦芽300克，
浙贝母200克，芦根300克，砂仁30克，龟甲胶150克，
阿胶250克，黄酒200克，冰糖250克。

本膏方为施仁潮治例。陈，女，53岁。天台。2008年12月20日就诊。半年前行食管癌切除术，已经完成化疗。形体消瘦，神疲乏力，胃纳甚差，进食稍多即胃脘痞塞，反酸，口干，大便艰涩；胸闷气短，心悸，心中烦热，盗汗出，睡眠差，甚则彻夜难眠，苔薄嫩，脉细数。证属气虚

胃弱，阴虚火升，拟补益气阴，养心益胃。

熬膏做法：上药枫斗、灵芝先煎 4 小时，入余药煎两汁，砂仁后入，浓缩；龟甲胶、阿胶、冰糖收膏。服用方法：每日 2 次，每次 1 匙，用开水冲服。随访结果：2009 年 12 月 20 日二诊：去年身体十分虚弱，是由丈夫抱进诊室的，吃膏方后，面色很好，人也胖了，睡眠日见好转。此后每年均服用膏方，身体状况很好，生活起居，料理家务，一如常人。

**膏方 2**

黄芪 300 克，太子参 150，南沙参 120 克，生地 120 克，
熟地 120 克，当归 90 克，制黄精 120 克，制首乌 150 克，
枸杞子 120 克，大腹皮 120 克，陈皮 50 克，生谷芽 300 克，
炒白术 120 克，炒白芍 120 克，炙甘草 50 克，山药 150 克，
玉竹 120 克，旋覆花 90 克，代赭石 150 克，煅瓦楞子 300 克，
炙鳖甲 120 克，地鳖虫 90 克，桃仁 50 克，急性子 90 克，
蜣螂虫 90 克，半枝莲 300 克，蛇舌草 300 克，八月札 300 克，
路路通 90 克，芙蓉叶 90 克，连翘 90 克，蜀羊泉 300，
菝葜 150 克，川贝母 50 克，郁金 120 克，猪殃殃 300 克，
砂仁 30 克，生晒参 100 克，西洋参 60 克，冬虫夏草 20 克，
阿胶 250 克，龟甲胶 150 克，饴糖 300 克，冰糖 200 克，
黄酒 300 克。

本膏方为严佩贞治例，见《冬令调补择膏方》。案述：朱，男，43 岁。2005 年 12 月就诊。2004 年 5 月因进食梗噎感一月余，在常州诊断为食管溃疡型鳞癌二期，侵及全层，约 3cm×1.5cm，在食管中下段，淋巴未累及，上下切端未见癌肿。术后化疗 2 次，放疗 1 次，后改用中药调治。初起面色少华，形瘦乏力，进食较慢，需细嚼慢咽，少食多餐，仅能食半流食，食后食管不适，但无呕吐。白细胞 $4.6 \times 10^9/L$，复查发现吻合口有炎症，糜烂。苔薄白，舌尖红，脉细。调治半年，面色好转，白细胞上升，入冬改用膏方调理，以益气养血，启膈通利，涤痰祛瘀。随访结果：经三年调治，体力恢复如初，面色红润如常。

**居家养护**

要重视改变不良的饮食习惯，不吸烟，不饮酒，不食腐、霉及变质的食物，不吃过烫食物。

加强身体锻炼，提高人体的抗病能力。

起居有常，保持乐观的心情和态度。

量力而行，做些力所能及的工作或活动，既有益于身体，又有益于心情舒畅。

如出现身体某部位骨骼疼痛及背痛、胸痛等，及时就诊检查，以防有骨转移。一旦诊断明确，应及时放疗。

## 8. 胃癌

胃癌是最常见的恶性肿瘤之一，我国每年约有 17 万人死于胃癌，几乎接近全部恶性肿瘤死亡人数的 1/4。

胃癌是指发生在胃上皮组织的恶性肿瘤，具有起病隐匿，易漏诊，易转移与复发的特点。临床早期 70% 以上毫无症状，中晚期可出现上腹部疼痛、消化道出血、穿孔、幽门梗阻、消瘦、乏力、代谢障碍以及癌肿扩散转移而引起的相应症状。

胃癌可发生于任何年龄，但以 40~60 岁多见，男多于女，约为 2∶1，胃癌可发生于胃的任何部位，但多见于胃窦部，尤其是胃小弯侧，根据癌组织浸润深度分为早期胃癌和进展期胃癌（中、晚期胃癌）。

胃癌的早期表现，上腹不适往往是最常见的初发症状，约 80% 患者有此表现。如发生腹痛，一般都较轻，且无规律性，进食后不能缓解。

原因不明的厌食和消瘦，是早期胃癌的初期症状。近 50% 的胃癌患者有明显的食欲减退或食欲缺乏，部分患者是因进食过多会引起腹胀或腹痛而自行限制进食。

当胃癌发展扩大，尤其在浸润穿透浆膜而侵犯胰腺时，可出现持续性剧烈疼痛，并向腰背部放射。癌肿毒素的吸收，可使患者日益消瘦、乏力、贫血，最后表现为恶病质。癌肿长大后，可出现梗阻症状，贲门或胃底癌可引起下咽困难，胃窦癌引起幽门梗阻症状，腹部还可扪及肿块。癌肿表面形成溃疡时，则出现呕血和黑便。胃癌转移，可在直肠前触及肿块，也可见脐部肿块、锁骨上淋巴结肿大和腹水。

手术切除是根治早期胃癌的主要手段。由于胃癌的发现多较晚，所以手术疗效欠佳，术后 5 年生存率一般在 30％左右。对术前估计肿瘤不能根治性切除者，可考虑行术前化疗，以缩小原发病灶和转移病灶，抑制肿瘤进展，使手术切除成为可能。对术中发现有肝转移、腹膜转移者，可在肿瘤供应血管或腹腔内给予化疗。

至于放疗，由于胃癌是一种对放射线较为抗拒的腺癌，加之胃的相邻脏器和组织如肾脏、胰腺、大肠、小肠和脊髓，对放射线的耐受性低，所以，胃癌的放射治疗只能作为外科治疗的辅助手段。

## 膏方 1

党参 200 克，黄芪 200 克，炒白术 120 克，熟地 120 克，
炒丹参 150 克，制黄精 150 克，山药 100 克，枸杞子 100 克，
麦冬 120 克，制玉竹 150 克，姜半夏 100 克，黄连 30 克，
吴茱萸 20 克，乌贼骨 120 克，木香 90 克，煨肉果 100 克，
葛根 100 克，炒陈皮 90 克，红枣 150 克，生姜片 40 克，
阿胶 200 克，黄明胶 200 克，冰糖 500 克。

本膏方为杨继荪治例，见《中医临床家杨继荪》。案述：朱，男，70岁。1991 年 12 月 2 日就诊。因食管溃疡，1990 年 2 月行贲门、胃大部切除术。术后近两载，易反酸，呃逆。诊查：形体消瘦，平卧时易反酸，纳可，大便尚正常。苔薄白，舌质红，脉细。辨证：术后气血亏虚，胃逆失和。中医诊断：呃逆，虚劳（气血不足）。西医诊断：贲门胃大部切除术后。治则：冬令调补当益气血，佐以和中降逆。患者行贲门胃大部切除术后，上失括约，主要分泌胃酸的胃窦部尚存。因术后胃之体积缩小，故遇饮食不慎，平卧时胃酸易于上泛；又由于纳食减少，气血生化来源不足，及创伤需复原修复而见形体消瘦。冬令之际，恰予标本兼顾，调气血，降胃逆，调补缓图，促使逐渐康复。

## 膏方 2

生晒参 120 克，炒白术 120 克，黄芪 200 克，茯苓 200 克，

薏苡仁 300 克，枳壳 200 克，山药 250 克，灵芝 300 克，

藤梨根 300 克，蛇舌草 300 克，香茶菜 250 克，浙贝母 200 克，

炒山楂 250 克，川芎 120 克，合欢皮 150 克，陈皮 60 克，

炒鸡内金 150 克，煨肉蔻 60 克，砂仁 30 克，生谷芽 200 克，

生麦芽 200 克，芦根 300 克，龙眼肉 200 克，核桃肉 250 克，

龟甲胶 200 克，鹿角胶 150 克，黄酒 200 克，冰糖 250 克。

本膏方为施仁潮治例。钱，女，57 岁。仙居。2008 年 11 月 21 日就诊。三年前在仙居县人民医院接受胃癌根治手术治疗，并经化疗，全身状况尚可。但胃中不适，进食稍多即有饱胀感，时有嗳气，口不干，喉间有痰，大便溏，睡眠差，怕冷，手足不温。苔白腻，舌淡，脉濡细。拟健脾益胃。

熬膏做法：灵芝先煎 4 小时，入余药煎两汁，砂仁后入，取汁浓缩；龟甲胶、鹿角胶用黄酒烊化调入，核桃肉捣烂，合冰糖收膏。服用方法：每日 2 次，每次 1 匙，于食后用沸水冲化服用。

### 居家养护

积极治疗慢性萎缩性胃炎。凡年龄在 40 岁以上，有较长时间胃病史者，或近几个月出现明显胃部症状者，应注意定期复查，及早发现恶性病变。

对长期治疗无效的胃溃疡或直径大于 2 厘米的胃息肉患者均应及时手术治疗，萎缩性胃炎的患者应定期随访做胃镜检查。

积极配合治疗，不要思想包袱过重，也不能消极对待。

养成良好饮食习惯，注意饮食清淡，不吃盐腌熏烤食品，限酒戒烟。

注意避免暴饮暴食，做到定时定量，七八分饱，冷热适宜，粗细搭配，细嚼慢咽。

# 9 大肠癌

大肠癌是发生在盲肠、结肠和直肠黏膜的癌瘤。它是常见的消化道恶性肿瘤，占胃肠道肿瘤的第 2 位。

大肠癌主要症状是大便习惯改变，便意频频，次数增加，排便不尽但仍想排，或便秘、腹痛等；便血，可为大便潜血，亦可肉眼见排血，血量一般不多，或可排脓血便。本病早期无明显症状，仅有大便带血，易误诊为痔疮。

本病好发部位为直肠及直肠与乙状结肠交界处，占 60％。发病多在 40 岁以后，男女之比为 2∶1。

结直肠癌的病理分型以发病率高低依次为腺上皮癌、鳞状细胞癌、类癌，其中腺上皮癌中又以管状腺癌发生率最高。

常见症状有排便习惯或粪便性状的改变，多数表现为大便次数增多，不成形或稀便，大便带血及黏液，有时便秘或腹泻与便秘交替，大便变细；中下腹部疼痛，程度轻重不一，常见于右侧大肠癌，多为隐痛或胀痛；腹部肿块：肿块位置取决于癌的部位，提示已届中晚期；直肠肿块：因大肠癌位于直肠者占半数以上，故多数直肠癌患者经指检可以发现直肠肿块，质地坚硬，表面呈结节状，有肠腔狭窄，指检后的指套上有血性黏液。

全身情况可有贫血、低热、进行性消瘦等。大肠癌的晚期，常侵犯周围组织器官，如膀胱和前列腺等邻近组织，引起尿频、尿急和排尿困难。侵及骶前神经丛，出现骶尾和腰部疼痛。还可以向远处转移到肝脏，引起肝大，腹水、黄疸，甚至恶病质等。

定期进行便潜血检测，对于大肠癌的早期发现和诊断有帮助。

治疗上，体质良好，可以接受手术治疗的，进行手术治疗有望根治。化疗是有效的辅助治疗方法，对于各种原因不能手术者非常适合。术前放疗可缩小肿瘤，提高切除率；术后放疗可杀死残留的肿瘤细胞；单纯放疗仅用于晚期直肠癌病例，有止血、镇痛、延长存活期的作用。冷冻治疗适合无法手术治疗的人群。

## 膏方 1

红参 30 克，生晒参 150 克，鹿角霜 300 克，黄芪 300 克，
茯苓 300 克，炒陈皮 90 克，山药 300 克，薏苡仁 300 克，
白术 150 克，炒白芍 150 克，炒续断 250 克，台乌药 150 克，
白蒺藜 150 克，煨肉蔻 100 克，地锦草 300 克，败酱草 300 克，
藤梨根 300 克，炒山楂 300 克，炒防风 120 克，五味子 100 克，
车前子 120 克，益智仁 150 克，猫人参 150 克，核桃肉 250 克，
红藤 250 克，砂仁 30 克，寿仙谷灵芝破壁孢子粉 60 克，
炒鸡内金 150 克，西红花 10 克，龟甲胶 200 克，鳖甲胶 200 克，
冰糖 250 克。

本膏方为施仁潮治例。陈，男，77 岁。磐安。2012 年 12 月 4 日就
诊。2011 年 6 月 8 日行直肠癌手术治疗，大便日三行，解而不净，易感
冒，下午 1 时起怕冷，晚上 9 点后渐热，喉间有痰，口干，鼻干，腰酸，
尿不净。苔薄腻，舌黯红，脉弦滑。拟补脾益肠。

熬膏做法：上药鹿角霜先煎 3 小时，入余药煎两汁，砂仁后入，取汁
浓缩；红参、生晒参、西红花另煎加入，龟甲胶、鳖甲胶烊化，寿仙谷灵
芝破壁孢子粉、冰糖一并收膏。服用方法：每日 2 次，每次 1 匙，开水冲
化服用。

## 膏方 2

藿香 150 克，佩兰 150 克，泽兰 150 克，天花粉 150 克，
苍术 150 克，瓜蒌仁 150 克，桑葚 150 克，茶树根 150 克，
桑螵蛸 100 克，益智仁 100 克，金樱子 100 克，三七花 100 克，
薤白 100 克，生地 150 克，玄参 150 克，菊花 100 克，
青葙子 100 克，决明子 150 克，姜黄 100 克，黄芪 300 克，
无花果 150 克，鬼箭羽 150 克，红花 100 克，甘草 100 克，
鳖甲胶 200 克，龟甲胶 200 克。

本膏方为谢怡庄治例。陈，女，86 岁。杭州。有糖尿病、冠心病病

史，直肠癌术后两年，大便干结，夜尿频多，腰背酸痛，头晕目糊，胸闷心悸，口干。苔黄糙，舌质红，脉濡数。高年患者，肾虚水亏，复因湿热交阻，肠道蕴热，腑气不通，治宜化湿泄浊，活血行瘀，养阴润燥。

熬膏做法：上药煎两汁，合并药汁浓缩，用鳖甲胶、龟甲胶收膏。服用方法：每日2次，每次1匙，于食后用开水冲服。随访结果：服用膏方后，苔渐退，血糖稳定，大便畅解，精神气力好转。

### 居家养护

对有便血、大便习惯改变，大肠息肉尤其是腺瘤样息肉者、长期溃疡性结肠炎患者，注意及时和定期检查。

注意饮食的多样化，多选用豆制品和绿色蔬菜，补充维生素，降低大肠癌的发病风险。

增加纤维素的摄入量，少吃精制食品，以减少有害物质在肠内滞留时间，但过于粗糙难以消化的食物应注意避免。

要注意少吃生冷辛辣及刺激性食物。忌辣椒、胡椒、大蒜、生葱、韭菜等大辛大热之品，少吃腌制品、烟熏和油炸食品，戒烟酒。

## 10. 肝癌

肝癌是发生于肝脏的恶性肿瘤，包括原发性肝癌和转移性肝癌两种。原发性肝癌按细胞分型可分为肝细胞型肝癌、胆管细胞型肝癌及混合型肝癌。按肿瘤的形态可分为结节型肝癌、巨块型肝癌和弥漫型肝癌。

肝癌的恶性度高，病情进展快，早期一般没有明显症状，一旦出现症状就诊，往往已属中晚期。

常见症状是肝区疼痛，由癌迅速生长使肝包膜绷紧所致，可间歇持续性、钝痛或胀痛。肿瘤侵犯膈肌，疼痛可放射至右肩或右背。向右后生长的肿瘤可致右腰疼痛。突然发生剧烈腹痛和腹膜刺激征提示癌结节包膜下出血或向腹腔破溃。

进行性肝大为肝癌最常见的特征性体征之一。肝质地坚硬，表面及边缘不规则，常呈结节状，少数肿瘤深埋于肝实质内者则肝表面光滑，伴或不伴明显压痛。肝右叶膈面癌肿可使右侧膈肌明显抬高。

肝硬化症状，包括脾大。多见于合并肝硬化与门静脉高压病例。腹水呈草黄色或血性。当癌肿广泛浸润可引起肝细胞性黄疸，当侵犯肝内胆管或肝门淋巴结肿大压迫胆道时，可出现阻塞性黄疸。有时肿瘤坏死组织和血块脱落入胆道引起胆道阻塞可出现梗阻性黄疸。

消化道症状有胃纳减退、消化不良、恶心、呕吐和腹泻等，腹水或门静脉癌栓可导致腹胀、腹泻等症状，还有乏力、消瘦、全身衰弱等。

## 膏方1

旱莲草 300 克，女贞子 300 克，干蟾皮 100 克，茅苍术 200 克，
炒白术 200 克，五味子 50 克，七叶一支花 400 克，
云茯苓 300 克，平地木 500 克，地锦草 400 克，生地黄 200 克，
熟地 200 克，台乌药 200 克，淫羊藿 300 克，杭白芍 300 克，
八月札 300 克，杜仲 300 克，当归 300 克，补骨脂 300 克，
肉苁蓉 300 克，生黄芪 500 克，山萸肉 150 克，徐长卿 400 克，
明天麻 100 克，炙僵蚕 100 克，两面针 400 克，桑葚 200 克，
甘枸杞子 300 克，羌活 200 克，独活 200 克，天冬 200 克，
麦冬 200 克，怀牛膝 300 克，灵芝 500 克，制首乌 300 克，
砂仁 50 克，移山参 2 克，蜈蚣 50 克，紫河车 200 克，
蔻仁 50 克，龙眼肉 200 克，鹿角胶 300 克，龟甲胶 200 克，
陈阿胶 500 克，白冰糖 500 克，麦芽糖 500 克。

本案系王羲明治例，见《冬令调补择膏方》。案述：杨，女，51 岁。2006 年 12 月 15 日就诊。19 年前发现乙肝大三阳。2006 年 9 月胁痛，B超发现右肝癌，9 月 8 日在上海某医院切除，病理示肝细胞癌粗梁型。现畏寒，颈腰椎酸痛，头晕乏力，口干，上颚麻木，近十年有坐骨神经疼痛史。脉细弦，苔薄腻。证属肝肾不足，拟补益肝肾之法。

熬膏做法：上药浓煎 3 次，如法熬制成膏。砂仁、移山参、蜈蚣、河车、蔻仁研粉，连同龙眼肉膏成后下，鹿角胶、龟甲胶、陈阿胶、白冰糖、麦芽糖烊化兑入。服用方法：每日早晚各服 1 匙，开水冲服。注意：

遇感冒、发热、咳嗽时停服。随访结果：经膏方治疗后，诸症明显改善。

**膏方2**

生晒参 150 克，生黄芪 250 克，山药 250 克，薏苡仁 300 克，
新鲜铁皮石斛 300 克，北沙参 150 克，蛇舌草 300 克，垂盆草 250 克，
半枝莲 300 克，猪苓 300 克，藤梨根 300 克，猫人参 150 克，
炮山甲 30 克，炙鳖甲 250 克，虎杖 150 克，水红花子 150 克，
炒鸡内金 150 克，浙贝母 150 克，炒枳壳 150 克，车前草 250 克，
藕节炭 200 克，蒲黄炭 120 克，莪术 150 克，合欢花 10 克，
厚朴花 10 克，砂仁 30 克，苏梗 150 克，制首乌 250 克，
谷芽 250 克，麦芽 250 克，灵芝 300 克，核桃肉 250 克，
龟甲胶 200 克，鳖甲胶 200 克，冰糖 250 克。

本膏方为施仁潮治例。叶，男，61 岁。天台。2012 年 12 月 5 日就诊。7 个月前，在浙江省肿瘤医院行肝癌手术治疗，睡眠一直很差，晚上9 时至凌晨 2 时难入睡，多梦，形体消瘦，神疲，精神委靡，阴雨天肝区胀痛，胃胀，血小板低，牙龈出血，手足不温，苔薄腻，舌淡，脉细软，拟养阴疏肝，理气和胃。

熬膏方法：上药炮山甲、炙鳖甲、灵芝先煎 4 小时，入余药煎两汁，砂仁后入，取汁浓缩；生晒参、新鲜铁皮石斛另煎加入，龟甲胶、鳖甲胶、冰糖收膏。服用方法：每日 2 次，每次 1 匙，开水冲化服用。

**居家养护**

避免情绪波动：保持乐观的精神状态，应尽量避免或减少引起情绪波动的各种刺激因素。

避免过度劳累：过度的脑力或体力劳动不仅可使肝癌患者机体的抵抗力降低，促使癌症的复发或转移，而且可加重肝功损害，导致病情恶化。

戒除不良的生活方式或习惯：忌烟忌酒，不吃霉变的粮食，少吃腌制肉制品等。

生活规律：日常起居，户外活动，饮食营养，身体锻炼，均应规

律化。

避免感染乙肝和丙肝，积极防治病毒性肝炎，对降低肝癌发病率有重要意义。

## 11. 前列腺癌

前列腺癌是发生于男性前列腺组织中的恶性肿瘤，一般分为腺泡腺癌、导管腺癌、尿路上皮癌、鳞状细胞癌等病理类型。前列腺癌的发病危险，随着年龄增长而增长，80 岁的男性中有 70％组织学可证实有前列腺癌病灶存在。本病早期常无症状，随着肿瘤的发展，可出现相应的临床症状，可概括为两大类：压迫症状和肿瘤转移引起的症状。

压迫症状：逐渐增大的前列腺腺体可压迫尿道、直肠和射精管等引起相应症状。压迫尿道可引起进行性排尿困难，梗阻进一步加重，可引起双肾积水、肾功能障碍甚至尿毒症；压迫直肠可引起大便困难或肠梗阻；压迫输精管引起射精缺乏；压迫神经引起会阴部疼痛，并可向坐骨神经放射。

转移症状：前列腺癌进一步发展可侵及膀胱、精囊、血管神经束，引起血尿、血精、阳痿，因前列腺癌常发生在周围带，故血尿症状出现晚且不常见。盆腔淋巴结转移可引起双下肢水肿。前列腺癌常易发生骨转移，引起骨痛或病理性骨折、截瘫，前列腺癌骨转移常发生在骨盆、轴心或四肢骨，可侵及骨髓引起贫血或全血象减少。

排查本病：一是直肠指诊检查，是诊断前列腺癌最简单、经济、有效的方法；二是肿瘤标记物 PSA。直肠指诊联合血清 PSA 检查是目前公认的早期发现前列腺癌的最佳初筛方法。

### 膏方1

生地黄 300 克，熟地黄 300 克，朱茯神 150 克，泽泻 120 克，怀山药 150 克，蒸萸肉 150 克，炒知母 100 克，炒黄柏 100 克，补骨脂 150 克，猪苓 150 克，炒杜仲 150 克，车前子 100 克，益智仁 150 克，覆盆子 150 克，菟丝子 150 克，肉苁蓉 150 克，

枸杞子 300 克，制黄精 150 克，巴戟天 150 克，薏苡仁 300 克，
炒薏苡仁 300 克，仙茅 150 克，淫羊藿 150 克，炒党参 150 克，
炙黄芪 300 克，炒白术 150 克，灵芝 150 克，龟甲 150 克，
炒当归 120 克，炒枣仁 150 克，炙甘草 60 克，远志肉 150 克，
丹参 150 克，仙鹤草 300 克，合欢皮 150 克，炒白芍 150 克，
大枣 30 克，生晒参 60 克，核桃肉 300 克，鳖甲胶 100 克，
龟甲胶 100 克，阿胶 150 克，冰糖 500 克。

本膏方为王锡顺治例，见《冬令进补择膏方》。案述：邵，男，72
岁。2006 年 12 月 2 日就诊。患者年逾古稀，五脏俱虚，肾气尤亏。前列
腺癌术后，气血失调，面色少华，小便淋漓不尽，夜寐不安，纳谷一般，
大便正常，有痔疮史。苔薄黄质淡，脉细。治拟调补气血，补肾纳气。

熬膏做法：上药浸一夜后，用武火煎取汁，沉淀沥清；鳖甲胶、龟甲
胶、阿胶用黄酒烊化后冲入；生晒参研粉收膏，核桃肉拌入膏中，至滴水
成珠为度。服用方法：每日 2 次，每次 1 匙，用开水调服。

## 膏方 2

苍术 150 克，炒黄柏 150 克，苡仁 300 克，土茯苓 250 克，
黄芪 250 克，炮山甲 60 克，山药 250 克，炒当归 150 克，
赤芍 150 克，桂枝 60 克，炒枳壳 150 克，浙贝母 200 克，
威灵仙 150 克，地龙 120 克，桃仁 200 克，水蛭 30 克，
骨碎补 150 克，砂仁 30 克，鸡内金 200 克，三七粉 60 克，
新鲜铁皮石斛 300 克，蛇舌草 300 克，猫人参 200 克，泽泻 120 克，
王不留行 200 克，车前子 120 克，石菖蒲 150 克，菟丝子 250 克，
西红花 10 克，龟甲胶 250 克，鳖甲胶 200 克，木糖醇 200 克。

本膏方为施仁潮治例。潘，男，74 岁。仙居。2013 年 12 月 6 日就
诊。2013 年 3 月在浙江医科大学附属第二人民医院行前列腺癌手术治疗，
现精神状态尚可，时有小腹胀，腰酸，尿多余沥，夜尿 4 次，口干。苔薄
腻，舌黯红，脉弦滑。治法：清利湿热，活血行瘀。

熬膏做法：上药炮山甲先煎 3 小时，加余药煎两汁，砂仁后入，浓缩；新鲜铁皮石斛、西红花另煎加入，地龙、水蛭研成细粉，连同三七粉搅入；龟甲胶、鳖甲胶、冰糖收膏。服用方法：每日 2 次，食后用开水冲服。

## 🌿 居家养护

多吃十字花科蔬菜：如豌豆、西蓝花和花椰菜等。研究发现，多吃十字花科蔬菜的男性，较少得前列腺癌。

少吃肉类及奶制品：有报告称，前列腺癌患者的死亡率与肉类、乳制品、禽类的摄入量成正比，与麦片、果仁及鱼类的摄入量成反比。提示食用肉类和奶制品过多的人，死于前列腺癌的可能性较大。

多补充维生素 E：富含维生素 E 的食物，如坚果类的葵花子、核桃肉、松子、南瓜子、榛子，以及小麦胚粉、发菜、豆腐皮、橄榄油、豆油、玉米油、米糠油、芝麻油、马齿苋等均可多吃。

注意清淡饮食，适度减少饮水，忌烟酒、咖啡。

适度的运动锻炼：宜选择慢跑、散步、步行、健身操、太极拳、游泳等，同时还配合提肛锻炼。

## 12. 肾癌

肾癌亦称肾细胞癌、肾腺癌，是最常见的肾脏实质恶性肿瘤。

肾癌的发病率城市高于农村；高发年龄为 50～60 岁，其发病率随年龄增长而增长；肾癌发病可能与脂肪摄入过多有关。

早期肾癌也可无任何症状，可在 B 超或 CT 检查时发现。其病症表现主要有局部肿瘤引起的症状和转移性肾癌引起的症状。

局部肿瘤引起的症状，包括血尿、腰痛、肿块和精索静脉曲张。血尿是因肿瘤侵及肾盂、肾盏或肾内循环系统所致。精索静脉曲张是因肿瘤压迫或静脉瘤栓致精索静脉回流受阻引起。转移性肾癌引起的症状，常见的转移部位有肺、骨、腹膜后淋巴结等。

治疗上，局限性肾癌首选外科治疗，包括根治性肾切除术和保留肾单位手术。局部浸润性肾癌为根治性肾切除术。转移性肾癌是以内科治疗为主的综合治疗。

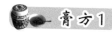

> 生地黄 120 克，山萸肉 120 克，山药 150 克，茯苓 150 克，
> 丹皮 60 克，赤芍 120 克，夏枯草 120 克，虎杖 150 克，
> 半边莲 150 克，半枝莲 150 克，蛇舌草 150 克，蛇六谷 120 克，
> 蛇莓 120 克，龙葵 120 克，鸡骨草 150 克，女贞子 150 克，
> 旱莲草 300 克，炒白芍 150 克，太子参 300 克，炒白术 120 克，
> 半夏 60 克，陈皮 60 克，郁金 120 克，枳实 180 克，
> 制大黄 100 克，火麻仁 120 克，沙苑蒺藜 120 克，覆盆子 120 克，
> 制首乌 150 克，生苡仁 150 克，熟薏苡仁 150 克，紫花地丁 150 克，
> 泽泻 120 克，生谷芽 300 克，白参 150 克，西洋参 150 克，
> 枫斗 120 克，鳖甲胶 200 克，龟甲胶 150 克，阿胶 150 克，
> 麦芽糖 300 克。

本膏方为沈庆法治例，见《上海中医药杂志》。案述：宋，男，57岁。于 2002 年 5 月 20 日至 5 月 30 日住院行左肾切除术，病理诊断为肾细胞癌，透明细胞型，部分乳头型，输尿管切缘未见累及，肾门血管内未见癌栓。6 月 25 日初诊：肾癌术后，元气已伤，中土不运，湿浊内聚化热，阴液耗损；气机阻塞，肠道传化失司，故脘腹胀满、口中干苦；平时汗多，急躁，心烦，大便不爽，神疲乏力，四肢困重，腰背不适。苔黄腻，舌红，脉小弦带滑。先以祛邪扶正、益气养阴、清利湿热、理气导滞中药调治，再予膏方。2005 年 11 月 1 日来诊，经用上方加减治疗，症情明显改善，精神已振，湿热渐化，升降之气渐畅，大便日行 2～3 次。服用膏方已两年，诸症减轻，病情日趋稳定。应要求，再拟养阴益气、清热解毒、和中化湿、理气导滞膏方，以缓图收功。

服用方法：每日早晚各服 1 食匙，用温开水冲服，遇伤风、食滞停服。随访结果：术后服中药已 4 年，症情稳定，出院时症状已经消失，术前脂肪肝、高脂血症及长期疲劳乏力、口苦等表现明显好转。目前仍用中药巩固疗效，入冬用膏方调理。

膏方2

生地 200 克，熟地 200 克，山药 250 克，萸肉 150 克，
丹皮 120 克，泽泻 120 克，生晒参 150 克，黄芪 200 克，
菟丝子 250 克，茯苓 250 克，柴胡 150 克，炒枳壳 150 克，
莪术 150 克，蛇舌草 250 克，败酱草 250 克，猫爪草 200 克，
浙贝母 150 克，枫斗 300 克，杞子 250 克，野生灵芝 300 克，
寿仙谷灵芝破壁孢子粉 50 克，赤豆 250 克，制军 150 克，
丹参 150 克，桃仁 150 克，淫羊藿 200 克，益智仁 200 克，
西红花 15 克，砂仁 30 克，龟甲胶 200 克，鹿角胶 200 克，
木糖醇 200 克。

本膏方为施仁潮治例。张，男，78 岁。温州。2013 年 11 月 26 日就诊。高血压（在服药中），三年前行右肾肿瘤切除术，近发现肾衰，腰酸，腹胀，纳差，吃热性食物胃中舒，但会头晕，口干，大便干涩，夜尿四五次，睡眠差，手足不温。苔白滑腻，舌淡红，脉弦。拟温肾泄浊，益气养阴。

熬膏做法：上药枫斗、野生灵芝先煎 4 小时，入余药煎两汁，砂仁后入，取汁浓缩；生晒参、西红花另煎加入，龟甲胶、鹿角胶、木糖醇收膏，寿仙谷灵芝破壁孢子粉收膏时拌入。服用方法：每日 2 次，每次 1 匙，用开水冲服。

### 🌿 居家养护

保持心情愉快，增加机体免疫力。

平衡饮食，增加营养。多吃有防癌抗癌作用的食物。摄食足量的维生素 C、维生素 A，微量元素硒、钼等，可以起到抵消、中和、减低致癌物质的致癌作用，达到防癌、抗癌的作用。

重视烟、酒对于人体的伤害，注意戒烟戒酒。

经常参加体育锻炼，增强身体素质。

### 13. 白血病

白血病是一类造血干细胞异常的克隆性恶性疾病。临床表现为贫血、

出血、感染及各器官浸润症状。

白血病是儿童和青年中最常见的一种恶性肿瘤。可分为急性和慢性两大类。

急性白血病是一类造血干祖细胞来源的恶性克隆性血液系统疾病。临床以感染、出血、贫血和髓外组织器官浸润为主要表现，病情进展迅速，自然病程仅有数周至数月。

白血病的症状主要与骨髓内造血功能的破坏有关。由于白细胞有穿渗进入组织的作用，部分症状也跟此种特性有关。骨髓造血功能破坏引起的症状：容易发生青肿，点状出血，贫血，容易在走动或运动时发生气喘和晕眩，持续发烧，感染经久不愈。

血癌细胞穿渗组织引起的症状：淋巴结肿大，骨痛或关节痛，牙龈肿胀，肝脾肿大，头痛和呕吐，皮肤出现硬块，心包膜或是胸腔积水。

各类白血病的特殊表现：急性前骨髓性白血病表现为弥漫性出血；慢性骨髓性白血病大部分病人血小板上升，脾脏肿大；慢性淋巴性白血病好发于中年以后，尤其是老年人；急性淋巴性白血病往往压迫气管，导致呼吸急促、咳嗽。

急性白血病和慢性白血病的治疗首选化疗。其次是放射治疗、免疫治疗和骨髓移植。骨髓移植是唯一的根治性治疗白血病的方法，但造血干细胞移植也不是100％成功，异基因造血干细胞移植有移植相关的死亡率，还有一定的复发率。

## 膏方 1

别直参 30 克，潞党参 90 克，清炙黄芪 90 克，海参 30 克，淫羊藿 90 克，巴戟天 60 克，补骨脂 90 克，骨碎补 90 克，菟丝子 90 克，山萸肉 90 克，山药 120 克，茯苓 90 克，鸡血藤 90 克，制黄精 90 克，陈皮 60 克，桂枝 50 克，枸杞子 90 克，沙苑蒺藜 90 克，黑芝麻 45 克，旱莲草 90 克，肉苁蓉 90 克，炒白术 90 克，制首乌 90 克，鱼鳔胶 120 克，鹿角胶 120 克，冰糖 240 克。

本膏方为秦伯未治例，见《中医杂志》1986 年第 10 期。案述：郭，女，17 岁。1966 年 8 月就诊。当地医院诊为急性粒细胞性白血病，经中西医合作抢救脱险。面色苍白无华，口唇淡白，疲乏短气，语音低微，头晕目眩，饮食无味，夜寐多梦，心悸不安，腰肢酸软无力，大便不调，或干或稀，经期正常，血量较多，每逢经期周身倍感不适。苔薄白，舌质淡，舌体胖嫩边有齿痕，脉象沉细弱。急性粒细胞白血病缓解期气血两虚，阳气亏虚，治拟益肾，阴阳兼顾。

**熬膏做法：**桂枝与杭白芍 50 克同炒，别直参另炖汁冲入收膏；上药浸透，浓煎两次，滤汁去渣，加鱼鳔胶、鹿角胶、冰糖，用文火收膏。服用方法：每日早晚空腹时，用开水冲服 1 食匙。随访结果：药后病情明显好转。此膏方连续服用三个冬季，病情稳定，20 年后随访仍健在。

### 膏方2

太子参 200 克，焦白术 120 克，炙黄芪 200 克，陈皮 60 克，炒当归 150 克，炙甘草 90 克，厚朴 90 克，炒枳壳 90 克，制香附 90 克，砂仁 30 克，防风 90 克，连翘 90 克，黄连 30 克，鸡内金 150 克，炒麦芽 120 克，焦山楂 150 克，地黄 200 克，羊蹄根 150 克，蛇六谷 300 克，蛇舌草 300 克，地黄 250 克，山萸肉 120 克，茯苓 150 克，枸杞子 200 克，制半夏 120 克，沙苑蒺藜 150 克，炒杜仲 150 克，柴胡 90 克，怀牛膝 150 克，郁金 120 克，半枝莲 150 克，莪术 150 克，阿胶 300 克，饴糖 250 克，冰糖 250 克。

本膏方为王运律治例，见《冬令调补择膏方》。案述：张，女，74 岁。2007 年 1 月 1 日就诊。慢性淋巴细胞性白血病四年余，时有咽痒不适，肢倦乏力，双颈后数枚淋巴结肿大，如花生米大小，活动、不粘连，无明显压痛，舌淡红，苔薄白，脉细。血常规：白细胞 11.08 ×10$^9$/L，血红蛋白 118g/L，血小板 90 ×10$^9$/L。证属脾肾亏虚，痰瘀互结，治拟健脾补肾，理气、化瘀、祛痰。

### 居家养护

避免接触过多的 X 射线及其他有害的放射线：对从事放射工作的人员需作好个人防护。孕妇及婴幼儿尤其应注意避免接触放射线。

慎重使用某些药物：如氯霉素、保泰松、某些抗病毒药物、某些抗肿瘤药物及免疫抑制剂等，应避免长期使用或滥用。

避免接触某些致癌物质：作好职业防护及监测工作。如在生产酚、氯苯、硝基苯、香料、药品、农药、合成纤维、合成橡胶、塑料、染料等的过程中，注意避免接触有害、有毒物质。

对白血病高危人群应作好定期普查工作，特别注意白血病警号及早期症状。